实用临床影像诊断与分析

丛建玲　◎著

黑龙江科学技术出版社

图书在版编目(CIP)数据

实用临床影像诊断与分析 / 丛建玲著. -- 哈尔滨：
黑龙江科学技术出版社，2022.6（2023.1 重印）
ISBN 978-7-5719-1378-6

Ⅰ. ①实… Ⅱ. ①丛… Ⅲ. ①影像诊断 Ⅳ.
①R445

中国版本图书馆CIP数据核字(2022)第065723号

实用临床影像诊断与分析
SHIYONG LINCHUANG YINGXIANG ZHENDUAN YU FENXI

作　　者　丛建玲
责任编辑　陈元长
封面设计　刘彦杰
出　　版　黑龙江科学技术出版社
　　　　　地址：哈尔滨市南岗区公安街70-2号　邮编：150007
　　　　　电话：（0451）53642106　传真：（0451）53642143
　　　　　网址：www.lkcbs.cn
发　　行　全国新华书店
印　　刷　三河市元兴印务有限公司
开　　本　787mm×1092mm　1/16
印　　张　16.75
字　　数　392千字
版　　次　2022年6月第1版
印　　次　2023年1月第2次印刷
书　　号　ISBN 978-7-5719-1378-6
定　　价　62.00元

前　言

　　近年来，随着电子技术的快速发展及自然科学理论的不断更新，以 X 射线、计算机断层扫描术（CT）、磁共振成像（MRI）等为主导的各种影像学技术的发展也日新月异。它们在各自的领域为临床诊疗发挥着巨大的作用，令病变的发现更富有特征性、早期性、全面性。然而，这些诊断方法在敏感性、特异性、准确性及经济实用性方面各有其优缺点，因而迄今尚不能用某一种方法取代其他方法。故应根据不同疾病的特点做出选择，将多种方法结合，取长补短，才能更好地为临床诊断服务。为了普及和更新影像诊断学的相关知识和最新进展，进一步满足临床需要，帮助广大临床医师和影像技师在实际工作中更好地认识、了解疾病，正确地诊断与治疗疾病，并最终提高疾病的诊断率与治愈率，编者编写了本书。

　　本书从临床表现、病理生理基础、检查方法的选择、疾病的影像学征象、诊断与鉴别诊断等方面对临床常见疾病的影像学诊断做了详细的论述。本书内容翔实、新颖，结构严谨，且能直观反映各类常见疾病的影像学特征，可读性高，总体上实现了基础与应用、影像与临床、局部与系统的高度结合，是一本集专业性、前沿性和可操作性于一体的影像诊断学专著，适合各级临床医师及各类影像专业工作者参考、研读。

　　由于编写时间仓促，书中难免存在不足和错误之处，恳请各位读者予以指正，以便进一步修订完善。

编　者

目　录

第一章　神经系统疾病的 CT 诊断

第一节　正常头部的 CT 表现

一、颅骨及空腔

颅骨为高密度，颅底层面可见低密度的颈静脉孔、卵圆孔、破裂孔等。鼻窦及乳突内气体呈低密度。

二、脑实质

脑实质分大脑（额叶、颞叶、顶叶、枕叶）、小脑及脑干。皮质密度略高于髓质，分界清楚。大脑深部的灰质核团密度与皮质相近，在髓质的对比下显示清楚。尾状核头部位于侧脑室前角外侧，体部沿丘脑和侧脑室体部之间向后下走行。丘脑位于第三脑室的两侧。豆状核位于尾状核与丘脑的外侧，呈楔形。尾状核、丘脑和豆状核之间的带状白质结构为内囊，分为前肢、膝部和后肢。豆状核与屏状核之间的带状白质结构为外囊（图 1-1）。

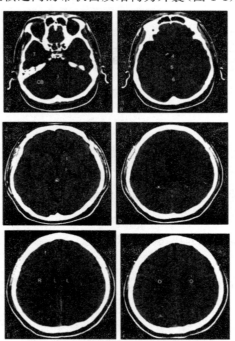

图 1-1　脑实质正常 CT 扫描显示

A～F.横轴位 CT：1.岩锥；2.垂体窝；3.四脑室；4.鞍上池；5.脑桥；6.小脑蚓部；7.尾状核头；8.豆状核；9.丘脑；I.内囊；S.松果体钙化；L.侧脑室；C.脉络丛钙化；R.放射冠；O.半卵圆中心；f.额叶；T.颞叶；CB.小脑半球

三、脑室系统

脑室系统包括双侧侧脑室、第三脑室和第四脑室，内含脑脊液，为均匀水样低密度。双侧侧脑室对称,分为体部、三角部及前角、后角、下角。

四、蛛网膜下隙

蛛网膜下隙包括脑沟、脑裂和脑池,充以脑脊液,呈均匀水样低密度。脑池主要有鞍上池、环池、桥小脑角池、枕大池、外侧裂池和大脑纵裂池等。其中,鞍上池为蝶鞍上方的星状低密度区,多呈五角形。

五、正常钙化

成人颅内生理性钙斑包括松果体与缰联合钙化、脉络丛球钙化,40 岁以后出现苍白球钙化,60 岁以后出现大脑镰钙化。

六、增强扫描

正常脑实质仅轻度强化,血管结构直接强化,垂体、松果体及硬膜明显强化。

七、脑动脉系统

临床上习惯于把脑动脉分为颈内动脉和椎-基底动脉。两者均从颅底入颅,入颅后颈内动脉分左右两侧,左右椎动脉很快合并成一条基底动脉,并延续为左右大脑后动脉。颈内动脉入颅后根据走行位置,分为岩骨段、海绵窦段、膝段、床突上段和终段,海绵窦段、膝段、床突上段通常合称为虹吸部,膝段称为虹吸弯。颈内动脉的重要分支有眼动脉、后交通动脉、脉络丛前动脉、大脑前动脉和大脑中动脉。椎动脉重要颅内分支有脑膜支、脊髓后动脉、小脑后下动脉和延髓动脉。

第二节 神经系统基本病变的 CT 表现

一、平扫密度改变

(一)高密度病灶

高密度病灶见于急性血肿、钙化和富血管性肿瘤等。

(二)等密度病灶

等密度病灶见于某些肿瘤、慢性血肿、血管性病变等。

(三)低密度病灶

低密度病灶见于炎症、梗死、水肿、囊肿、脓肿等。

(四)混合密度病灶

上述各种密度病灶混合存在。

二、增强扫描特征

(一)均匀性强化

均匀性强化见于脑膜瘤、转移瘤、神经鞘瘤、动脉瘤和肉芽肿等。

(二)非均匀性强化

非均匀性强化见于胶质瘤、血管畸形等。

(三)环形强化

环形强化见于脑脓肿、结核球、胶质瘤、转移瘤等。

（四）无强化

无强化见于脑炎、囊肿、水肿等。

三、脑结构改变

（一）占位效应

占位效应由颅内占位性病变及周围水肿所致，局部脑沟、脑池、脑室受压变窄或闭塞，中线结构移向对侧。

（二）脑萎缩

脑萎缩可分为局限性脑萎缩和弥漫性脑萎缩，皮质萎缩显示脑沟裂池增宽、扩大，髓质萎缩显示脑室扩大。

（三）脑积水

变通性脑积水脑室普遍扩大，脑池增宽。梗阻性脑积水梗阻近侧脑室扩大，脑池无增宽。

四、颅骨改变

（一）颅骨病变

颅骨病变如骨折、炎症、肿瘤等。

（二）颅内病变

颅内病变如蝶鞍、内耳道和颈静脉孔扩大等。

第三节　脑血管病变的 CT 诊断

急性期脑血管疾病（CVD）以脑出血和脑梗死多见，CT 和 MRI 诊断价值大；动脉瘤和血管畸形则需配合数字减影血管造影（DSA）、计算机体层血管成像（CTA）或磁共振血管成像（MRA）诊断。

一、脑出血

（一）病理和临床概述

脑出血是指脑实质内的出血，依原因可分为创伤性脑出血和非创伤性脑出血，后者又称原发性或自发性脑内出血，多指高血压、动脉瘤、血管畸形、血液病和脑肿瘤等引起的出血，以高血压性脑出血常见，多发于中老年高血压和动脉硬化患者。出血好发于基底核、丘脑、脑桥和小脑，易破入脑室。血肿及伴发的脑水肿可引起脑组织受压、软化和坏死。血肿演变分为急性期、吸收期和囊变期，各期时间长短与血肿大小和患者年龄有关。

（二）诊断要点

血肿呈边界清楚的肾形、类圆形或不规则形均匀高密度影，周围水肿带宽窄不一，局部脑室受压移位，破入脑室可见脑室内积血（图 1-2）。

急性期表现为脑内密度均匀一致的高密度灶，以卵圆形或圆形为主，CT 值为 50～80 HU；吸收期始于 3～7 天，可见血肿周围变模糊，水肿带增宽，血肿缩小且密度减低，小血肿可完全吸收；囊变期始于 2 个月以后，较大血肿吸收后常遗留大小不等的囊腔，伴有不同程度的脑萎缩。

（三）鉴别诊断

脑外伤出血,结合外伤史可以鉴别。

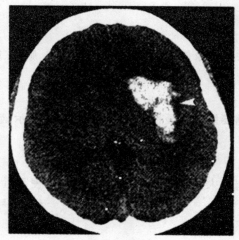

图 1-2　脑出血

注:女性患者,68 岁,突发言语不清、左侧肢体偏瘫 4 小时就诊,CT 显示左侧基底核区条片状高密度影,左侧
　　侧脑室受压变形

（四）特别提示

血肿不同演变时期 CT 显示的密度不同,容易误诊,应密切结合临床。

二、脑梗死

（一）病理和临床概述

脑梗死包括缺血性脑梗死、出血性脑梗死及腔隙性脑梗死。缺血性脑梗死是指脑血管闭塞导致供血区域脑组织缺血性坏死。其原因:①脑血栓形成,继发于脑动脉硬化、动脉瘤、血管畸形、炎性或非炎性脉管炎等;②脑栓塞,如血、空气、脂肪栓塞;③低血压和凝血状态。出血性脑梗死是指部分缺血性脑梗死继发梗死区内出血。腔隙性脑梗死系深部髓质小动脉闭塞所致,为脑深部的梗死,在脑卒中病变中占 20 %,好发于中老年人,常见于基底核、内囊、丘脑、放射冠及脑干。

（二）诊断要点

1.缺血性脑梗死（图 1-3A）

CT 示低密度灶,其部位和范围与闭塞血管供血区一致,皮髓质同时受累,多呈扇形。基底贴近硬膜。可有占位效应。2～3 周时可出现"模糊效应",病灶变为等密度而不可见。增强扫描可见脑回状强化。1 个月后形成边界清楚的低密度囊腔。

2.出血性脑梗死（图 1-3B）

CT 示低密度脑梗死灶内出现不规则斑点、片状高密度出血灶,占位效应较明显。

3.腔隙性脑梗死（图 1-3C）

CT 表现为脑深部的低密度缺血灶,大小为 5～15 mm,无占位效应。

（三）鉴别诊断

1.胶质瘤

详见胶质瘤章节。

2.脑炎

结合病史和临床症状及实验室检查。

(四)特别提示

CT 对急性期及超急性期脑梗死的诊断价值不大,应行 MRI 弥散加权扫描。病情突然加重时应行 CT 复查,明确有无梗死后出血即出血性脑梗死,以指导治疗。

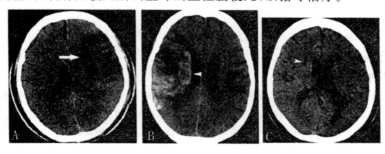

图 1-3　脑梗死

A.男性患者,75 岁,突发肢体偏瘫 1 天,CT 显示左侧额、颞叶大片低密度梗死灶;B.女性患者,64 岁,突发肢体偏瘫 5 小时,经诊断为右颞大片脑梗死,入院后行溶栓治疗,3 天后病情加重,CT 显示右侧颞顶叶大片出血性脑梗死;C.女性患者,67 岁,头昏 3 天,CT 显示右侧颞叶基底核区腔隙性脑梗死

三、动脉瘤

(一)病理和临床概述

动脉瘤好发于脑底动脉环及附近分支,是蛛网膜下腔出血的常见原因。动脉瘤发生的主要原因:血流动力学改变,尤其是血管分叉部血液流动对血管壁形成剪切力及搏动压力造成血管壁退化;动脉粥样硬化。另外,常与其他疾病伴发,如纤维肌肉发育异常、马方综合征等。按形态分为常见的浆果形、少见的梭形及罕见的主动脉夹层。浆果形动脉瘤的囊内可有血栓形成。

(二)诊断要点

动脉瘤分为三型:Ⅰ型无血栓动脉瘤(图 1-4A),平扫呈圆形高密度区,均一性强化;Ⅱ型部分血栓动脉瘤(图 1-4B),平扫呈中心或偏心处高密度区,中心和瘤壁强化,其间血栓无强化,呈"靶征";Ⅲ型完全血栓动脉瘤,平扫呈等密度灶,可有弧形或斑点状钙化,瘤壁环形强化。动脉瘤破裂时 CT 图像上多数不能显示瘤体,但可见并发的蛛网膜下腔出血、脑内血肿、脑积水、脑水肿和脑梗死等改变。

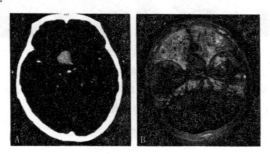

图 1-4　动脉瘤

A.男性患者,24 岁,因不明原因蛛网膜下腔出血而行 CT 检查,增强可见鞍上池前方有一囊样结节灶,强化程度与动脉相仿;B.CTA 的容积再现技术(VRT)重建显示动脉瘤

（三）鉴别诊断

1.脑膜瘤

脑膜瘤与脑膜宽基相接。

2.脑出血

脑出血可结合病史及临床症状诊断。

（四）特别提示

CTA对动脉瘤显示价值重大，可以立体旋转观察载瘤动脉、瘤颈及其同周围血管的空间关系。

四、脑血管畸形

（一）病理和临床概述

脑血管畸形为胚胎期脑血管的发育异常，根据麦科米克（McCormick）1996年分类，分为动静脉畸形、静脉畸形、毛细血管扩张症、血管曲张和海绵状血管瘤等。动静脉畸形最常见，好发于大脑中动脉、后动脉系统，由供血动脉、畸形血管团和引流静脉构成，好发于男性，以20～30岁最常见。儿童常以脑出血就诊，成人常以癫痫就诊。

（二）诊断要点

CT显示不规则混杂密度灶，可有钙化，并呈斑点或弧线形强化，水肿和占位效应缺乏（图1-5A）。可合并脑血肿、蛛网膜下隙出血及脑萎缩等改变。

（三）鉴别诊断

海绵状血管瘤，增强扫描呈轻度强化，病灶周围无条状、蚓状强化血管影。MRI可显示典型的网格状或爆米花样高低混杂信号，周围见低信号环。

（四）特别提示

CTA价值重大，可以立体旋转观察供血动脉和引流静脉（图1-5B）。MRA显示得更清楚。

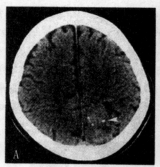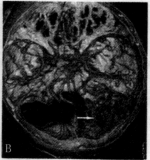

图1-5　脑血管畸形

A.男性患者，19岁，因癫痫不规则发作5年来院检查，CT平扫显示左侧顶、枕部脑实质内多发斑点状钙化影，局部脑实质密度增高，DSA证实为颅内动静脉畸形；B.CTA的VRT重建显示为左侧顶枕叶动静脉畸形

第四节　颅内感染的 CT 诊断

颅内感染的病种繁多,包括细菌、病毒、真菌和寄生虫感染,主要为血行性感染或邻近感染灶直接扩散侵入颅内所致,也可由开放性颅脑损伤或手术造成。改变包括脑膜炎、脑炎和动静脉炎。

一、脑脓肿

(一)病理和临床概述

以耳源性脑脓肿常见,多发于颞叶和小脑,其次为血源性、鼻源性、外伤性和隐源性脑脓肿等。病理上分为急性炎症期、化脓坏死期和脓肿形成期。

(二)诊断要点

急性炎症期呈大片低密度灶,边缘模糊,伴占位效应,增强无强化;化脓坏死期,低密度区内出现更低密度坏死灶,轻度不均匀强化;脓肿形成期,平扫见等密度环,内为低密度并可有气泡影,环形强化,其壁完整、光滑、均匀,或多房分隔(图 1-6)。

(三)鉴别诊断

(1)胶质瘤:胶质瘤的环状强化厚薄不均,形态不规则,常呈花环状、结节状强化,中心坏死区密度不等,CT 值常大于 20 HU。

(2)脑梗死多见于老年高血压患者,有明确突发病史,占位效应减轻。

(3)与肉芽肿性病变鉴别。

(四)特别提示

CT 诊断该病应结合病史、脑脊液检查。

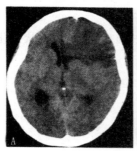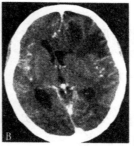

图 1-6　脑脓肿

注:男性患者,24 岁,因头痛、呕吐 2 天入院,CT 平扫显示左额叶不规则低密度灶,占位效应明显。增强可见病灶呈单环形均匀强化,未见明显壁结节,中心低密度区无明显变化,周围水肿明显,左侧侧脑室前角明显受压移位变形。考虑为脓肿形成,经抗感染治疗后情况好转

二、结核性脑膜脑炎

(一)病理和临床概述

结核性脑膜脑炎是结核菌引起的脑膜弥漫性炎性反应,波及脑实质,好发于脑底池。脑膜渗出和肉芽肿为其基本病变,可合并结核球、脑梗死和脑积水。

（二）诊断要点

CT 早期可无异常发现。脑底池大量炎性渗出时，其密度增高，失去正常透明度；增强扫描脑膜广泛强化，形态不规则。肉芽肿增生则见局部脑池闭塞并结节状强化。

脑结核瘤平扫呈等或低密度灶，增强扫描呈结节状或环形强化。

（三）鉴别诊断

蛛网膜下隙出血，平扫呈高密度，增强扫描无明显强化，脑底池形态规则，无局部闭塞及扩张改变。此外，需同脑囊虫病、转移瘤等鉴别，需结合病史。

（四）特别提示

CT 诊断应结合脑脊液检查、X 射线胸片检查等。

三、脑猪囊尾蚴病

（一）病理和临床概述

脑猪囊尾蚴病系猪带绦虫囊尾蚴在脑内异位寄生所致。人误食绦虫卵或节片后，卵壳被胃液消化，蚴虫经肠道血流而散布于全身寄生。脑猪囊尾蚴病为其全身表现之一，分为脑实质型、脑室型、脑膜型和混合型。脑内囊虫的数目不一，呈圆形，直径 4～5 mm。囊虫死亡后退变为小圆形钙化点。

（二）诊断要点

脑实质型 CT 表现为脑内散布多发性低密度小囊，多位于皮髓质交界区，囊腔内可见致密小点，代表囊虫头节。不典型者可表现为单个大囊、肉芽肿、脑炎或脑梗死。脑室型以第四脑室多见。脑膜型多位于蛛网膜下隙，和脑膜粘连，CT 直接征象有限，多间接显示局部脑室或脑池扩大，相邻脑实质光滑受压，常合并脑积水，囊壁、头节和脑膜有时可强化。

（三）鉴别诊断

1.蛛网膜囊肿

蛛网膜囊肿常位于颅中窝、侧裂池，边缘较平直，可造成颅骨压迫变薄。

2.转移癌

转移癌呈大小不一的圆形低密度灶，增强扫描呈环状、结节状强化，病灶周围明显水肿。

3.脑结核瘤

结合病史、CT 特点可以区别。

（四）特别提示

需要结合有无疫区居住史、有无生食史等。

四、急性播散性脑脊髓炎

（一）病理和临床概述

急性播散性脑脊髓炎可见于病毒（如麻疹、风疹、水痘等）感染后或疫苗（如牛痘疫苗、狂犬病疫苗等）接种后，临床表现为发热、呕吐、嗜睡、昏迷。一般在病毒感染后 2～4 天或疫苗接种后 10～13 天发病。发病可能与自身免疫机制有关。

（二）诊断要点

急性期表现为脑白质内多发、散在低密度灶，半卵圆中心区明显，有融合倾向，增强呈环形强化。慢性期表现为脑萎缩。早期脑组织局部稍肿胀，中、后期可以出现密度减低（图1-7），增强扫描可以有局部软脑膜强化、增厚改变，脑沟显示欠清。

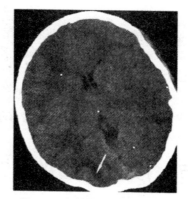

图 1-7　急性播散性脑脊髓炎

注：女性患者，11 岁，因头昏嗜睡 2 天就诊，CT 可见右侧枕叶局部脑皮质肿胀、白质水肿改变，经脑脊液检查证实为急性播散性脑脊髓炎

（三）鉴别诊断

同结核性脑膜脑炎等鉴别。

（四）特别提示

应进行脑脊液检查。MRI 成像及增强扫描对显示该病有很好的效果。

五、肉芽肿性病变

（一）病理和临床概述

肉芽肿种类繁多，主要有炎症性肉芽肿和非炎症性肉芽肿。侵犯脑内的主要为炎症性肉芽肿，其中以结核性肉芽肿最常见。炎症性肉芽肿是炎症局部形成的主要由巨噬细胞增生构成的边界清楚的结节样病变。病因有结核、麻风、梅毒、真菌及寄生虫、异物、其他疾病等。临床表现与颅内占位性病变类似。

（二）诊断要点

CT 平扫表现等或稍高密度的边界清楚的结节灶（图 1-8）。增强扫描呈结节样强化，也可以因内部发生坏死而呈环形强化，后者常见于结核结节（又称"结核性肉芽肿"）。少部分肉芽肿内可见钙化，可以单发或多发，好发于大脑皮质灰质下。

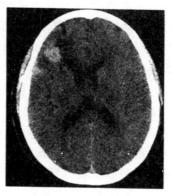

图 1-8　结核结节

注：男性患者，32 岁，因头晕嗜睡 3 天就诊，CT 平扫显示右侧额、颞叶大脑皮质灰质下及灰质区有高密度结节灶，右侧侧脑室前角扩大伴局部白质区低密度改变，手术病理检查为结核结节

（三）鉴别诊断

（1）脑转移瘤，水肿较明显，增强扫描呈环状或结节状强化，一般有原发病史，临床复查随访作用明显。

（2）同部分脑肿瘤鉴别困难。

（四）特别提示

应进行脑脊液检查。MRI成像及增强扫描对显示该病有很好的效果。

第五节　颅脑肿瘤的 CT 诊断

颅内肿瘤是中枢神经系统常见的疾病之一。原发性颅内肿瘤可以发生在脑组织、脑膜、脑神经、垂体、血管及残余胚胎组织中，继发性颅内肿瘤多来源于身体各个部位的原发性肿瘤。颅内肿瘤的发生以20～50岁年龄组最常见，男性稍多于女性。以星形细胞瘤、脑膜瘤、垂体瘤、颅咽管瘤、听神经瘤和转移瘤等较常见。胶质瘤、脑膜瘤和垂体腺瘤为颅内三大原发性肿瘤，可出现颅内高压综合征、神经系统定位体征、内分泌功能失调、脑脊液循环障碍等。

CT检查的目的主要在于确定有无肿瘤，并对其做出定位、定量乃至定性诊断。根据病灶所在的位置及其与脑室、脑池和脑叶的对应关系及同相邻硬膜与颅骨结构的比邻关系多不难做出定位诊断，但临界部位肿瘤，仅轴位扫描可能出现定位困难，需要薄层扫描后再进一步多方位重建。MRI可多方位扫描，一般定位无困难。

CT灌注扫描有助于脑瘤内血管生成及血流状态的研究，而脑瘤内血管生成对肿瘤生长、分级、预后有重要影响。CT灌注可以反映血管生成引起血流量、血容量和毛细血管通透性的改变，从而有助于判断肿瘤的生物学特性，并估计预后情况。

一、星形细胞瘤

（一）病理和临床概述

星形细胞瘤，成人多见于大脑，儿童多见于小脑。按肿瘤组织学分为6种类型，且依细胞分化程度不同分属不同级别。1993年世界卫生组织将星形细胞瘤分为局限性星形细胞瘤和弥漫性星形细胞瘤两类。Ⅰ级，即毛细胞型、多形性黄色星形细胞瘤及室管膜下巨细胞型星形细胞瘤，占胶质瘤的5％～10％，小儿常见。Ⅱ级星形细胞瘤包括弥漫性星形细胞瘤、多形性黄色星形细胞瘤（Ⅱ级）。间变性星形细胞瘤为Ⅲ级。胶质母细胞瘤为Ⅳ级。Ⅰ～Ⅱ级肿瘤的边界较清楚，多表现为瘤内囊腔或囊腔内瘤结节，肿瘤血管较成熟；Ⅲ～Ⅳ级肿瘤呈弥漫性浸润生长，肿瘤轮廓不规则，边界不清，易发生坏死、出血和囊变，肿瘤血管丰富且分化不良。

（二）诊断要点

Ⅰ级星形细胞瘤：①毛细胞型星形细胞瘤常位于颅后窝，具有包膜，一般显示为边界清楚的卵圆形或圆形囊性病变，但内部囊液CT值较普通囊液高，为20～25 HU。瘤周水肿和占位效应较轻。部分可呈实质性，但密度仍较脑实质低（图1-9）。增强扫描无或轻度强化，延迟扫描可见造影剂进入囊内。②多形性黄色星形细胞瘤通常位于大脑皮质的表浅部位，一半以上为囊性，增强后囊内可见强化结节，囊壁不强化。不足一半为实质性，密度不均，有钙化及出血，增强后不均强化。③10％～15％结节性硬化患者可以发生室管膜下巨细胞型星形细胞瘤,常位于室间孔附近,形成分叶状肿块,并可见囊变及钙化。增强扫描有明显强化。

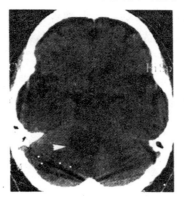

图 1-9　毛细胞型星形细胞瘤

注:男性患者,63 岁,因头昏不适 3 个月来院就诊,CT 显示小脑右侧低密度影,边界尚清,第四脑室
受压变形。病变内部 CT 值约为 20 HU。手术病理为毛细胞型星形细胞瘤

　　Ⅱ级星形细胞瘤平扫呈圆形或椭圆形等或低密度区,边界常清楚,但可见局部或弥漫性浸
润生长,15 %～20 %有钙化及出血,增强扫描一般不强化。Ⅲ～Ⅳ级肿瘤多呈高、低或混杂
密度的囊性肿块,可有斑点状钙化和瘤内出血,肿块形态不规则,边界不清,占位效应和瘤周水
肿明显,增强扫描多呈不规则环形伴壁结节强化,有的呈不均匀性强化(图 1-10、图 1-11)。

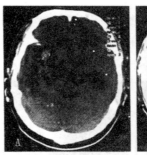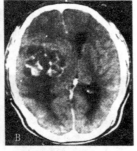

图 1-10　Ⅲ级星形细胞瘤

注:男性患者,26 岁,因头昏 1 个月、癫痫发作 2 天来院就诊,行 CT 扫描示左侧颞叶片状不规则高低混杂密度囊性
肿块,边界不清,增强扫描呈不规则环形伴壁结节强化。手术病理为Ⅲ级星形细胞瘤

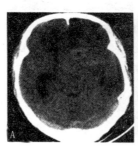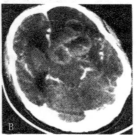

图 1-11　胶质母细胞瘤

注:男性患者,17 岁,因头痛 2 个月来院就诊,CT 示左额叶密度不均肿块影,边界不清,中心及周围低密度,侧脑
室受压变形,中线结构向右移位,增强扫描呈环状中度不均强化肿块影,环形欠规则,厚薄不均,内为不均低密
度,病灶前较大低密度水肿区。手术病理为胶质母细胞瘤

(三)鉴别诊断

(1)脑梗死:同Ⅱ级星形细胞瘤相鉴别。一般脑梗死与相应供血血管的区域形态相似,如楔形、扇形、底边在外的三角形等,无或有轻微占位效应,并且2周后增强扫描可见小斑片状或结节状强化。

(2)脑脓肿:有相应的临床症状,增强扫描厚壁强化较明显。

(3)转移瘤一般多发,有明显的水肿。

(四)特别提示

CT对星形细胞瘤诊断价值有限,MRI对颅内病变显示尤为清晰,并可以多方位、多参数成像,应补充MRI检查。

二、脑膜瘤

(一)病理和临床概述

脑膜瘤多见于中年女性,起源于蛛网膜粒帽细胞,多居于脑外,与硬脑膜粘连。好发部位为矢状窦旁、脑凸面、蝶骨嵴、嗅沟、桥小脑角区、大脑镰和小脑幕等,少数肿瘤位于脑室内。肿瘤包膜完整,多由脑膜动脉供血,血运丰富,常有钙化,少数有出血、坏死和囊变。组织学分为上层型、纤维型、过渡型、砂粒型、血管瘤型等15型。脑膜瘤以良性常见,少部分为恶性,侵袭性生长。

(二)诊断要点

平扫肿块呈等或略高密度,常见斑点状钙化。多以广基底与硬膜相连,类圆形,边界清楚,瘤周水肿轻或无,静脉或静脉窦受压时可出现中度或重度水肿。颅板侵犯引起骨质增生或破坏。增强扫描呈均匀性显著强化(图1-12)。

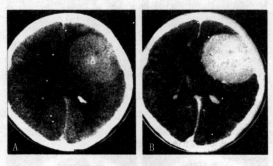

图1-12 纤维型脑膜瘤

注:CT检查显示肿瘤为卵圆形,均匀略高密度灶,与硬脑膜相连,邻近脑沟消失,有白质受压征,增强后明显均匀强化。手术病理为纤维型脑膜瘤

少数恶性或侵袭性脑膜瘤可以侵犯脑实质及局部骨皮质,但仍基于局部脑膜向内、外发展。

(三)鉴别诊断

(1)转移瘤:一般有大片裂隙样水肿及多发病变,较容易鉴别。

(2)胶质瘤:一般位于脑内,与脑膜有关系者,可见与窄基相接,增强强化不如脑膜瘤明显。

(3)神经鞘瘤:位于桥小脑角区时较难鉴别,但MRI有较大意义。

（四）特别提示

CT 对该病有较好的诊断价值,但显示与脑膜的关系不如 MRI。

三、垂体瘤

（一）病理和临床概述

垂体瘤绝大多数为垂体腺瘤。按其是否分泌激素可分为非功能性腺瘤和功能性腺瘤。直径小于 10 mm 为微腺瘤,大于 10 mm 为大腺瘤。肿瘤包膜完整,较大肿瘤常因缺血或出血而发生坏死、囊变,偶可钙化。肿瘤向上生长可穿破鞍隔突入鞍上池,向下可侵入蝶窦,向两侧可侵入海绵窦。

（二）诊断要点

肿瘤较大时,蝶鞍可扩大,鞍内肿块向上突入鞍上池,或侵犯一侧或者两侧海绵窦。肿块呈等或略高密度,内常有低密度灶,均匀、不均匀或环形强化。

局限于鞍内小于 10 mm 的微腺瘤,宜采取冠状面观察,平扫不易显示,可采取薄层增强检查,增强时呈等、低或稍高密度结节(图 1-13)。间接征象有垂体高度大于 8 mm,垂体上缘隆突,垂体柄偏移和鞍底下陷。

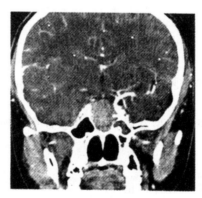

图 1-13　垂体腺瘤

注:CT 检查示垂体窝内可见类圆形稍高密度影,边界清楚,蝶鞍扩大,鞍底下陷,增强扫描肿瘤均匀强化。术后病理为垂体腺瘤

（三）鉴别诊断

(1)颅咽管瘤:位于鞍区一侧,位于鞍区时鞍底无下陷或鞍底骨质无变化。

(2)脑膜瘤:位于蝶嵴的脑膜瘤与脑膜关系密切。

（四）特别提示

注意部分垂体微腺瘤 CT 需要冠状位扫描,可以显示垂体柄偏移,正常垂体柄正中或下端可有极轻的偏斜(倾斜角为 1.5°左右),若明显偏移肯定为异常。MRI 矢状位、冠状位扫描对显示正常垂体及垂体病变有重要价值。

四、听神经瘤

（一）病理和临床概述

听神经瘤为成人常见的颅后窝肿瘤,起源于听神经鞘膜,早期位于内耳道内,以后长入桥小脑角区,包膜完整,可出血、坏死、囊变。

(二)诊断要点

头颅 X 射线平片示内耳道呈锥形扩大,骨质可破坏。CT 示桥小脑角区等、低或高密度肿块,瘤周轻、中度水肿,偶见钙化或出血,均匀、非均匀或环形强化(图 1-14)。第四脑室受压移位,伴幕上脑积水。骨窗观察内耳道呈锥形扩大。

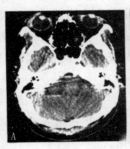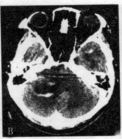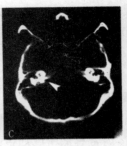

图 1-14 听神经瘤

A、B.女性患者,29 岁,右侧耳鸣 7 个月,近来加重伴共济失调,CT 扫描可见右侧桥小脑角区肿块,宽基于岩骨尖,内有大片囊变区,增强扫描实质部分明显强化;C.骨窗观察可见右侧内听道喇叭口扩大(白色箭头所指),图 C"十"字所示为颈静脉孔(黑色箭头所指)

(三)鉴别诊断

1.桥小脑角区的脑膜瘤

CT 骨窗观察可见内听道无喇叭口样扩大是重要征象。

2.表皮样囊肿

匍行生长、沿邻近蛛网膜下隙铸型发展、包绕其内神经和血管、无水肿等可以鉴别,MRI对诊断该疾病有很大优势。

3.颅咽管瘤

CT 可见囊实性病变伴包膜蛋壳样钙化。

4.特别提示

内听道处应薄层扫描,内耳道呈锥形扩大。高强场 MRI 行局部轴位、冠状位扫描可以显示位于内听道内较小的肿瘤。

五、颅咽管瘤

(一)病理和临床概述

颅咽管瘤为来源于胚胎颅咽管残留细胞的良性肿瘤,以儿童多见,多位于鞍上。肿瘤可分为囊性和实性,囊性多见,囊壁和实性部分多有钙化,常见为蛋壳样钙化。

(二)诊断要点

鞍上池内类圆形肿物,压迫视交叉和第三脑室前部,可出现脑积水。肿块呈不均匀低密度为主的囊实性改变或呈类圆形囊性灶(图 1-15A),囊壁可以有蛋壳样钙化,实性部分也可以不规则钙化,呈高密度。囊壁和实性部分呈环形均匀或不均匀强化,部分颅咽管瘤呈实性(图 1-15B)。

(三)鉴别诊断

垂体瘤及囊变、脑膜瘤等。

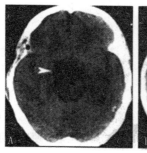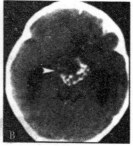

图 1-15　颅咽管瘤

A.男性患者,13 岁,头昏来院检查,CT 显示鞍上池内囊性占位,边界清楚,手术病理证实为囊性颅
咽管瘤;B.男性患者,65 岁,因双眼复视 3 年,近来数月有加重来院就诊,CT 显示鞍上池区囊实性
肿块,壁多发钙化,边界清楚,手术病理为实性颅咽管瘤

(四)特别提示

冠状位扫描更有帮助,应补充 MRI 扫描。

六、转移瘤

(一)病理和临床概述

转移瘤多发于中老年人,顶枕区常见,也见于小脑和脑干。多来自肺癌、乳腺癌、前列腺癌、肾癌和绒毛膜癌等原发灶,经血行转移而来。常为多发,易出血、坏死、囊变,瘤周水肿明显。临床上一般有原发肿瘤病史后出现突发肢体障碍或头痛等症状,也有部分患者因出现神经系统症状,经检查发现脑内转移灶后再进一步查找原发灶。

(二)诊断要点

典型征象是"小肿瘤、大水肿",部分肿瘤平扫无显示,增强扫描有明显强化后显示清晰,可以只有很小的肿瘤病灶,便可出现大片指压状水肿低密度影(图 1-16)。

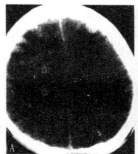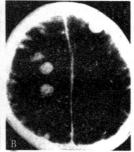

图 1-16　转移瘤

注:男性患者,68 岁,1 年前有右下肺癌手术切除病史,7 天前无明显诱因出现头痛、呕吐,CT 检查可见双侧额顶
叶有多发类圆形结节灶,周围可见大片水肿带,增强扫描病灶明显均匀强化,边界清晰

(三)鉴别诊断

(1)脑猪囊尾蚴病:有疫区居住史,可见壁结节或钙化、脑炎,一般结合临床表现及实验室检查可以做出诊断。

(2)多发脑膜瘤:根据有无水肿及与脑膜关系可以鉴别。

（3）胶质母细胞瘤：瘤内有出血、坏死，显著不均匀强化。

（四）特别提示

要注意的是部分肿瘤只有增强扫描才能显示，MRI显示效果要优于CT。

七、少枝胶质瘤

（一）病理和临床概述

少枝胶质瘤多发于30～50岁，约占颅内肿瘤的3％。以额叶、顶叶等常见，很少发生于小脑和脑桥。肿瘤发生于白质内，沿皮质灰质方向生长，常至软、硬膜，可侵及颅骨和头皮。肿瘤乏血供，多钙化，钙化常位于血管壁和血管周围。可伴囊变和出血。病理上可以分为单纯型和混合型，但影像学上难以区分。

（二）诊断要点

好发于额叶。肿瘤位置一般较表浅，位于皮质灰质或灰质下区，边界清楚或不清楚。肿瘤内囊变及钙化使密度不均匀，呈高、低混杂密度。钙化多为条带状、斑块状及大片絮状，囊变可以单或多囊，少见出血。瘤周水肿及占位效应较轻（图1-17）。

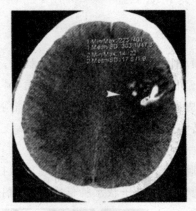

图1-17　少枝胶质瘤

注：男性患者，42岁，癫痫偶发1年，发作间隔缩短为2个月，CT显示左侧额叶边界清楚肿瘤，内可见条片状钙化，钙化CT值约为303 HU，占位效应轻微。手术病理结果为少枝胶质瘤

（三）鉴别诊断

1.星形细胞瘤

星形细胞瘤常位于脑白质及其深部，而少枝胶质瘤位于脑表浅皮质和皮质灰质下区。

（四）特别提示

需要注意的是与一般钙化和血管畸形的钙化相鉴别。MRI显示软组织肿瘤的效果要优于CT，但显示钙化的效果较差。

八、室管膜瘤

（一）病理和临床概述

室管膜瘤为发生于脑室壁与脊髓中央管室管膜细胞的神经上皮瘤，多发于儿童及青少年，占颅内肿瘤的1.9％～7.8％，占小儿颅内肿瘤的13％，男女比例约为3：2。室管膜瘤为中等恶性程度肿瘤，多于术后通过脑脊液种植转移。发病部位以第四脑室底部最为常见，其次为侧脑室、第三脑室、脊髓、脑实质。临床表现因肿瘤生长部位不同而异。一般有颅内高压、抽搐、视野缺损等,幕下肿瘤还可伴有共济失调。

(二)诊断要点

幕下室管膜瘤为等、稍低密度软组织肿块,有时可以在肿瘤周围见到残存第四脑室及瘤周水肿,呈低密度环状影。CT 可以显示瘤内钙化及出血,钙化约占一半,呈点状或位于瘤周。增强扫描肿瘤有轻至中度强化(图 1-18)。

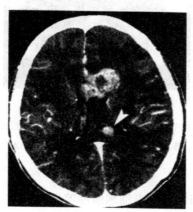

图 1-18　侧脑室内室管膜瘤伴种植转移

注:男性患者,19 岁,因头昏 1 个月、抽搐 1 天就诊,CT 扫描可见左侧侧脑室肿块,瘤内有囊变,左侧侧脑室体部后壁可见一结节灶。增强扫描肿块及结节有明显强化。手术病理为侧脑室内室管膜瘤伴种植转移

(三)鉴别诊断

(1)髓母细胞瘤:一般位于幕下,应行 MRI 矢状位扫描,可显示发生部位为小脑蚓部。

(2)毛细胞型星形细胞瘤。

(四)特别提示

MRI 矢状位及冠状位扫描显示肿瘤与第四脑室关系非常有优势,对诊断有重大价值。

九、髓母细胞瘤

(一)病理和临床概述

髓母细胞瘤好发于颅后窝,以小脑蚓部最常见,多发于男性儿童,约占儿童颅后窝肿瘤的18.5 %。髓母细胞瘤为原始神经外胚层瘤,恶性程度较高。一般认为起源于髓帆生殖中心的胚胎残余细胞,位于小脑蚓部或下髓帆,再向下生长而填充枕大池。本病起病急,病程短,患者多在三个月内死亡。

(二)诊断要点

平扫为边缘清楚的等或稍高密度肿瘤,周边可见低密度第四脑室影(图 1-19)。增强扫描主要呈中等或轻度强化,少部分可以明显强化或不强化。

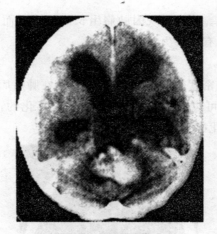

图 1-19　髓母细胞瘤

注：3 岁患者，因呕吐、步态不稳 2 周就诊，CT 增强扫描可见第四脑室内肿块，有中等均匀强化。手术病理为髓母细胞瘤

(三)鉴别诊断

同第四脑室室管膜瘤、毛细胞型星形细胞瘤等鉴别。

(四)特别提示

MRI 矢状位及冠状位扫描显示肿瘤与第四脑室关系非常有优势，对诊断有重大价值。

十、原发性淋巴瘤

(一)病理和临床概述

中枢神经系统原发性淋巴瘤是相对罕见的颅内肿瘤，占颅内原发瘤的 0.8 %～1.5 %，均为非霍奇金淋巴瘤。但近年来由于获得性免疫缺陷综合征（AIDS）及器官移植术后服用大量免疫抑制药的患者增多，淋巴瘤的发生率逐年增高。原发性淋巴瘤恶性程度高，病程短，如不及时治疗，患者将会在短期内死亡。因此，早期诊断意义重大。其好发于额叶、颞叶、基底核区、丘脑，也可以发生于侧脑室周围白质、胼胝体、顶叶、三角区、鞍区、小脑半球及脑干。临床表现无特异性，主要有：①基底部脑膜综合征，头痛、颈项强直、脑神经麻痹及脑积水等，脑脊液检查可见瘤细胞；②颅内占位症状，癫痫、精神错乱、痴呆、乏力及共济失调等。

(二)诊断要点

平扫大多数为稍高密度肿块，也可以表现为等密度，一般密度均匀，呈圆形或类圆形，边界多数较清楚或呈浸润性生长使边界欠清。瘤内囊变、出血、钙化相对少见。肿瘤可以单发亦可以多发，大小不等。病灶占位效应轻微，瘤周水肿轻或中等（图 1-20）。

继发于 AIDS 或其他免疫功能缺陷时，病理上常有瘤中心坏死，CT 表现为低密度灶。增强扫描肿瘤大多数均匀强化，少数形态不规则、边界不清、强化不均匀。沿室管膜种植转移者可见室管膜不均匀增厚并明显强化，侵及脑膜者亦如此。AIDS 患者，病灶可见低密度环形强化。

(三)鉴别诊断

(1)继发性淋巴瘤：临床上有 AIDS 或器官移植史，一般难以鉴别。

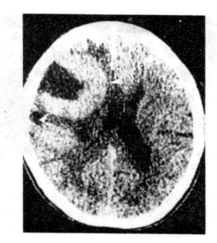

图 1-20　原发性淋巴瘤

注:男性患者,36 岁,因头痛 1 周来院就诊,CT 平扫见右侧额叶巨大肿块,呈类圆形稍
高密度,中央有低密度影,宽基于脑膜。手术病理为原发性淋巴瘤

(2)转移瘤:多发,大片水肿。

(3)其他:需要鉴别的还有星形细胞瘤、脑膜瘤等。

(四)特别提示

CT 与 MRI 均可以作为首选方法,但 MRI 增强扫描时剂量增加后可以显示小病变,T_2 加权像(T_2WI)显示瘤周水肿效果非常好。

十一、血管母细胞瘤

(一)病理和临床概述

血管母细胞瘤系起源于内皮细胞的良性肿瘤,占中枢神经系统原发性肿瘤的 1.1 %~2.4 %。好发于小脑,亦见于延髓及脊髓,罕见于幕上。可发生于任何年龄,以中年男性多见。病理上常为囊性,含实性壁结节,壁结节常靠近软脑膜,以便接受血供。实性者常为恶性,预后较差。临床症状较轻微或呈间歇性,有头痛、头晕、呕吐、眼球震颤、言语不清等症状。

(二)诊断要点

平扫时囊性肿瘤表现为均匀低密度灶,囊液内因含蛋白质及血液,密度较脑脊液稍高,囊性肿瘤的壁结节多为等或稍低密度(图 1-21A)。增强后囊性肿瘤壁不强化或轻度强化,壁结节明显强化(图1-21B)。

实性肿瘤多为等或稍低密度混杂灶,呈轻度或中度强化。

(三)鉴别诊断

囊性肿瘤需要与星形细胞瘤、脑脓肿、转移瘤相鉴别。实性肿瘤需要与星形细胞瘤等相鉴别。

(四)特别提示

CT 平扫不容易发现壁结节,增强效果较好,但与 MRI 比较应以后者为首选方法,MRI 增强多方位扫描,显示壁结节效果极佳。

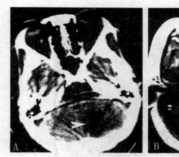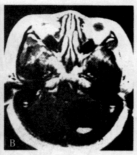

图 1-21　血管母细胞瘤

A.男性患者,48 岁,因头痛、呕吐及共济失调来院就诊,CT 平扫左侧小脑半球可见囊性灶,边界及壁结节显示欠清。手术病理为血管母细胞瘤。B.与前者为同一患者,MRI 增强显示囊性灶,壁轻微强化,后壁上有明显强化的壁结节

第六节　脱髓鞘疾病的 CT 诊断

一、病理和临床概述

脱髓鞘疾病是一组以神经组织髓鞘脱失为主要病理改变的疾病,可分为原发性和继发性两类。多发性硬化是继发性脱髓鞘疾病中最常见的一种,病因不明,以脑室周围髓质和半卵圆中心多发性硬化斑为主要症状,也见于脑干、脊髓和视神经。20～40 岁女性多见,临床上呈多灶性脑损害,或伴有视神经和脊髓症状,病程缓解与发作交替且进行性加重。

二、诊断要点

侧脑室周围和半卵圆中心显示多灶性低或等密度区,也见于脑皮质、小脑、脑干和脊髓,多无占位效应。活动期病灶有强化,激素治疗后或慢性期无强化。

三、鉴别诊断

(一)老年脑

老年脑可以出现脑白质变化,但正常老年人无多发硬化的临床表现,且 60 岁以后很少发病。

(二)系统性红斑狼疮(SLE)

患者有时脑白质改变类似多发硬化,但脑室周围白质变化较重,外周部分白质变化较轻,常伴脑皮质萎缩。

四、特别提示

MRI 对硬化斑的显示远较 CT 敏感,尤其是在小脑和脑干。激素治疗效果较好。MRI 矢状面上有特征表现,病灶呈条状,垂直于侧脑室。硬化斑 T_1 加权像(T_1WI)呈稍低或等信号,T_2WI 和水抑制像均呈高信号。

第七节　颅脑外伤的 CT 诊断

颅脑外伤是脑外科常见病,为年轻人死因第一位。颅脑外伤多由直接暴力所致,极少可由间接暴力引起。因受力部位不同和外力类型、大小、方向不同,可造成不同程度的颅内损伤,如脑挫裂伤、脑内出血、脑外出血等,脑外出血又包括硬膜外、硬膜下和蛛网膜下隙出血。急性脑外伤病死率高。自 CT 应用以来,脑外伤诊断水平不断提高,极大降低了病死率和病残率。

一、脑挫裂伤

(一)病理和临床概述

脑挫裂伤是临床最常见的颅脑外伤之一,包括脑挫伤和脑裂伤。脑挫伤是指在外力作用下,脑组织发生局部静脉淤血、脑水肿、脑肿胀和散在的小灶性出血。脑裂伤则是指脑膜、脑组织或血管撕裂。二者常合并存在,故统称为脑挫裂伤。

(二)诊断要点

CT 表现为低密度脑水肿区内散布斑点状高密度出血灶。小灶性出血可以互相融合,病变小而局限时可以没有占位效应,但病变广泛者可以有占位征象(图 1-22)。

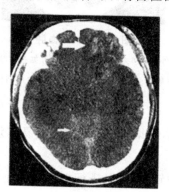

图 1-22　颅脑外伤 2 小时后 CT 检查

注:大箭头所示为左额叶挫裂伤,小箭头所示为小脑上池蛛网膜下隙出血

早期低密度水肿不明显,随着时间推移,水肿区逐渐扩大,第 3～5 天达到高峰,以后出血灶演变为低密度,最终形成软化灶。

(三)鉴别诊断

(1)部分容积效应,前颅底骨可能因部分容积效应而出现脑额叶高密度影,但薄层扫描后消失。

(2)出血性脑梗死,有相应的临床表现和病史。

(四)特别提示

CT 可以快速诊断,病变小者如治疗及时一般能痊愈,没有或很少有后遗症。病变较大者形成软化灶。

二、脑内血肿

(一)病理和临床概述

外伤性脑内血肿约占颅内血肿的 5 ％,多发生于额、颞叶,即位于受力点或对冲部位脑表面区,与高血压性脑出血好发位置不同。绝大多数为急性血肿且伴有脑挫裂伤和(或)急性硬膜下血肿。少数为迟发血肿,多于伤后 48～72 小时复查 CT 时发现。

(二)诊断要点

CT 表现为边界清楚的类圆形高密度灶(图 1-23)。血肿进入亚急性期时呈等密度,根据占位效应和周围水肿,结合外伤史,CT 仍能诊断。

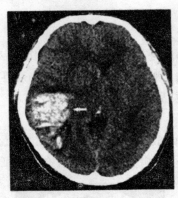

图 1-23　脑内血肿

注:颅脑急性外伤后 6 小时行 CT 检查,可见右颞脑内血肿,周边可见低密度水肿带,右侧侧脑室受压变形,中线结构左移

(三)鉴别诊断

主要与高血压性脑出血鉴别,根据有无外伤史很容易鉴别。

(四)特别提示

CT 可以快速诊断,如果血肿较大,可以进行立体定向血肿穿刺抽吸术。如外伤后 CT 扫描有进行性意识障碍者应及时进行 CT 复查,以排除迟发性血肿。

三、硬膜外血肿

(一)病理和临床概述

硬膜外血肿位于颅骨内板与硬膜之间,临床常见,占 30 ％。主要是脑膜血管破裂所致,脑膜中动脉常见,血液聚集硬膜外间隙。硬膜与颅骨内板粘连紧密,故血肿较局限,呈梭形。临床表现因血肿大小、部位及有无合并伤而异。典型表现为外伤后昏迷、清醒、再昏迷。此外,有颅内压增高表现,严重者可出现脑疝。

(二)诊断要点

CT 表现为颅板下见局限性双凸透镜形、梭形或半圆形高密度灶(图 1-24),多数密度均匀,但亦可不均匀,呈高、等混杂密度影,主要是新鲜出血与血凝块收缩时析出的血清混合所致。

硬膜外血肿多位于骨折附近,一般不跨越颅缝。跨越者常以颅缝为中心呈"3"形。

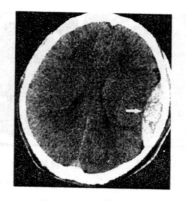

图 1-24 硬膜外血肿

注:颅脑外伤后 3 小时行 CT 检查,左颞可见梭形高密度影,手术证实为硬膜外血肿

(三)鉴别诊断

主要与高血压性脑出血鉴别,根据有无外伤史很容易鉴别。

(四)特别提示

CT 对硬膜外血肿具有很重要的诊断价值,应注意的是硬膜外血肿一般伴有局部颅骨骨折。

四、硬膜下血肿

(一)病理和临床概述

硬膜下血肿是位于硬膜与蛛网膜之间的血肿,临床常见,占颅内血肿的 40 %,主要由静脉窦损伤出血所致,血液聚集于硬膜下腔,沿脑表面分布。急性期是指外伤后 3 天内发生的血肿,约占硬膜下血肿的 70 %,病情多较危重,常有意识障碍;亚急性期是指外伤后 4 天～3 周发生的血肿,约占硬膜下血肿的 5 %,原发损伤一般较轻,出血较慢,血肿形成较晚,临床表现较急性者出现晚且轻;慢性期是指外伤后 3 周以上发生的血肿,约占 20 %。慢性硬膜下血肿并非急性或亚急性硬膜下血肿的迁延,而是有其自身的病理过程,可为直接损伤或间接的轻微损伤,易忽略,好发于老年人,为脑萎缩使脑表面与颅骨内板间隙增宽、外伤时脑组织在颅腔内移动度较大所致血管断裂出血。慢性硬膜下血肿常不伴有脑挫裂伤,为单纯性硬膜下血肿。患者症状轻微,多于伤后数周或数月出现颅内压增高、神经功能障碍及精神症状。

(二)诊断要点

急性期见颅板下新月形或半月形高密度影,常伴有脑挫裂伤或脑内血肿,脑水肿和占位效应明显(图 1-25)。亚急性期表现为颅板下新月形或半月形高、等密度或混杂密度区,1 周后可变为等密度;慢性期表现为颅板下新月形或半月形低密度、等密度、高密度或混杂密度区。血肿的密度和形态与出血时间、血肿大小、吸收情况及有无再出血有关。

(三)鉴别诊断

主要与硬膜外血肿鉴别,硬膜下血肿呈新月形,可以跨越颅缝。

(四)特别提示

CT 对急性硬膜下血肿诊断很有价值,但对亚急性、慢性硬膜下血肿却显示欠佳。血液因有顺磁性,所以在 MRI 下显示非常清楚,应进一步行 MRI 检查。

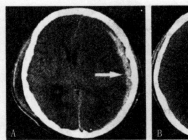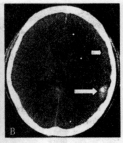

图 1-25　硬膜下血肿

A.颅脑外伤 5 小时后行 CT 检查,可见左侧额、颞、顶颅板下新月形高密度影,手术证实为硬膜下血肿;B.1
周前有颅脑外伤史的患者,CT 检查发现左侧额、颞、顶颅板下新月形等密度影(小箭头),部分高密度影
(长箭头)为新鲜出血,手术证实为慢性硬膜下血肿伴少量新鲜出血

五、外伤性蛛网膜下隙出血

(一)病理和临床概述

外伤性蛛网膜下隙出血,是外伤使蛛网膜小血管破裂所致,多位于大脑纵裂和脑底池。脑
挫裂伤是外伤性蛛网膜下隙出血的主要原因,两者常并存。

(二)诊断要点

CT 表现为脑沟、脑池内密度增高影,可呈铸型。大脑纵裂出血多见,形态为中线区纵行
窄带形高密度影。出血亦见于外侧裂池、鞍上池、环池、小脑上池或脑室内。蛛网膜下隙出血
一般 7 天左右被吸收。

(三)鉴别诊断

结核性脑膜脑炎,根据近期外伤史和临床症状容易鉴别。

(四)特别提示

CT 在急性期显示较好,积血一般数日后消失。伤后 5～7 天,CT 难以显示,血液因有顺
磁性,所以在 MRI 下显示非常清楚,故应行 MRI 检查。

六、硬膜下积液

(一)病理和临床概述

硬膜下积液又称硬膜下水瘤,占颅脑外伤的 0.5 ％～1 ％,是外伤致蛛网膜撕裂,裂口形
成活瓣,脑脊液聚积所致。可因出血而成为硬膜下血肿。临床上可无症状,也可有颅内压增高
的表现。

(二)诊断要点

颅骨内板下方呈新月形均匀低密度区,密度与脑脊液相似,多位于双侧额部。纵裂硬膜下
积液表现为纵裂池增宽,大脑镰旁为脑脊液样低密度区(图 1-26)。

(三)鉴别诊断

老年性脑萎缩,根据年龄情况和其他部分脑实质有无萎缩等情况可以鉴别。

(四)特别提示

CT 诊断硬膜下积液时应结合临床病史及年龄等因素。

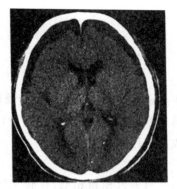

图 1-26 硬膜下积液

注:颅脑外伤 7 天后 CT 复查,双侧额、颞部颅骨内板下可见新月形低密度影,为硬膜下积液

第八节 新生儿脑病的 CT 诊断

新生儿脑病主要包括新生儿窒息性脑病和新生儿颅内出血。

一、新生儿窒息性脑病

(一)病理和临床概述

新生儿窒息性脑病即新生儿围生期呼吸或呼吸功能不全引起的缺氧性脑病,原因可为胎儿宫内窒息和临产期窒息。

(二)诊断要点

缺氧性脑病分为三种程度。①轻度:脑内散在低密度灶,范围不超过两个脑叶,无占位效应。②中度:低密度灶范围超过两个脑叶(图 1-27),未累及全部大脑,脑沟和脑池变窄,可合并颅内出血。③重度:两侧大脑弥漫性低密度灶,脑皮质、髓质间界限不清,脑室变窄,伴有颅内出血和脑外积水。

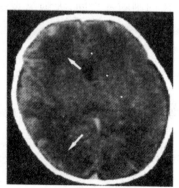

图 1-27 新生儿窒息性脑病

注:新生儿脐带绕颈的患者,CT 平扫可见弥漫性脑水肿(箭头所示),诊断为新生儿窒息性脑病

(三)鉴别诊断

一般无须鉴别。

（四）特别提示

MRI 检查更有帮助。

二、新生儿颅内出血

（一）病理和临床概述

新生儿颅内出血主要由产伤或窒息引起。出血可位于硬膜外、蛛网膜下隙、脑室或脑实质内。室管膜下出血多位于尾状核头部，因为该区残留的胚胎性毛细血管易破裂出血。脑室和蛛网膜下隙出血易引起梗阻性或交通性脑积水。

（二）诊断要点

新生儿颅内出血表现与外伤或自发性出血相似，在脑实质内见高密度影。

（三）鉴别诊断

一般无须鉴别。

（四）特别提示

CT 检查可以快速诊断，具有较大优势。

第九节　先天性畸形的 CT 诊断

先天性畸形种类很多，仅分述如下几种。

一、胼胝体发育不全

（一）病理和临床概述

胼胝体发育不全是较常见的颅脑发育畸形，包括胼胝体完全缺如和部分缺如，常合并脂肪瘤。

（二）诊断要点

侧脑室前角扩大、分离，体部距离增宽，并向外突出，三角部和后角扩大，呈"蝙蝠翼"状。第三脑室扩大并向前上移位于分离的侧脑室之间，大脑纵裂一直延伸到第三脑室顶部。合并脂肪瘤时可见纵裂池为负 CT 值，伴边缘钙化。

（三）鉴别诊断

一般无须鉴别。

（四）特别提示

MRI 可以多方位成像，并且矢状位和冠状位显示胼胝体非常清楚，所以对该病诊断有重要意义。

二、阿诺德-基亚里畸形

（一）病理和临床概述

阿诺德-基亚里畸形又称小脑扁桃体下疝畸形，系后脑的发育异常。小脑扁桃体变尖延长，经枕大孔下疝入颈椎管内，可合并延髓和第四脑室下移、脊髓空洞和幕上脑积水等。

（二）诊断要点

CT 主要表现为幕上脑积水，椎管上端后部类圆形软组织为下疝的小脑扁桃体。X 射线平片可显示颅、颈部的畸形。

（三）鉴别诊断

一般无须鉴别。

（四）特别提示

MRI 可以多方位成像，并且矢状位显示脑干、延髓与枕大孔关系及颈髓内部结构非常清楚，所以对该病诊断有重要意义。

三、脑面血管瘤病

（一）病理和临床概述

脑面血管瘤病又称斯德奇-韦伯综合征，属于先天性神经皮肤血管发育异常疾病，与神经外胚层和血管中胚层组织发育障碍有关。主要病理改变为颅内血管畸形、颜面三叉神经分布区皮肤血管痣及眼球脉络膜血管畸形。脑的基本病变为覆盖皮质灰质表面的软脑膜血管异常瘤样改变，好发于枕叶或顶枕叶、额叶或颞极，并可以导致血管闭塞、脑组织缺血、萎缩等改变。临床表现主要为癫痫，部分患者伴偏瘫、不同程度智力低下。颜面部沿三叉神经分布的血管痣常与颅内血管瘤同侧。

（二）诊断要点

CT 主要表现为枕叶或顶枕叶、额叶或颞极不规则斑片状高密度影或斑点状钙化，局部可伴发脑萎缩或广泛脑萎缩改变（图 1-28）。少数病例增强后可以看到钙化部位及周围不规则的轻微脑皮质强化。

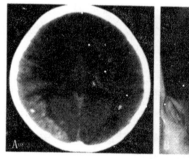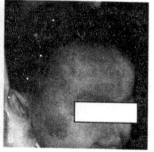

图 1-28　脑面血管瘤病

A.男性患者,4 岁,因癫痫发作来院就诊,CT 显示右侧顶枕叶皮质灰质区密度增高,脑回可见多发斑点状钙化;B.与前图同一患者,可见患者右侧三叉神经分布区大片红色血管痣,结合 CT 脑内表现,诊断为脑面血管瘤病

（三）鉴别诊断

一般无须鉴别。

（四）特别提示

CT 对钙化显示效果较 MRI 好，结合临床上三叉神经分布区颜面部血管痣，对该病诊断有重要意义。

第二章 消化系统疾病的 CT 诊断

第一节 正常消化系统及实质脏器的 CT 表现

一、食管

食管大部分被脂肪包绕,在胸部 CT 横断面图像呈圆形软组织阴影,位于胸椎及胸主动脉前方区域。充分扩张的食管壁厚度约为 3 mm,大于 5 mm 为异常改变。胃食管连接部管壁较厚,不要误诊为病变。约 50 % 的食管 CT 检查时显示食管内含有气体,气体应位于中央。

二、胃

胃体积较大,应常规做空腹准备,检查前口服 800~1 000 mL 清水,使胃充分扩张。胃壁厚度因扩张程度而异,充分扩张时正常胃壁厚度不超过 5 mm,且整个胃壁均匀一致。如胃充盈时胃壁厚度大于 10 mm,多提示异常。正常贲门及瘘部胃壁较厚,有时形成假肿块,需注意鉴别。

三、小肠及结肠

CT 能较好显示结肠内结构及肠壁厚度,小肠充盈时管腔直径为 2~3.5 cm,结肠壁厚 1~3 mm。肠梗阻 CT 诊断的敏感性、特异性均为最佳。若小肠扩张时肠襻壁厚度大于 2 mm、结肠壁厚度超过 5 mm,亦可考虑异常。

四、肝脏

肝脏是人体最大的实质脏器,大部分位于右上腹部,分为左、右两叶。肝脏有肝动脉、门静脉双重血供,两支血管进入肝门称第一肝门,分别发出不同分支经小叶间动脉、门静脉汇入肝血窦,混合成静脉血液;再经中心静脉、小叶下静脉汇合成肝左、中、右 3 条静脉,自肝顶(第二肝门)汇入下腔静脉。其中,门静脉、肝动脉进肝后与胆道共同组成 Glisson 系统。

肝脏 CT 扫描呈密度均匀软组织影,CT 值为 40~60 HU,高于脾胰密度,平扫肝脏见低密度线状、分支状结构,为门静脉和肝动脉分支。增强扫描后肝脏组织呈均匀强化,肝门和肝韧带表现为低密度。螺旋 CT 动态增强扫描时,动脉期见肝动脉显影,门脉期则见门静脉显影。肝脏轮廓的形态结构依层面不同而不同(图 2-1)。

肝段的概念:依肝外形简单分叶远不能满足肝内占位性病变定位诊断和手术治疗的需要,1954 年奎诺(Couinaud)根据 Glisson 系统的分布,把肝脏分为左、右半肝,五叶和八段,具体包括段 Ⅰ(尾状叶)、段 Ⅱ(左外叶上段)、段 Ⅲ(左外叶下段)、段 Ⅳ(左内叶)、段 Ⅴ(右前叶下段)、段 Ⅵ(右后叶下段)、段 Ⅶ(右后叶上段)、段 Ⅷ(右前叶上段)。

五、胆管

胆囊位置、大小及形态变异大,正常时位于肝左内叶下方胆囊窝内,胆汁密度接近水的密度。胆囊边缘清晰,壁菲薄,厚 1~2 mm。左右肝管在肝门部汇合成肝总管,胆囊管汇入肝总管后延续成胆总管,胆总管直径一般为 4～6 mm。

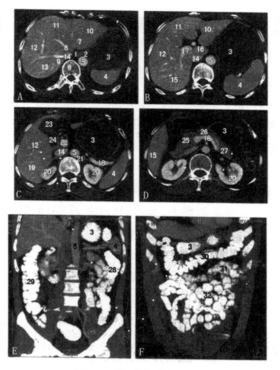

图 2-1　肝脏及毗邻关系

注:1.食管;2.贲门;3.胃;4.脾脏;5.腹主动脉;6.第 10 胸椎;7.肝左静脉;8.肝中静脉;9.肝右静脉;10.左外叶;11.左内叶;12.右前叶;13.右后叶上段;14.下腔静脉;15.右后叶下段;16.尾状叶;17.门静脉右支;18.脾静脉;19.右后叶下段;20.肾脏;21.左侧肾上腺;22.门静脉;23.胆囊;24.十二指肠;25.胰头;26.胰体;27.胰尾;28.降结肠;29.升结肠;30.横结肠;31.空肠;32.回肠

六、脾脏

脾脏位于左上腹后方,上方为横膈,外接胸壁,内侧为胃底。脾脏前部较细,后部较饱满,内缘多呈轻微波浪状或分叶状。脾脏大小个体差异较大,在横断位正常脾脏长径不超过 10 cm,短径不超过 6 cm(一般脾大指前、后径大于 5 个肋单位)。脾脏 CT 值低于肝脏,平均为 49 HU。增强扫描动脉期呈花斑样强化,门脉期后脾脏呈均匀强化。脾动脉走行于胰腺上方,脾静脉走行于胰体尾部后方。

七、胰腺

胰腺位于上腹部腹膜后,胰尾紧贴脾门,胰体在中线,胰头位于肝尾叶下方十二指肠弯内,胰头向内延续形成钩突,肠系膜上动静脉位于钩突前方。脾静脉总是沿胰体尾后方走行。胰腺大小因人而异,一般胰头 3 cm,胰体 2.5 cm,胰尾 2 cm,胰腺实质体积随年龄增加而缩小。胰腺实质内有主副胰管,主胰管从尾部贯穿体、颈部及部分头部,与胆总管汇合开口于十二指肠大乳头,副胰管主要引流胰头腹侧胰液,开口于十二指肠小乳头。

第二节　消化系统基本病变的 CT 表现

一、胃肠道 CT 异常征象

①管壁局限性增厚或肠腔内形成肿块,平扫表现为等低不均匀密度,增强扫描实质病灶有轻度、中等或明显强化,密度均匀或不均匀;②局部壁与对侧相应段管腔凹入,形成袖口样狭窄或苹果核样改变;③局部壁龛影或溃疡形成,局部口部形成火山口样;④小肠及结肠肿瘤常引起肠梗阻。

二、实质脏器 CT 异常征象

病变常引起肝、脾、胰等实质脏器形态、大小、密度的改变,如肿瘤、炎症,平扫多为单发或多发低密度灶,良性病变边缘较清,恶性病变边缘不光整或模糊。病变内常见更低密度囊变坏死区,如肝脓肿。病变内也可出现高密度影,如出血、钙化及肝内胆管结石。富血供病变,如肝细胞癌、局灶性结节增生,增强扫描动脉期明显强化;海绵状血管瘤充填性强化;肝囊肿不强化。

第三节　食管常见疾病的 CT 诊断

一、食管裂孔疝

(一)病理和临床概述

食管裂孔疝指腹腔内脏器通过膈肌食管裂孔进入胸腔,疝入内脏(多为胃)。病因分先天性及后天性,以后天性多见。依据其形态可分为短食管型食管裂孔疝、滑动型食管裂孔疝、食管旁食管裂孔疝及混合型食管裂孔疝。临床有胃食管反流、消化道溃疡等症状。

(二)诊断要点

膈肌食管裂孔增大,膈上见腹腔内疝入脏器,即疝囊,如为胃疝入,则可见胃黏膜阴影(图2-2)。

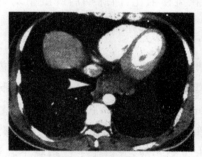

图 2-2　食管裂孔疝

注:CT 检查显示食管胃环扩大,胃囊疝入胸腔

（三）鉴别诊断

食管变异、横膈裂孔，行钡剂造影即可鉴别。

（四）特别提示

钡剂造影是本病的主要诊断依据，CT 在该病发生胃扭转时可提供有价值的影像。

二、食管良性肿瘤

食管良性肿瘤主要为食管平滑肌瘤。

（一）病理和临床概述

食管良性肿瘤起源于食管肌层，为黏膜下壁内肿瘤，肿瘤质硬，呈膨胀性生长，有包膜，好发于食管中下段。临床表现病程较长，症状多不显著，主要为胸骨后不适或喉部异物感。

（二）诊断要点

食管壁肿块，圆形或椭圆形，向腔内或腔外生长，外缘光滑，密度均匀，增强后均匀强化。

（三）鉴别诊断

食管癌、食管平滑肌肉瘤，肉瘤一般较大，容易出现出血坏死。

（四）特别提示

一般病程长，不影响进食。CT 检查意义在于发现邻近结构的侵犯情况。

三、食管癌

（一）病理和临床概述

食管癌为我国最常见的恶性肿瘤之一，与多种因素有关，如饮酒过量、亚硝胺、真菌毒素、遗传因素等。好发于食管中下段，以鳞状上皮癌多见。据病理解剖及 X 射线表现可将食管癌分为覃伞型、浸润型、髓质型及溃疡型食管癌。持续性进行性吞咽困难为其典型临床表现。

（二）诊断要点

1.管壁增厚

早期为偏心性，进一步发展为整个管壁增厚，黏膜破坏，相应段管腔狭窄，龛影形成；局部形成软组织肿块，增强扫描肿瘤中等强化（图 2-3）。

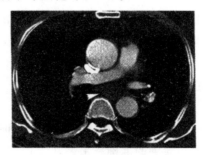

图 2-3　食管癌

注：CT 检查显示食管中段管壁明显增厚，局部形成软组织肿块，相应段管腔狭窄

2.侵犯食管周围结构

侵犯食管周围结构表现为周围脂肪间隙模糊消失，侵犯气管表现为食管-气管瘘形成，可伴有纵隔淋巴结增大。

（三）鉴别诊断

与食管平滑肌瘤鉴别，平滑肌瘤边缘规则，周围黏膜不是破坏而是受压改变。

（四）特别提示

食管癌一般行食管钡剂造影即可，CT 检查主要判断食管癌的病变范围及壁外侵犯情况。

第四节　肝脏常见疾病的 CT 诊断

一、肝囊肿

（一）病理和临床概述

肝囊肿是比较常见的良性疾病，根据发病原因不同，可将其分为非寄生虫性肝囊肿和寄生虫性肝囊肿。前者又分为先天性肝囊肿和后天性肝囊肿（如创伤、炎症性和肿瘤性，又称为假性囊肿）。以先天性肝囊肿最常见，先天性肝囊肿起源于肝内迷走的胆管或由肝内胆管和淋巴管在胚胎期发育障碍所致，可单发或多发，肝内有两个以上囊肿者称为多发性肝囊肿。有些病例两肝散在大小不等的囊肿，又称为多囊肝，通常并存有肾、胰腺、脾、卵巢及肺等部位囊肿。本节主要讨论先天性肝囊肿。临床一般无表现，巨大囊肿可压迫肝和邻近脏器产生相应症状（图 2-4）。

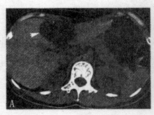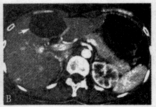

A.CT 平扫可见左侧肝叶呈低密度囊性改变，张力较高；B.CT 增强扫描显示左侧肝叶囊性病变，未见强化

图 2-4　先天性肝囊肿

（二）诊断要点

CT 上表现为单个或多个、圆形或椭圆形、密度均匀、边缘光滑的低密度区，CT 值接近于水。合并出血或感染时密度可以增高，增强后囊肿不强化。

（三）鉴别诊断

囊性转移瘤、肝包虫囊肿，肝囊肿无强化，密度均匀可鉴别。

（四）特别提示

肝囊肿的诊断和随访应首选 B 型超声波检查，其敏感度和特异性高。对于疑难病例，可选用 CT 或 MRI。其中，MRI 对小囊肿的准确率最高，CT 因部分容积效应有时不易区分囊性和实性。

二、肝内胆管结石

（一）病理和临床概述

我国肝内胆管结石发病率约为 16.1 %，几乎全是胆红素钙石，由胆红素、胆固醇、脂肪酸与钙盐组成。可为双侧肝内胆管结石，也可限于左肝或右肝。肝内胆管结石的形成与细菌感染、胆汁滞留有关。肝内胆管结石与肝内胆管狭窄、扩张并存较多见,因此有胆汁的滞留。狭窄于两侧肝管均可见到,以左侧多见,也可见于肝门左、右肝管汇合部。主要临床表现有:①患者疼痛不明显,发热、寒战明显,周期发作;②放射至下胸部、右肩胛下方;③黄疸;④多发肝内胆管结石者易发生胆管炎,急性发作后恢复较慢;⑤肝大,肝区叩击痛;⑥多发肝内胆管结石者,多伴有低蛋白血症及明显贫血;⑦肝内胆管结石广泛存在者,后期常出现肝硬化、门静脉高压。

(二)诊断要点

(1)单纯肝内胆管结石或伴肝外胆管结石、胆囊结石,按 CT 表现可分 5 种类型:高密度结石、略高密度结石、等密度结石、低密度结石、环状结石。结石的 CT 表现与其成分有关,所以 CT 可以提示结石的类型。肝内胆管结石主要 CT 表现为管状、不规则高密度影,典型者在胆管内形成铸型结石,密度与胆汁相比以等密度到高密度不等,以高密度多见。结石位于远端较小分支时,肝内胆管扩张不明显;结石位于肝内较大胆管者,远端小分支扩张。

(2)肝内胆管结石可以伴感染,主要有胆管炎、胆管周围脓肿等。CT 表现为胆管壁增厚,有强化。对胆管周围脓肿,CT 示胆管周围片状低密度影或呈环形强化及延迟强化。

(3)肝内胆管结石伴胆管狭窄,CT 可以显示结石情况及逐渐变细的胆管形态。

(4)肝内胆管结石伴胆管细胞癌,CT 增强扫描可以在显示肝内胆管结石及扩张胆管的同时,对肿块的位置、大小、形态及其对周围肝实质侵犯情况进行精确分析。动态增强扫描有特异性表现,依表现分肝门型和周围型。肝门型主要表现有,占位近侧胆管扩张,70 ％以上可显示肿块,呈中度强化。局限于腔内的小结节时,可以显示胆管壁增厚和强化,腔内软组织影和显示中断的胆管。动态增强扫描呈延迟强化,具有较高的特异性。周围病灶一般较大,在平扫和增强扫描中,都表现为低密度,多数病例有轻度到中度强化,以延迟强化为主,常伴有病灶内和(或)周围区域胆管扩张。

(三)鉴别诊断

肝内胆管结石容易明确诊断,主要需要对肝内胆管结石伴间质性肝炎与胆管细胞癌进行鉴别。

(四)特别提示

肝内胆管结石的影像学检查一般选择 B 型超声波检查、CT 和 MRI。单纯的胆管结石较少,伴有胆管炎、胆管狭窄的居多,MRCP(磁共振胰胆管成像)可以完整显示胆管系统,是一项重要的检查项目。但单纯 MRCP 对伴有胆管细胞癌或不伴胆管扩张的胆管结石显示效果不佳,CT 和 MRI 及增强扫描的意义重大(图 2-5)。

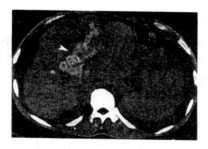

图 2-5 肝内胆管结石

注:CT 显示左肝内胆管内多发结节状高密度灶,肝内胆管扩张,肝脾周围少量积液

三、肝脏挫裂伤

(一)病理和临床概述

肝脏由于体积大、肝实质脆性大、包膜薄等特点,在腹部受到外力撞击容易产生闭合伤,多由高处坠落、交通意外引起。肝脏挫裂伤临床表现为肝区疼痛,严重者失血性休克。

(二)诊断要点

1.肝包膜下血肿

包膜下镰状或新月状等、低密度区,周围肝组织弧形受压。

2.肝实质血肿

肝内圆形、类圆形或星芒状低密度灶。

3.肝撕裂

多条线状低密度影,边缘模糊(图2-6)。

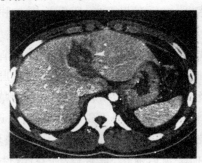

图 2-6　肝撕裂

注:CT 显示肝左叶内片状低密度灶,边缘模糊,增强扫描内部轻度不均质强化

(三)鉴别诊断

结合病史,容易诊断。

(四)特别提示

CT 检查能准确判断肝外伤的部位、范围、肝实质损伤和大血管的关系,为外科决定手术或保守治疗提供重要依据。

四、肝脓肿

(一)病理和临床概述

肝脓肿是肝内常见炎性病变,分细菌性、阿米巴性、真菌性、结核性肝脓肿等,以细菌性、阿米巴性肝脓肿多见。肝脓肿病理改变可分为 3 层结构:中心为组织液化坏死;中间为含胶原纤维的肉芽组织;外周为移行区域,为伴有细胞浸润及新生血管的肉芽组织。临床有肝大、肝区疼痛、发热及白细胞计数升高等急性感染表现。

(二)诊断要点

平扫肝实质见圆形或类圆形低密度病灶,中央为脓腔,密度均匀或不均匀,CT 值高于水,有时可见积气或液平面。脓腔壁为较高密度环状阴影,急性期可见壁外水肿带,边缘模糊。增强扫描脓肿壁明显环状强化,中央坏死区无强化,称"双环征",代表强化脓肿壁及水肿带。

"双环征"和脓肿内积气为肝脓肿特征性表现(图2-7)。

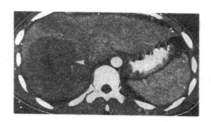

图 2-7 肝脓肿

注:CT检查显示肝右叶类圆形混杂密度团块,增强扫描脓肿壁见环状强化,外缘见晕征,中心区域低密度脓腔未见强化

(三)鉴别诊断

肝癌、肝转移瘤,典型病史及"双环征"有助于肝脓肿诊断。

(四)特别提示

临床起病急、进展快,有助于肝脓肿诊断,不典型病例需随访观察。

五、肝硬化

(一)病理和临床概述

肝硬化是以肝脏广泛纤维结缔组织增生为特征的慢性肝病,正常肝小叶结构被取代,肝细胞坏死、纤维化,肝组织代偿增生形成再生结节,晚期肝脏体积缩小。引起肝硬化的主要原因有乙肝、丙肝、酗酒、胆道疾病、寄生虫等。早期无明显症状,后期可出现腹胀、消化不良、消瘦、贫血、颈静脉怒张、肝脾大、腹水等症状。

(二)诊断要点

(1)肝叶比例失调,肝左叶、尾叶常增大,右叶萎缩,肝裂增宽,肝表面凹凸不平,表面呈结节状,晚期肝硬化肝体积普遍萎缩。

(2)肝脏密度不均匀,肝硬化再生结节为相对高密度,动态增强扫描见强化。

(3)脾大(大于5个肋单位),脾静脉、门静脉扩张及侧支循环建立,出现胃短静脉、胃冠静脉及食管静脉曲张,部分患者见脾肾分流。

(4)腹水,表现为腹腔间隙水样密度灶。少量腹水常积聚于肝脾周围,大量腹水时肠管受压聚拢,肠壁浸泡水肿(图2-8)。

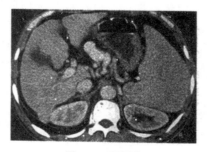

图 2-8 肝硬化

注:CT检查显示肝脏体积缩小,肝叶比例失调,脾大,门静脉扩张伴侧支血管形成

(三)鉴别诊断

弥漫性肝癌,增强扫描动脉期肝内结节明显强化及门静脉癌栓、甲胎蛋白(AFP)显著升高

等征象均有助于肝癌诊断。

(四)特别提示

CT可直观显示肝脏形态和轮廓改变,观察肝密度改变,可初步判断肝硬化程度。可全方位显示肝内血管,为经颈静脉肝内门腔内支架分流(TIPSS)手术的操作进行导向。

六、脂肪肝

(一)病理和临床概述

脂肪肝指肝内脂类代谢异常,诱发三酰甘油和脂肪酸在肝内聚积、浸润和变性,分局灶性脂肪肝及弥漫性脂肪肝两种。常见原因有肥胖、糖尿病、肝硬化、激素治疗及化疗等。临床表现为肝大、高脂血症等症状。

(二)诊断要点

(1)局灶性脂肪肝,表现为肝叶或肝段局部密度减低,密度低于脾脏,无占位效应,其内见血管纹理分布。

(2)弥漫性脂肪肝,表现为全肝密度降低,肝内血管异常清晰(图2-9)。

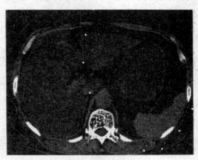

图2-9　脂肪肝

注:CT检查显示肝脏平扫密度均匀性减低,低于脾脏密度,肝内血管纹理异常清晰

(3)常把肝/脾CT比值作为脂肪肝治疗后的观察指标。

(三)鉴别诊断

肝癌、血管瘤、肝转移瘤,局限性脂肪肝或弥漫性脂肪肝中残存肝岛有时呈圆形或类圆形,易误诊为肿瘤或其他病变。增强扫描表现、无占位效应、无门脉肝静脉阻塞移位征象,可作为鉴别诊断依据。

(四)特别提示

对于肝岛、局灶性脂肪肝及脂肪肝基础上伴有病变的检查,MRI具有优势。

七、肝细胞腺瘤

(一)病因病理及临床表现

肝细胞腺瘤与口服避孕药或合成激素有关,肿瘤由分化良好、形似正常的肝细胞组织构成,无胆管,表面光滑,有完整假包膜。主要见于年轻女性,多无症状,停用避孕药则肿块可以缩小或消失。

(二)诊断要点

平扫为圆形低密度块影,边缘锐利。少数为等密度,增强扫描动脉期较明显强化。有时肿瘤周围可见脂肪密度包围环,为该肿瘤特征。

(三)鉴别诊断

(1)肝癌:与肝细胞癌相比,腺瘤强化较均匀,无结节征象。

(2)局灶性结节增生:中央瘢痕为其特征。

(3)血管瘤:"早出晚归",可多发。

(四)特别提示

肝腺瘤在 CT 上与其他实质性肿瘤表现相似,不易做出定性诊断。若有长期口服避孕药史,可供诊断参考。

八、肝脏局灶性结节增生

(一)病因病理及临床表现

肝脏局灶性结节增生(hFNH),是一种相对少见的肝脏良性富血供占位性病变。病变常为单发,易发生于肝包膜下,边界多清晰,但无包膜,病理表现为实质部分由肝细胞、库普弗(Kupffer)细胞、血管和胆管等组成,肝小叶的正常排列结构消失。肿块内部有放射性纤维瘢痕,瘢痕组织内包含一条或数条供血滋养动脉为其病理特征。多见于年轻女性,通常无临床症状。

(二)诊断要点

平扫表现为等或略低密度,中央瘢痕为更低密度。动态增强扫描 hFNH 表现基本恒定,表现为动脉期明显均匀强化(中央瘢痕除外),程度强于肝细胞肝癌及海绵状血管瘤,门脉期强化程度降低,略高于正常肝组织,中央瘢痕一般延时强化(图 2-10)。

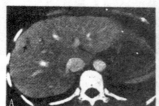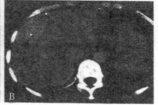

图 2-10　肝脏局灶性结节增生

注:CT 检查显示增强扫描肝右前叶类圆形团块强化,中央星芒瘢痕延迟期强化

(三)鉴别诊断

主要与肝细胞肝癌鉴别,hFNH 无特殊临床症状,中央瘢痕为其特征。

(四)特别提示

CT 可动态反映病灶血供特点,定性能力强。对于不典型者,放射性核素扫描和 MRI 检查的意义较大。

九、血管平滑肌脂肪瘤

(一)病因病理及临床表现

血管平滑肌脂肪瘤(HAML),是一种较为少见的肝脏良性间叶性肿瘤,由血管、平滑肌和脂肪 3 种成分以不同比例组成。随着病理诊断水平的不断提高,近年来对其报道逐渐增多,但由于该瘤的形态学变异多样化,大多数病例易误诊为癌、肉瘤或其他间叶性肿瘤。

（二）诊断要点

病理成分的多样化导致临床准确诊断 HAML 存在一定困难。根据 3 种组织成分的不同比例可将血管平滑肌脂肪瘤分为 4 种类型。①混合型,各种成分比例基本接近(脂肪10 ％～70 ％)。混合型 HAML 是 HAML 中常见的一种类型,CT 平扫为含有脂肪的混杂密度,各种成分的比例相近,增强扫描动脉期软组织成分有明显强化,多数能持续到门静脉期,病灶中心或边缘可见高密度血管影(图 2-11A～B)。②平滑肌型,根据其形态分为上皮样型、梭形细胞型等。平滑肌型 HAML 中脂肪含量小于 10 ％,动脉期及门静脉期强化都略高于周围肝组织,但术前准确诊断困难(图 2-11C～E)。③脂肪型(脂肪≥70 ％),脂肪型 HAML 影像学表现相对有特征性,脂肪影是其特征性 CT 表现之一。因此,在 CT 扫描时发现有低密度脂肪占位可高度怀疑 HAML(图 2-11F)。④血管型,血管型 HAML 诊断依靠动态增强扫描。大多数此类 HAML 在注射对比剂后 40 秒,病灶达到增强峰值,延迟期(超过 4 分钟)病灶仍然强化,强化方式酷似血管瘤,鉴别诊断困难,主要靠病灶内含有脂肪及中心高密度点状血管影加以区分。

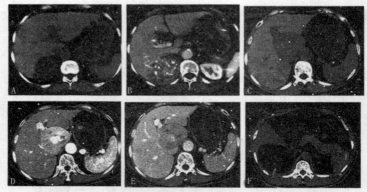

A～B为混合型:可见脂肪低密度及软组织影、增强的血管影;C～E为上皮样型:实质内未见明显脂肪密度,中央可见粗大畸形的血管影,增强扫描为"快进快出"模式;F为脂肪型,大部分为脂肪密度

图 2-11　血管平滑肌脂肪瘤

（三）鉴别诊断

脂肪型 HAML 首先要与肝脏含脂肪组织的肿瘤鉴别:①脂肪瘤及脂肪肉瘤,CT 值多在－60 HU 以下,而且无异常血管及强化组织,脂肪肉瘤形态不规则,边缘不光滑。②局灶性脂肪肝,常呈扇形或楔形,无占位表现,其内有正常血管穿过。③肝癌病灶内脂肪变性,分布弥散,边界不清,伴有液化坏死和血管侵犯,有肝硬化和甲胎蛋白升高。④髓源性脂肪瘤,由于缺乏血供,血管造影呈乏血供或少血供。

平滑肌型 HAML 需要与肝癌、血管瘤、腺瘤等相鉴别:①肝细胞癌,增强扫描"早进早出",动脉期多为明显强化,呈高密度,但门静脉期及平衡期强化不明显,密度相对低于周围正常肝组织。血管平滑肌脂肪瘤的软组织成分在门静脉期仍呈稍高密度,脂肪成分少的 HAML 容易被误诊为肝癌。②肝脏转移瘤或腺瘤,鉴别诊断主要依赖于病史,瘤内出血、坏死有助于鉴别肝腺瘤。③血管型 HAML 的强化方式和血管瘤的强化方式相似,在平衡期仍然为较高密度。肝血管瘤由扩张的血管及血窦组成,血窦内衬内皮细胞,有厚薄不一的纤维隔,其血供特点为"快进慢出",在增强扫描时强化密度与肝动脉相近,动脉期、门静脉期多为明显强化,而平衡期多为稍高密度。较大的肝血管瘤内可有纤维化,呈低密度,与血管平滑肌脂肪瘤内含脂肪的低密度明显不同,因而鉴别诊断主要依靠 HAML 内有脂肪成分及中心血管影。

(四)特别提示

动态增强多期扫描可充分反映 HAML 的强化特征,有助于提高 HAML 诊断的准确性,但是对不典型病灶必须结合临床病史和其他影像检查方法,CT 引导下细针抽吸活检对 HAML 诊断很有帮助。少脂肪的 HAML 可以行 MRI 同相位、反相位扫描。

十、肝脏恶性肿瘤

(一)肝癌

1.病因病理及临床表现

肝癌是成人常见的恶性肿瘤之一,肝癌患者大多有肝硬化背景。肝癌有三种组织学类型:肝细胞型、胆管细胞型、混合细胞型。肿瘤主要由肝动脉供血,易发生出血、坏死、胆汁淤积。肿块大于 5 cm 为巨块性,小于 5 cm 为结节性,细小癌灶广泛分布为弥漫性。纤维板层癌为一种特殊类型肝癌,以膨胀性生长、较厚包膜及瘤内钙化为特征,好发于青年人,无乙型肝炎、肝硬化背景。

2.诊断要点

(1)肝细胞型肝癌,表现为或大或小、数目不定低密度灶。CT 值低于正常肝组织 20 HU 左右。有包膜者边缘清晰。若边缘模糊不清,表明浸润性生长特征,常侵犯门静脉及肝静脉。有些肿瘤分化良好,平扫呈等密度。增强扫描表现多种多样,通常动脉期癌灶明显不均匀强化,门静脉期及延迟期快速消退,即所谓"快进快出"强化模式(图 2-12)。

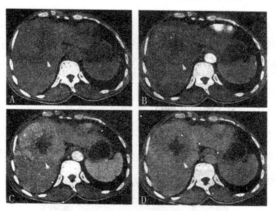

图 2-12 肝癌的平扫、动脉期、门静脉期及延迟扫描

注:CT 显示动脉期扫描肝脏右叶病灶明显强化,见条状供血血管影。门静脉期及延迟期扫描病灶强化程度降低,见假包膜强化

(2)胆管细胞型肝癌,平扫为低密度肿块,增强动脉期无明显强化,门静脉期及延迟期边缘强化并向中央扩展。发生在较大胆管者,可见肿瘤近端胆管呈节段性扩张(图 2-13)。

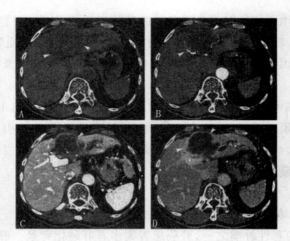

图 2-13　左肝外叶胆管细胞型肝癌

A.左肝外叶萎缩,平扫可见肝内低密度肿块;B～D.左肝肿块逐渐强化,边缘不规则

3.鉴别诊断

同肝血管瘤、肝硬化再生结节、肝转移瘤等区别,乙型肝炎病史、AFP 升高、肝内胆管结石及门静脉癌栓等均有助于肝癌诊断。

4.特别提示

一般肝癌通过典型 CT 表现、慢性肝病史、AFP 升高可确诊。部分不典型者可通过影像引导下穿刺活检明确诊断。

(二)肝转移瘤

1.病因、病理及临床表现

由于肝脏为双重供血,其他脏器恶性肿瘤容易转移至肝脏,尤以门静脉为多,故消化系统肿瘤转移占首位,其次为肺、乳腺等肿瘤。肝转移性肿瘤多为结节或圆形团块状,中心易发生坏死、出血和囊变,钙化较常见。

2.诊断要点

可发现 90 % 以上的肿瘤,表现为单发或多发圆形低密度灶,大部分病灶边缘较清晰,密度均匀,CT 值为 15～45 HU,若中心坏死则囊变密度更低,若有出血、钙化则局部为高密度。增强扫描瘤灶边缘变清晰,呈花环状强化,称"环靶征",部分病灶中央延时强化,称"牛眼征"(图 2-14)。

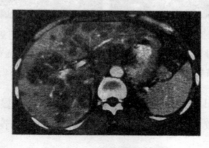

图 2-14　乳腺癌肝转移

注:CT 检查显示肝内见广泛低密度结节及团块状转移瘤,边界较清,增强扫描边缘环状强化

3.鉴别诊断

同肝癌、肝血管瘤、肝硬化再生结节、局灶性脂肪肝等鉴别,结合原发病灶,一般诊断不难。

4.特别提示

结合原发病灶进行诊断:多血供肿瘤有平滑肌肉瘤、肾癌、甲状腺癌、胰岛细胞瘤;少血供肿瘤有胃癌、胰腺癌及恶性淋巴瘤;黏液腺癌易产生钙化;结肠癌、平滑肌肉瘤易发生出血、坏死;直肠癌可为单发巨大肿块;卵巢癌常见肝包膜种植转移。

十一、肝脏血管性病变

(一)肝海绵状血管瘤

1.病因、病理及临床表现

海绵状血管瘤,起源于中胚叶,由中心静脉和门静脉发育异常所致。由大小不等的血窦组成,血窦内充满血液,与正常肝组织间有薄的纤维包膜。瘤体小至数毫米,大至数十厘米,直径大于 4 cm 称巨大血管瘤。小血管瘤无症状,巨大血管瘤引起压迫症状,血管瘤破裂可致肝内或腹腔出血。

2.诊断要点

平扫为圆形或类圆形低密度灶,边缘清晰,密度均匀。动态增强扫描动脉期病灶周边结节或环状强化,门静脉期逐渐向中心充填,延迟期(5~10 分钟)病灶大部或全部强化。整个强化过程称"早出晚归",为血管瘤特征性征象。巨大血管瘤可见分隔或钙化,内部多有纤维、血栓及分隔而不强化(图 2-15)。

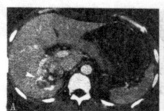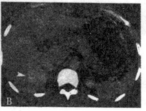

图 2-15　肝海绵状血管瘤

注:增强扫描示右肝病灶边缘结节环状强化,平衡期病灶被充填呈高密度改变

3.鉴别诊断

肝转移瘤、肝细胞癌的"快进快出"强化模式与血管瘤容易鉴别,转移瘤一般有原发病史,且呈环状强化。

4.特别提示

CT 是诊断血管瘤的主要手段,但若未做延迟扫描或时间掌握不好,可能会误诊。特别是伴有脂肪肝的患者,CT 诊断较困难,可选用 MRI 检查,MRI 诊断血管瘤有特征性表现。

(二)巴德-基亚里综合征

1.病因病理及临床表现

巴德-基亚里综合征(BCS)是指肝静脉流出道阻塞和由此引起的相应表现,阻塞可以发生于肝与右心房之间的肝静脉或下腔静脉内。BCS 是一种全球性疾病,其发病率、病因、病变类型及临床表现具有一定地域性。在亚洲,BCS 多由下腔静脉膜闭塞所致,多无明确病因。临床主要表现为下腔静脉梗阻和门静脉高压症状,发病年龄以 20～40 岁多见,男性略高于女性,如诊断不及时可以导致肝实质纤维化、肝硬化甚至肝衰竭而死亡。BCS 依据病变类型和阻塞部位可分为肝静脉阻塞型、下腔静脉阻塞型及肝静脉下腔静脉均阻塞型。

2.诊断要点

CT 表现有以下特征:①肝静脉和(或)下腔静脉明显狭窄或闭塞。CT 可以直接显示肝静脉和下腔静脉的情况。②肝实质内呈网格状改变或局部低密度影,增强扫描时呈渐进式强化,肝淤血的局部区域有相对减弱的动脉血流,窦后压力增高,门静脉血流减慢。门静脉高压征象包括腹水、胆囊水肿、胆囊静脉显示、侧支循环形成等。③肝内侧支血管,在 CT 增强上表现多发"逗点状"异常强化灶,为扭曲襻状血管,尤其在延迟期扫描可以显示肝内迂曲高密度影。④肝硬化改变,伴或不伴轻度脾大。⑤肝脏再生结节,病理检查中,60 %～80 %的 BCS 患者肝内可见到大于 5 mm 的多发再生结节,也称腺瘤性增生结节或结节样再生性增生。通常为散在多发,圆形或类圆形,边界清楚,大小不等,通常直径为0.2～4 cm,少数可有 7～10 cm。部分位于周边的结节可引起肝轮廓改变(图 2-16)。

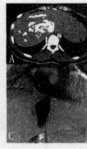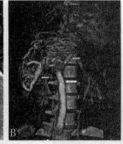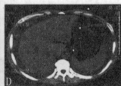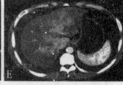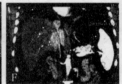

图 2-16　巴德-基亚里综合征

A、B.CT 增强延迟扫描和 VRT 重建,可见肝中、右静脉造影剂滞留,下腔静脉内造影剂滞留
明显;C.DSA 下腔静脉造影可见膜状物;D～F 为另一例患者,男,45 岁,平扫肝脏密度不均
匀,有腹水,增强扫描可见肝实质明显不均匀强化,冠状位重建可见下腔静脉肝内段明显受压

3.鉴别诊断

(1)多发性肝转移瘤,其强化多为边缘强化,多个转移结节呈明显均一强化者少见,与 BCS 再生结节不同,结合其他影像学表现及临床资料不难鉴别。

(2)与可能合并的肝细胞癌进行鉴别,肝细胞癌有其特征性的"快进快出"强化模式,血浆甲胎蛋白浓度的升高可提示肝细胞癌的发生。

(3)肝脏局灶性结节增生(hFNH),hFNH 延迟扫描可以有进一步强化,但鉴别意义不大,因为两者都是属于肝细胞及血管等间质过度增殖形成的良性结节。

4.特别提示

MRI 和 CT 能很好地显示肝脏实质信号或密度的改变,增强以后能清楚地显示血管结构及血供变化情况。另外,MRI 可以多方位做肝血管成像,最大限度显示血管结构而不用静脉注射造影剂。特别是对于那些血管病变严重或肝静脉开口闭塞,即使行血管造影也难以显示的血管结构,能够清楚地显示。相位敏感技术及 MRI 血管造影有助于评价门静脉通畅度和血流方向。超声检查是诊断 BCS 的首选检查方法,可为临床病变的定位、分型提供可靠的诊断,但局限性在于不能全面评价凝血块或肿瘤累及下腔静脉或肝静脉的情况。静脉造影是诊断的金标准,目前采用介入方法治疗 BCS 已十分普遍。

(三)肝小静脉闭塞病

1.病因病理及临床表现

肝小静脉闭塞病是指肝小叶中央静脉和小叶下静脉损伤导致管腔狭窄或闭塞而产生的肝内窦后性门静脉高压症。本病的致病原因据目前所知有两大类:一是食用含吡咯烷生物碱的植物或被其污染的谷类;二是癌肿化疗药物和免疫抑制药的应用。另有文献认为,肝区放疗3～4周,对肝照射区照射剂量超过 35 Gy 时也可发生本病。含吡咯烷生物碱的植物与草药有野百合、猪屎豆、千里光(又名狗舌草)、土三七等。

病理表现:急性期肝小叶中央区肝细胞由于静脉回流不畅而出血坏死,无炎细胞浸润;亚急性期肝小叶、肝小静脉支内皮增生、纤维化致管腔狭窄,出现血液回流障碍,周围有广泛的纤维组织增生;慢性期呈同心源性肝硬化的表现。

急性期起病急骤,上腹剧痛、腹胀、腹水,黄疸、下肢水肿少见,有肝功能异常;亚急性期的特点是持久性的肝大,反复出现腹水;慢性期表现以门静脉高压为主。

2.诊断要点

(1)CT 平扫:肝大,密度降低,严重者呈"地图状"、斑片状低密度,有中到大量腹水。

(2)增强动脉期:肝动脉呈代偿改变,血管增粗、扭曲,肝脏可有轻度的不均匀强化。

(3)门静脉期:特征性的"地图状"、斑片状强化和低灌注区;肝静脉显示不清,下腔静脉肝段明显变扁,远端不扩张亦无侧支循环,下腔静脉、门静脉周围"晕征"或"轨道征",胃肠道多无淤血表现(图 2-17)。

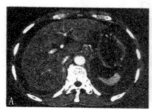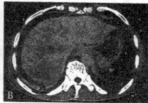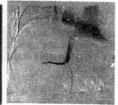

图 2-17　肝小静脉闭塞病

注:A、B、C 三图为该患者服用土三七20天后出现腹水、肝功能损害。CT 示肝淤血改变,肝静脉未显示;门静脉显示正常,侧支循环较少。造影见下腔静脉通畅,副肝静脉显示良好

(4)延迟期:肝内仍可有斑片、"地图状"的低密度区存在。

3.鉴别诊断

巴德-基亚里综合征:主要指慢性型,约有 60 % 的患者伴有躯干水肿、侧腹部及腰部静脉曲张、下腔静脉梗阻的表现,而肝小静脉闭塞病无这种表现;CT 平扫及增强可发现 BCS 的梗阻部位,肝内和肝外侧支血管形成等血流动力学改变。

4.特别提示

对临床有明确病史、符合肝脏 CT 3 期增强表现特征者,可以提示肝小静脉闭塞病的诊

断,并根据平扫和增强前后的肝实质密度改变程度和肝内血管的显示清晰程度,提供临床对肝脏损害程度的判断。明确诊断应行肝静脉造影和肝穿刺活检。临床无特异性治疗。

(四)肝血管畸形

1.病理和临床概述

肝血管畸形分为先天性肝血管畸形和特发性肝血管畸形两类。前者为遗传性出血性毛细血管扩张症(HHT)的肝血管异常表现的一部分,较为多见;后者为单纯肝血管畸形,而无其他部位或脏器的血管畸形。文献报道,HHT有4个特征:家族性、鼻咽部出血、脏器出血及内脏动静脉畸形。一般认为如果上述症状出现三项即可诊断HHT,其在肝脏的发生率占总发生率的8%,主要的临床表现为肝硬化,继而出现肝性脑病、食管静脉曲张及充血性心力衰竭等。HHT的病变主要累及毛细血管、小静脉及小中动脉,表现为毛细血管扩张、动静脉畸形及动静脉瘘。这种改变可累及皮肤、黏膜、肺、胃肠道、肝脏和中枢神经系统,肝脏受累概率为8%～31%,可形成肝硬化改变。特发性肝动脉畸形仅指肝动脉异常,而无其他脏器和部位的血管畸形,但同HHT比较,两者的肝动脉畸形改变是类似的。

2.诊断要点

CT和增强造影示患者有典型的肝内动静脉瘘,肝血管畸形有许多伴发改变,如增粗肝动脉压迫局部胆管,可使胆管扩张,出现血流动力学改变,导致肝大、尾叶萎缩等(图2-18)。

增强扫描动脉期肝实质灌注不均匀,可见斑片状强化区与夹杂其间的散在点状强化,腹腔动脉及肝内动脉明显增宽、扭曲,同时伴肝脏增大,动脉期全肝静脉清晰显影。门静脉期肝实质密度强化基本均匀,门静脉一般无明显异常改变。

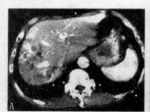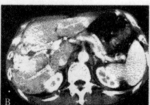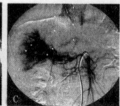

图2-18 特发性肝血管畸形

注:A、B、C为CT检查显示动脉期肝内异常强化灶,门静脉提前出现。造影见肝动脉杂乱,肝静脉、门静脉提前出现

3.鉴别诊断

肿瘤所致动静脉瘘,可见肝脏肿块,有临床病史,一般可以鉴别。

4.特别提示

双期螺旋CT、CTA、MRA能特别有助于显示血管畸形的血流特征及空间关系,同时可以发现肝脏动静脉畸形的其他伴发表现,这些很难被其他影像技术很好地显示,可以充分反映病灶的影像学特征,为诊治提供可靠的影像学信息。动态增强MRA也可以直观显示肝动脉畸形改变,是超声检查和传统CT不可比拟的。肝动脉造影是诊断肝血管畸形的金标准。

第五节　胃十二指肠常见疾病的 CT 诊断

一、溃疡性疾病

(一)病理和临床概述

胃十二指肠溃疡是消化道常见疾病,十二指肠较胃多见,与胃酸水平及幽门螺杆菌感染有关。病理表现为胃壁溃烂缺损,形成壁龛。临床表现为长期反复上腹疼痛。

(二)诊断要点

CT、MRI 对胃十二指肠溃疡的诊断价值不大,尤其是良性溃疡;恶性溃疡较不典型时表现为胃壁不规则增厚或腔外软组织肿块。

(三)鉴别诊断

需活检,与溃疡型胃癌鉴别。

(四)特别提示

溃疡性病变主要靠钡剂造影或胃镜诊断,CT 在观察溃疡穿孔、恶变等方面有一定优势。

二、憩室

(一)病理和临床概述

十二指肠憩室多见,胃憩室少见。病因不清,可能与先天性肠壁发育薄弱有关,病理为多层或单层肠壁向腔外呈"囊袋状突出,多位于十二指肠内侧。单纯憩室无症状,合并憩室炎或溃疡可有上腹痛、恶心、呕吐等症状。

(二)诊断要点

CT 表现为圆形或卵圆形囊袋状影,与肠腔关系密切,CT 三维重组常见一窄颈与肠腔相连。其内密度混杂,含有气体、液体和高密度对比剂。十二指肠乳头旁憩室常引起胆管及胰管扩张(图 2-19)。

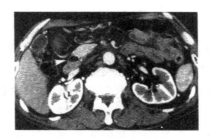

图 2-19　胃十二指肠球后憩室

注:CT 显示十二指肠降部前方类圆形空气集聚

(三)鉴别诊断

胃十二指肠憩室具有典型表现,行钡剂造影检查一般可确诊。

(四)特别提示

对于胆管、胰管扩张患者,在排除结石及肿瘤后,应考虑十二指肠壶腹部憩室可能。

三、胃淋巴瘤

(一)病理和临床概述

胃淋巴瘤起源于胃黏膜下层淋巴组织,肿瘤局限于胃肠壁及其周围区域淋巴结,也可继发全身恶性淋巴瘤。临床症状除上腹痛、消瘦及食欲减退外,可有胃出血、低热等。

(二)诊断要点

胃壁广泛或节段性增厚,胃腔变形缩小,增厚胃壁密度较均匀。增强扫描增厚胃壁呈均匀强化,其强化程度较皮革样胃低。可有肾门上下淋巴结肿大或广泛主动脉旁淋巴结肿大,常侵犯胰腺(图2-20)。

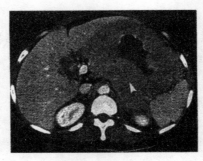

图 2-20　胃淋巴瘤

注:CT检查显示胃体部胃壁弥漫性增厚,强化均匀,胃腔狭窄

(三)鉴别诊断

需与胃癌鉴别,胃壁增厚、胃腔缩小不明显、较少侵犯胃周脂肪层及增强强化效应不及胃癌等征象有助于胃淋巴瘤诊断。

(四)特别提示

CT对检出早期淋巴瘤比较困难,但能充分显示中晚期淋巴瘤的病变全貌。病变确诊依靠活检。

四、胃间质瘤

(一)病理和临床概述

胃间质瘤是一类独立来源于胃间叶组织的非定向分化肿瘤,以往将其诊断为平滑肌或神经源性肿瘤,多数间质瘤为恶性,好发于胃体,以膨胀性、腔外性生长为主,肿瘤越大恶可能性越大。临床表现为进行性上腹疼痛,有呕血及柏油样便,可触及包块。

(二)诊断要点

肿瘤较大,常在5 cm以上。腔外肿块常向腹腔薄弱区域突出,肿块密度不均,有坏死囊变,增强扫描呈中等度不均质强化。腔内肿块部分凹凸不平,可见溃疡龛影。腔外肿块有向邻近结构浸润现象(图2-21)。

(三)鉴别诊断

同胃癌、肝肿瘤、胃淋巴瘤等鉴别,膨胀性、腔外性生长有助于胃间质瘤诊断。

(四)特别提示

CT重建有助于判断肿瘤起源部位。要明确病理诊断必须进行光镜检查及免疫组化检测。

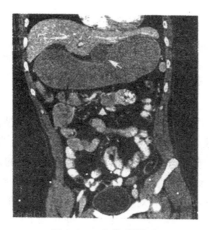

图 2-21　多发间质瘤

注:CT 显示胃小弯及十二指肠旁腔外肿块,密度不均,有坏死囊变,增强扫描呈中等度不均质强化

五、胃癌

(一)病理和临床概述

　　胃癌在我国居消化道肿瘤发病率首位。病因至今不明,好发年龄为 40～60 岁,可发生在胃任何部位,以胃窦、小弯、贲门常见。胃癌起于黏膜上皮细胞,都为腺癌。早期胃癌临床症状轻微,进行期胃癌表现为上腹痛、消瘦及食欲减退。

(二)诊断要点

　　胃壁局限或广泛增厚,胃腔狭窄,胃腔内形成不规则软组织肿块,表面凹凸不平,早期扫描肿瘤强化明显。周围组织受侵时表现为胃周脂肪层模糊消失,腹腔腹膜后淋巴结增大,常伴肝转移(图 2-22)。

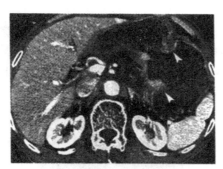

图 2-22　胃癌

注:CT 显示胃小弯侧前、后壁不规则增厚,后壁见浅大腔内溃疡,增强扫描动脉期明显强化

(三)鉴别诊断

　　胃平滑肌瘤,边界光整规则,瘤内易出现出血坏死、囊变及钙化,有套叠征、胃溃疡。

(四)特别提示

　　胃肠造影检查只能观察胃腔内结构,CT 检查意义在于发现胃周结构侵犯情况、腹腔腹膜后有无淋巴结转移等,对临床分期有重要意义。

第六节 肠道常见疾病的 CT 诊断

一、肠梗阻

肠梗阻是临床最常见的急腹症之一,可见于各年龄段。肠梗阻的病因很多,其临床表现复杂多变且无特异性,不但引起肠管本身功能的改变,并且导致全身性正常生理功能紊乱。腹部 X 射线平片对肠梗阻的诊断具有重要作用,但对 20 ％～52 ％的病例尚不能做出肯定诊断,对梗阻原因、有无闭襻和绞窄的诊断价值十分有限。钡剂检查对明确结肠梗阻有一定的诊断价值,并对小儿肠套叠有重要治疗意义,但对不完全性小肠梗阻价值有限,并存在使不完全性小肠梗阻患者梗阻程度加重的危险。螺旋 CT 作为一种先进的无创性检查技术,具有良好的密度分辨率和时间分辨率,对气体和液体分辨均很敏感,将 X 射线腹部平片上相互重叠的组织结构在横断面显示清晰,结合其强大的后期处理功能,能全面显示和判断肠梗阻是否存在、梗阻部位及程度、梗阻原因,CT 发现有无闭襻和绞窄可比出现临床症状、体征早数小时,并且在肿瘤引起梗阻的病灶性质判断、周围情况显示、分期等方面具有显著的优越性,越来越被广泛认可。

肠梗阻一般可以分为机械性肠梗阻、动力性肠梗阻(包括假性肠梗阻)、血运性肠梗阻三大类,其中大部分为机械性肠梗阻。机械性肠梗阻按照梗阻的病变位置可以分为肠壁、肠腔内和肠腔外三种。本节简单介绍以下几种常见的和部分罕见但可能会导致严重并发症的机械性肠梗阻类型,以便读者认识,在临床工作中能综合分析和进行正确诊断。

(一)肿瘤性肠梗阻

1.病理和临床概述

肠道肿瘤是引起肠梗阻的重要原因之一。肿瘤性肠梗阻临床表现为腹痛,腹胀,呕吐,肛门停止排便、排气。

2.诊断要点

可显示梗阻近、远端肠管情况,以阳性对比剂充盈肠管并追踪梗阻点,以重组分析梗阻段情况,常能显示肠腔或肠壁肿块,同时显示供血动脉及引流静脉。

以下 CT 表现支持肠道恶性肿瘤:①肠壁肿块局部僵硬,较明显强化,中央有坏死;②移行带狭窄不规则,肠壁不规则增厚;③淋巴结肿大(图 2-23)。

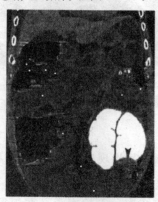

图 2-23 肿瘤性肠梗阻

注:三维重建显示降结肠腔内充盈缺损,手术病理为肿瘤性肠梗阻

3.鉴别诊断

炎症、粘连、粪石性肠梗阻,发现肠道内不均匀肿块和淋巴结肿大有助于肿瘤性肠梗阻的诊断。

4.特别提示

小肠是内镜检查盲区,螺旋 CT 的应用使诊断肠梗阻发生了革命性变化,它能分析梗阻原因,明确梗阻部位。

(二)肠扭转

1.病理和临床概述

肠扭转是严重急腹症,以小肠多见,原因有先天发育异常、术后粘连、肠道肿瘤、胆道蛔虫及饱餐后运动等。另外,小肠内疝(部分小肠疝入手术形成空隙)实质上也是肠扭转。临床表现为急性完全性肠梗阻,常在体位改变后剧烈腹痛。

2.诊断要点

(1)漩涡征:肠曲及肠系膜血管紧紧围绕某一中轴盘绕聚集(图 2-24)。

(2)鸟嘴征:扭转开始后未被卷入"涡团"的近端肠管充气、充液而扩张,紧邻漩涡肠管呈鸟嘴样变尖。

(3)肠壁强化减弱、靶环征及腹水:由肠扭转时造成局部肠壁血运障碍所致,靶环征指肠壁环形增厚并出现分层改变,为黏膜下层水肿增厚所致。

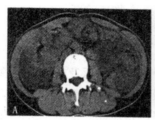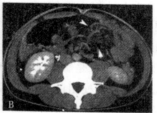

图 2-24　肠扭转

A.肠系膜血管 360°旋转,呈典型漩涡征,同时见肠管梗阻、肠壁水肿及腹水;B.可见附属肠系膜血管"漩涡征"

3.鉴别诊断

肠道肿瘤、其他原因肠梗阻。

4.特别提示

诊断肠扭转必须具备肠管及肠系膜血管走行改变,即肠管及血管漩涡征。CT 扫描在诊断肠扭转时具有明显优势。

(三)肠套叠

1.病理和临床概述

肠套叠指一段肠管套入邻近肠管,并导致肠内容物通过障碍。常由系膜过长或肠道肿瘤所致,以回盲部或升结肠多见。婴幼儿表现为突然发生的阵发性剧烈腹痛、哭闹、果酱样血便。成人肠套叠常继发于肿瘤、炎症、粘连及坏死性肠炎等,最常见的是脂肪瘤。临床表现为不全性肠梗阻或完全性肠梗阻,症状不典型,并可以因反复肠套叠而反复出现腹部包块。

2.诊断要点

肠套叠可以分三类:小肠-小肠型,小肠-结肠型,结肠-结肠型。以小肠-结肠型最为常见。

典型征象:出现三层肠壁,最外层为鞘部肠壁,第二层为套入之折叠层肠壁,第三层为中心套入部肠腔。鞘部及套入部均可有对比剂或气体,呈多层靶环状表现,即"同心圆征"或"肠内肠征"。原发病灶一般位于肠套叠的头端(图2-25)。CT重建可见肠系膜"血管卷入征"。

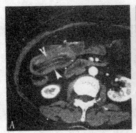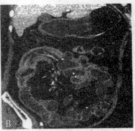

图 2-25　肠套叠

注:A、B两图为CT检查的横断位增强扫描和冠状位重建,因套叠部长轴与扫描层面平行,表现为肾形
　　或香肠状,并可见肠系膜动脉嵌入,即"肠内肠征"及"血管卷入征"

3.鉴别诊断

肠道肿瘤,CT重建有助于鉴别。

4.特别提示

CT扫描及重建对肠套叠有非常重要的价值,对原发病的检出也有重要意义。少部分坏死性肠炎及慢性肠套叠CT征象不典型,需密切结合临床诊断。

(四)粘连性肠梗阻

1.病理和临床概述

粘连性肠梗阻的诊断与治疗是临床上一个棘手问题,而及时正确的诊断,对患者治疗效果甚至预后有重大影响。以往,肠梗阻的诊断一般依赖于传统X射线平片,但螺旋CT的应用显著提高了粘连性肠梗阻的定性、定位诊断正确率。粘连性肠梗阻主要继发于腹部手术后,由于以不全性肠梗阻为主,大部分病例临床症状较轻,以反复腹痛为主。

2.诊断要点

(1)梗阻近端的肠管扩张和远端肠塌陷。

(2)在梗阻部位可见移行带光滑。

(3)增强扫描肠壁局部延迟强化,但肠壁未见增厚。

(4)局部见"鸟嘴征"、粘连束带及假肿瘤征(图2-26)。

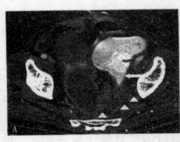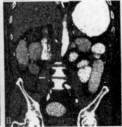

图 2-26　粘连性肠梗阻

A.在梗阻部位可见移行带光滑,肠壁未见明显增厚,但局部后期强化更明显,近端肠管扩张,并可见局部粘连束带,
　后方见光整移行带与粘连束带,局部呈"鸟嘴征";B.在单纯回肠末端粘连性肠梗阻病例的多平面重建(MPR),可见
　回肠末端呈鸟嘴样改变,梗阻段肠管明显变细,其外可见束带影

3.鉴别诊断

其他原因所致肠梗阻,如肠道肿瘤、肠扭转等。

4.特别提示

针对一些有反复不全性肠梗阻症状的患者,行螺旋 CT 扫描及各种方法重组,对肠梗阻定性、定位诊断具有重要临床价值。

(五)肠内疝

1.病理和临床概述

肠内疝,小肠内疝是罕见的肠梗阻原因之一,分先天性、后天性小肠内疝两种,及时正确诊断并进行手术治疗对抢救患者生命具有重大意义。胚胎发育期,中肠的旋转与固定不正常将导致肠内疝。腹腔内会有一些腹膜隐窝或裂孔形成,如十二指肠旁隐窝、回盲肠隐窝、回结肠隐窝、小网膜孔(Winslow 孔)、肠系膜裂孔等。后天性小肠内疝常见于胃空肠吻合术后,上提的空肠襻与后腹膜间可形成间隙,另外还有末端回肠与横结肠吻合后形成系膜阀隙等。一个正常的腹腔内并无压力差,肠管的各种运动(主要是蠕动)和肠内容物之重力作用,以及人体位突然改变,致使肠管脱入隐窝、裂孔或间隙。由于肠管的蠕动,进入孔洞的肠曲增多,无法自行退回则会发生嵌闭、扭转、绞窄,甚至坏死。部分内疝由于肠管的运动,可自行退回复位,这就是间断出现发作性或慢性腹痛的原因。小肠内疝临床表现不典型,一直以来,正确的术前诊断都是难点和重点。

2.诊断要点

(1)左侧十二指肠旁疝:①胃、胰腺之间囊性或囊袋状肿块,重建观察与其余腹内肠管相连,为移位、聚集的小肠。②肠系膜血管异常征,包括肠系膜血管聚集、牵拉、扭转与充盈,肠系膜血管干左移或右移,超过一个主动脉宽度,并可见粗大的肠系膜血管进入病灶内。③肠系膜脂肪延伸进入病灶内;滑动薄层块最大强度投影法(STS-MIP)观察,有时可见疝口;其他肠段移位,可见十二指肠第四段受压移位(图 2-27)。

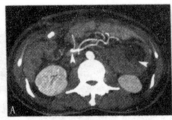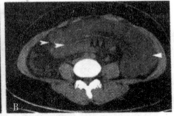

图 2-27　肠内疝

A.左侧十二指肠旁疝 STS-MIP 重建显示,肠系膜上动脉主干移位,超过 1 个主动脉宽度(上箭头),并可见肠系膜脂肪与病变内脂肪相连续;B.先天性肠系膜裂孔所致的空、回肠内疝,部分肠襻经裂孔向左侧疝入(右向箭头),肠系膜血管受牵拉,所累肠管因水肿呈"靶环征"及少量腹水(左向箭头)

(2)经肠系膜疝的主要征象有:①肠管或肠襻聚集、移位、拥挤、拉伸及"鸟嘴征",肠襻经肠系膜裂孔疝入后,继续蠕动进入更多肠襻,可以显示聚集拥挤的肠襻;②其附属肠系膜血管异常征,包括肠系膜血管聚集、牵拉、扭转与充盈等,上述征象在 STS-MIP 重建时可以观察到;③肠系膜脂肪延伸进入病灶内,可见附属于疝入肠襻的肠系膜脂肪受牵连进入;④其他肠段移位,原来位置的腹腔空虚及疝入小肠襻对该位置的肠管推移;⑤可见疝口;⑥并发肠扭转时,可以显示为肠管及附属肠系膜血管的"漩涡征"。

(3)其他继发性征象有:①肠梗阻,位于疝口附近的近端肠管有梗阻扩张积液征象;②靶环征,为疝入肠管缺血水肿所致;③腹水,早期可较少,位于疝入侧的结肠隐窝内,后期明显增加,提示绞窄性梗阻甚至有坏死并弥漫性腹膜炎趋势。

3.鉴别诊断

粘连性肠梗阻,肠扭转,左侧十二指肠旁疝,腔外型胃间质瘤,肠道肿瘤,其他原因肠梗阻。

4.特别提示

螺旋 CT 扫描及 MPR、STS-MIP 重建对小肠内疝的诊断具有重要价值,在检查急腹症或肠梗阻患者时,发现肠管或肠襻聚集、移位、拥挤、拉伸及"鸟嘴征",附属肠系膜血管有充盈、拥挤,其他肠段移位等异常征象时,并且临床上有腹部手术史,或有慢性间歇性腹痛史,应该考虑到此病的可能。

(六)胆石性肠梗阻

1.病理和临床概述

胆石性肠梗阻最早(1896 年)由布弗雷(Bouveret)报道,以胃的幽门部梗阻为特征,主要是指由于胆结石(多数为较大的胆囊结石)通过胆肠瘘移行在胃的远侧部分或十二指肠近侧部分,所造成的胃肠输出段的梗阻石性肠梗阻,是临床上极为少见的肠梗阻类型。许多较小的胆结石通过胆囊与十二指肠之间瘘管后,可以滑入小肠而引起小肠梗阻。患者有胆囊结石及慢性胆囊炎病史,临床症状和体征缺乏特异性,主要包括恶心、呕吐和上腹部疼痛等非特异性征象。

2.诊断要点

确诊胆石性肠梗阻的直接征象为:①肠腔内胆结石;②胆囊与消化道之间瘘管。

有第一直接征象,且有以下任意两种间接征象可以确诊为胆石性肠梗阻:①肠梗阻;②胆囊塌陷及胆囊与十二指肠之间边界不清;③胆囊和胆管积气(图 2-28)。

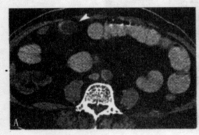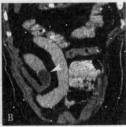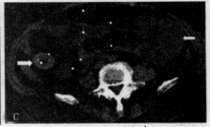

图 2-28 胆石性肠梗阻

A、B 阴性结石所致的肠梗阻,可见空回肠交界处低密度灶,局部肠壁有强化;C 为阳性结石所致的肠梗阻,可见回肠近端同心圆样结石密度灶(大箭头),近端肠管扩张(小箭头)

3.鉴别诊断

与粪石性肠梗阻、肿瘤性肠梗阻、粘连性肠梗阻鉴别。

4.特别提示

胆石性肠梗阻是临床上极为少见的肠梗阻类型,由于胆石性肠梗阻发病年龄较大,并发症较多,手术的风险性也随之增加,据文献总结,其病死率高达 33 %。螺旋 CT 在诊断胆石性肠梗阻上具有高度的敏感性和特异性。

(七)粪石性肠梗阻

1.病理和临床概述

粪石性肠梗阻的粪石主要是某些食物中含有的鞣酸成分遇胃酸后形成胶状物质,胶状物质与蛋白质结合成为不溶于水的鞣酸蛋白,再与未消化的果皮、果核及植物纤维等相互凝集而成的。粪石嵌入小肠引起粪石性肠梗阻。临床症状和体征同胆石性肠梗阻。

2.诊断要点

(1)大部分粪石在 CT 上呈类圆形、相对低密度,有筛状结构及"气泡征",与大肠内容物相似,但小肠内容物一般无此形态,增强无强化。

(2)粪石性肠梗阻的一般 CT 征象(图 2-29)。

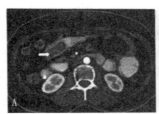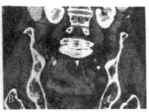

图 2-29 粪石性肠梗阻

A.空肠内粪石呈卵圆形低密度灶(箭头),内部有气泡征;B.回肠粪石冠状位重建,可见粪石呈低密度影(横箭头),内有气泡及筛状结构,远端肠管塌陷(下箭头)

3.鉴别诊断

与胆石性肠梗阻、肿瘤性肠梗阻、粘连性肠梗阻、肠套叠鉴别。

4.特别提示

结合临床病史,螺旋 CT 在粪石性肠梗阻的定位、定性上具有高度的敏感性和特异性,可为临床正确诊断与治疗提供重要依据。

二、肠道炎症

(一)克罗恩病

1.病理和临床概述

小肠克罗恩病(Crohn disease)是一种原因不明的疾病,多见于年轻人。表现为肉芽肿性病变,合并纤维化和溃疡。好发于末端回肠,同时常侵犯回肠和空肠。临床常表现为腹痛、慢性腹泻。

2.诊断要点

受累肠管的肠壁及肠系膜增厚,肠管狭窄,邻近淋巴结肿大,出现炎性软组织肿块,邻近腹腔内脓肿或瘘管形成(图 2-30)。

3.鉴别诊断

(1)肠结核,其他部位有结核病灶者有助于诊断,鉴别困难可行抗结核药物实验性治疗。

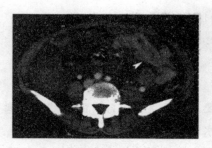

图 2-30 小肠克罗恩病

注:CT检查显示左侧小肠肠壁增厚、强化,相应肠管狭窄,远端肠管正常(箭头)

(2)肠淋巴瘤,小肠多发病灶,有腹腔淋巴结肿大,临床表现更明显。

(3)慢性溃疡性空回肠炎,肠管狭窄和扩张,临床腹痛腹泻明显。

4.特别提示

小肠插管气钡双重造影是诊断克罗恩病的首选方法。CT扫描的作用在于显示病变侵入腹腔的情况,可明确腹部包块的性质和腹腔内病变范围。

(二)肠结核

1.病理和临床概述

肠结核好发于回盲部,也可见于空回肠和十二指肠,多见于青壮年人。以肠壁和相邻淋巴结的纤维化和炎症为特征。临床常表现为腹痛、腹泻和便秘交替、低热等。

2.诊断要点

病变肠管狭窄,肠壁增厚,邻近淋巴结肿大。若伴有结核性腹膜炎,则可显示腹水和腹膜增厚。

3.鉴别诊断

克罗恩病、肠淋巴瘤。增殖型肠结核同淋巴瘤有时鉴别困难,淋巴瘤范围广,淋巴结肿大,肠道受压移位,伴有肝脾大。

4.特别提示

小肠钡剂造影是诊断肠结核的主要方法。

三、肠道肿瘤

(一)小肠腺癌

1.病理和临床概述

小肠腺癌肿瘤起源于肠黏膜上皮细胞,好发于十二指肠降段和空肠,多见于老年男性。病理上分肿块型和浸润狭窄型。肿瘤向腔内生长或沿肠壁浸润,产生梗阻症状。

2.诊断要点

肠壁局限性增厚或肿块形成,近端肠腔梗阻扩张,增强扫描病变不均质强化,可伴肠系膜淋巴结肿大。部分腺癌呈局部肠壁水肿增厚改变,但增强扫描有不均匀强化(图 2-31)。

3.鉴别诊断

(1)十二指肠布氏腺增生,增强扫描为均匀强化,同肠壁表现相仿。

(2)小肠淋巴瘤,病灶常呈多发改变。

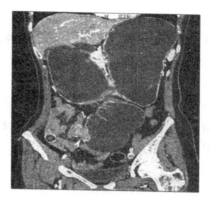

图 2-31　小肠腺癌

注:CT冠状位重建可见局部肠管狭窄、肠壁明显增厚,增强扫描有不均匀强化,近端肠管明显扩张

4.特别提示

小肠造影是诊断小肠肿瘤的常用方法。CT有助于显示肿块大小、形态、范围,以及同周围器官的关系、转移情况。必要时可行CT引导下穿刺活检。

(二)小肠淋巴瘤

1.病理和临床概述

小肠淋巴瘤可原发于小肠,也可为全身淋巴瘤的一部分。淋巴瘤起源于肠壁黏膜下层淋巴组织,向内浸润黏膜,使黏膜皱襞变平、僵硬,向外侵入浆膜层、系膜及淋巴结。临床常有高位肠梗阻症状。

2.诊断要点

肠壁增厚,肠腔狭窄,局部形成肿块,病变向肠腔内、外生长,增强扫描病变轻中度强化。肠系膜及后腹膜常受累(图2-32)。

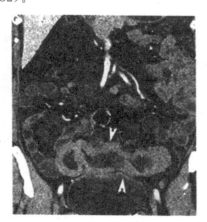

图 2-32　小肠淋巴瘤

注:CT增强扫描后冠状位重建可见下腹部回肠肠壁明显增厚,范围较广,肠腔未见明显狭窄,增强扫描呈中度均匀强化

3.鉴别诊断

同小肠腺癌、小肠克罗恩病等鉴别。

4.特别提示

小肠造影是诊断小肠肿瘤的常用方法。CT 有助于显示肿块大小、形态、范围,以及同周围器官的关系、转移情况。必要时可行 CT 引导下穿刺活检。

(三)结肠癌

1.病理和临床概述

结肠癌为常见消化道肿瘤,好发于直肠及乙状结肠。病理多为腺癌,分增生型、浸润型、溃疡型。临床常有便血及肠梗阻症状。

2.诊断要点

结肠或直肠壁不规则增厚,累及部分或全周肠壁,肠腔内见分叶或菜花状肿块,晚期肠腔狭窄并侵犯浆膜,肠外脂肪层密度增高,周围淋巴结肿大。增强扫描病灶强化较明显(图 2-33)。

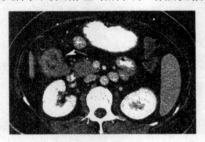

图 2-33　结肠癌

注:CT 检查示结肠肝曲肠壁不规则增厚,局部见菜花状肿块突入肠腔,相应肠腔狭窄

3.鉴别诊断

(1)肠结核,病灶多同时累及盲肠、升结肠和回盲部,表现为管腔狭窄变形,三维重建有助于诊断。

(2)溃疡性结肠炎,常先累及直肠和左半结肠,病变呈连续状态,无明显肿块。

4.特别提示

在日常工作中,部分肠梗阻患者因梗阻存在,临床不能行内镜检查,常不能明确梗阻原因,而行 CT 检查能较明确地诊断结肠癌。

第三章 肌肉骨骼系统疾病的 CT 诊断

第一节 骨关节基本病变的 CT 表现

一、骨与软组织

(一)骨质疏松

骨质疏松是指单位体积内正常钙化的骨组织减少,即骨组织的有机成分和钙盐含量减少,但其比例仍正常。组织学变化是骨皮质变薄、哈氏管扩大和骨小梁减少。骨质疏松的 X 射线表现主要是骨密度减低。在长骨可见骨松质中骨小梁变细、减少、间隙增宽,骨皮质出现分层和变薄现象。在脊椎椎体内结构呈纵形条纹,周围骨皮质变薄,严重时,椎体内结构消失。椎体有时可压缩,呈楔状。疏松的骨骼易发生骨折。骨质疏松的 CT 表现和征象评价与 X 射线表现基本相同,但可用定量 CT(QCT)的方法量化测定。骨质疏松见于多种疾病:广泛性骨质疏松主要是由成骨减少所致,老年、绝经期后妇女营养不良、代谢或内分泌障碍可继发骨质疏松;局限性骨质疏松多见于骨折后、感染、恶性骨肿瘤等情况,也可因关节活动障碍而继发骨质疏松。只根据骨质疏松,难以对病因做出判断。

(二)骨质软化

骨质软化是指单位体积内骨组织有机成分正常,骨矿物质含量减少,因此骨内的钙盐含量降低,骨发生软化。组织学上显示骨样组织钙化不足,常见骨小梁中央部分钙化,而外面围以一层未钙化的骨样组织。骨质软化主要是由骨内钙盐减少而引起的骨密度减低,以腰椎和骨盆最为明显。与骨质疏松不同的是骨小梁和骨皮质边缘模糊,系骨组织内含有大量未经钙化的骨样组织所致。由于骨质软化,承重骨骼常发生各种变形,如膝内翻、三叶形骨盆等。此外,还可见假骨折线,表现为宽 1~2 mm 的光滑透明线,与骨皮质垂直,边缘稍致密,好发于耻骨支、肱骨、股骨上段和胫骨等。在成骨过程中,骨样组织的钙盐沉积发生障碍,可引起骨质软化。钙盐沉积不足的原因可以是维生素 D 缺乏、肠道吸收功能减退、肾排泄钙磷过多和碱性磷酸酶活力减低。骨质软化系全身性骨病,发生于生长期为佝偻病,于成年期则为骨软化症,亦可见于其他代谢性骨疾病。

(三)骨质破坏

骨质破坏是局部骨质为病理组织所代替而造成的正常骨组织消失,可以由病理组织本身或由其引起的破骨细胞生成和活动增强所致,骨松质或骨皮质均可发生破坏。CT 易于区分骨松质和骨皮质的破坏:骨松质的破坏表现为斑片状松质骨缺损区;骨皮质的破坏表现为其内的筛孔样破坏和其内外表面的不规则虫蚀样改变、骨皮质变薄或斑块状的骨皮质缺损。骨质破坏见于炎症、肉芽肿、肿瘤或肿瘤样病变。炎症的急性期或恶性骨肿瘤,骨质破坏常较迅速,轮廓多不规则,边界模糊。炎症的慢性期或良性骨肿瘤,则骨质破坏进展缓慢,边界清楚,有时还可见致密带状影围绕,且可使局部骨骼轮廓膨胀。骨质破坏是骨骼疾病的重要 CT 征象,观察破坏区的部位、数目、大小、形状、边界和邻近骨质、骨膜、软组织的反应等,进行综合分析,对病因诊断有较大的帮助。

(四)骨质增生硬化

骨质增生硬化时单位体积内骨量增多,组织学上可见骨皮质增厚、骨小梁增粗增多,这是成骨增多或破骨减少或两者同时存在所致。大多是病变影响成骨细胞活动所致,属于机体代偿性反应,少数是因病变本身成骨,如肿瘤细胞成骨。骨质增生硬化的 X 射线表现是骨质密度增高,伴有或不伴有骨骼的增大。骨小梁增粗、增多、密集,骨皮质增厚、致密,明显者难以分清骨皮质与骨松质。发生于长骨者可见骨干粗大,骨髓腔变窄或消失。骨质增生硬化的 CT 表现与其 X 射线平片的表现相似。骨质增生硬化见于多种疾病。多数是局限性骨增生,见于慢性炎症、外伤和某些原发性骨肿瘤,如骨肉瘤、骨转移瘤。少数为普遍性骨增生,骨皮质与骨松质多同时受累,亦见于某些代谢或内分泌障碍(如甲状旁腺功能低下)或中毒性疾病(如氟中毒)。

(五)骨膜反应

骨膜反应又称骨膜增生,是指骨膜受刺激,骨膜内层成骨细胞活动增加形成骨膜新生骨,通常表示有病变存在。组织学上,可见骨膜内层成骨细胞增多,有新生的骨小梁。骨膜反应的 CT 表现与 X 射线相同,在早期是一段长短不定、与骨皮质平行的细线状致密影,与骨皮质间可见 1～2 mm 宽的透亮间隙。继而骨膜新生骨增厚,常见的有与骨皮质表面平行排列的线状、层状或花边状骨膜反应。骨膜反应的厚度与范围同病变发生的部位、性质和发展阶段有关。一般发生于长骨骨干的较明显,炎症较广泛,而肿瘤较局限。随着病变的好转与痊愈,骨膜反应可变得致密,逐渐与骨皮质融合,表现为皮质增厚。如引起骨膜反应的病变进展,已形成的骨膜新生骨可被破坏,破坏区两侧的残留骨膜新生骨呈三角形,称为 Codman 三角。痊愈后,骨膜新生骨还可逐渐被吸收。骨膜反应多见于炎症、肿瘤、外伤、骨膜下出血等。只根据骨膜反应的形态,不能确定病变的性质,需结合其他表现才能做出判断。在恶性骨肿瘤中,骨膜反应可受肿瘤侵蚀而被破坏。

(六)骨内与软骨内钙化

原发于骨的软骨类肿瘤可出现肿瘤软骨内钙化,骨梗死所致骨质坏死可出现骨髓内钙化,少数关节软骨或椎间盘软骨退行性改变也可出现软骨钙化。CT 表现为颗粒状或小环状无结构的致密影,分布较局限。

(七)骨质坏死

骨质坏死是骨组织局部代谢的停止,坏死的骨质称为死骨。形成死骨的原因主要是血液供应的中断。组织学上是骨细胞死亡、消失和骨髓液化、萎缩。死骨的 CT 表现是骨质局限性密度增高。其原因:一是死骨骨小梁表面有新骨形成,骨小梁增粗,骨髓内亦有新骨形成,即绝对密度增高;二是死骨周围骨质被吸收,或在肉芽、脓液包绕衬托下,死骨亦显示为相对高密度。死骨的形态因疾病的发展阶段不同而不同,并随时间延长而逐渐被吸收。骨质坏死多见于慢性化脓性骨髓炎,也见于骨缺血性坏死和外伤骨折后。

(八)矿物质沉积

铅、磷、铋等进入人体后,大部分沉积于骨内,在生长期主要沉积于生长较快的干骺端。X

射线表现为多条横行且相互平行的致密带,厚薄不一。成年则不易显示。氟进入人体过多,可激起成骨活跃,使骨量增多;亦可引起破骨活动增加,骨样组织增多,发生骨质疏松或软化。氟与骨基质中钙质结合称为氟骨症。骨质结构变化以躯干骨为明显,有的 X 射线表现为骨小梁粗糙、紊乱,而骨密度增高。

(九)骨骼变形

骨骼变形多与骨骼大小改变并存,可累及一骨、多骨或全身骨骼。局部病变或全身性疾病均可引起。例如:骨肿瘤可使骨局部膨大、变形;发育畸形可使一侧骨骼增大;脑垂体功能亢进可使全身骨骼增大;骨软化症和成骨不全可使全身骨骼变形。

(十)周围软组织病变

骨和肌肉系统的软组织,包括肌肉、血管、神经、关节囊、关节软骨等。对软组织病变的观察,CT 明显优于 X 射线。CT 上水肿表现为局部肌肉肿胀,肌间隙模糊,密度正常或略低,邻近的皮下脂肪层密度增高并可出现网状影。血肿表现为边界清楚或不清楚的高密度区。软组织肿块在 CT 上易于观察,肿块的密度可均匀或不均匀,边缘可光整或不规则,肿块的边界常能清楚显示。软组织或软组织肿块的坏死表现为类圆形或不规则形低密度区,单发或多发,并可因出血或坏死组织碎屑的沉积而出现液-液平面,其上层为液体呈水样密度,下层为沉积的坏死组织或血细胞而呈较高密度。脂肪瘤因密度与脂肪组织相似而易于诊断,肿瘤或病变内含的脂肪成分也可通过测量 CT 值而得以确认。开放损伤、产气细菌的感染,于皮下或肌纤维间可见气体。软组织肿瘤或恶性骨肿瘤侵犯软组织,可见软组织肿块影。肢体运动长期受限,可见肢体变细、肌肉萎缩变薄。增强扫描可区别血管和血供丰富的病变。如需做细致观察,则可做 MRI 检查。

二、关节

CT 能很好地显示关节骨端和骨性关节面,后者表现为线样高密度影,关节软骨常不能显示。在适当的窗宽和窗位时,可见关节囊、周围肌肉和囊内外韧带的断面,这些结构均呈中等密度影。膝关节半月板在横断面上可以显示,表现为轮廓光滑、密度均匀的"C"形或"O"形结构,其 CT 值为 60～90 HU。正常关节腔内的少量液体在 CT 上难以辨认。关节间隙为关节骨端间的低密度影,有的关节在横断像上关节间隙难以显示,在矢状或冠状重建图像上关节间隙则显示得很清楚。关节病变的基本 CT 表现的病理基础和临床意义与其 X 射线表现相同,但 CT 是断面显像且密度分辨率高于 X 射线,因此关节病变的基本 CT 表现的形式和内容与X 射线表现有所不同。

(一)关节肿胀

关节肿胀常由关节积液或关节囊及其周围软组织充血、水肿、出血和炎症所致,在 CT 上可见关节囊肿胀、增厚。关节腔内大量积液 CT 上表现为关节腔内水样密度影,如合并出血或积脓,其密度可较高。关节附近的滑膜囊积液在 CT 上呈关节邻近含液的囊状影。关节肿胀常见于关节炎症、外伤和出血性疾病。少量关节积液、关节囊肥厚、滑膜增厚均对关节病诊断有重要意义。

(二)关节破坏

关节破坏由骨性关节面骨质及覆盖在其表面的关节软骨被病理组织侵犯、代替所致。CT

可清晰地显示骨性关节面骨质破坏,表现为骨性关节面连续性中断,能清楚地发现细微改变。对软骨破坏导致的关节间隙狭窄易于发现,尤其是与健侧对比时,对关节半脱位和变形显示得更清楚。关节破坏是诊断关节疾病的重要依据。破坏的部位与进程因疾病而异。急性化脓性关节炎的软骨破坏开始于关节持重面,或从关节边缘侵及软骨下骨质,软骨与骨破坏范围十分广泛。关节滑膜结核的软骨破坏常开始于边缘,逐渐累及骨质,表现为边缘部分的虫蚀状破坏。类风湿关节炎到晚期才引起关节破坏,也从边缘开始,多呈小囊状。

(三)关节退行性改变

关节退行性改变早期始于软骨,为缓慢发生的软骨变性、坏死和溶解,并逐渐为纤维组织或纤维软骨所代替。软骨广泛坏死可引起关节间隙狭窄,继而造成骨性关节面骨质增生硬化,并于骨缘形成骨赘,关节囊肥厚、韧带骨化。关节退行性改变的 CT 表现,早期主要是骨性关节面模糊、中断、消失。中晚期表现为关节间隙狭窄、软骨下骨质囊变,其大小不等,边缘清晰,骨性关节面局部增厚,边缘骨赘形成,不发生明显骨质破坏,一般无骨质疏松。关节真空是指关节腔内出现异常气体聚积,主要为氮气,腰椎最常见,其次为髋关节、膝关节、肩关节和耻骨联合。CT 的应用使关节真空的诊断率明显提高。主要表现为关节间隙内的低密度影像,CT 值极低,为 $-200\ HU$ 左右,气体范围大小不等,最大者充满椎间隙,小者如米粒大,故关节真空可以认为是某些关节退变的指征。膝关节半月板、脊柱椎间盘发生关节软骨钙化的可能性最大。由于 CT 分辨率高,腕关节三角软骨钙化亦能显示。除关节软骨钙化外,关节腔内还可见到滑膜钙化,以膝关节滑膜钙化为常见。关节退行性改变多见于老年人,以承受体重的脊柱和骶、膝关节为明显,是机体衰退的表现。

(四)关节强直

关节强直可分为骨性强直与纤维性强直两种。骨性强直是关节明显破坏后,关节骨端由骨组织所连接。但 CT 和 X 射线表现相同,关节间隙明显变窄或消失,并有骨小梁通过关节连接两侧骨端,多见于急性化脓性关节炎愈合后。纤维性强直也是关节破坏的后果,虽然关节活动消失,但 CT 能清楚显示与对侧关节间隙相比变狭窄,且无骨小梁贯穿,常见于关节结核。只有对各个层面做仔细观察才能对关节强直情况做出全面的评价,诊断需结合对侧比较。

(五)关节脱位

关节脱位是指组成关节骨骼的脱离、错位。有完全脱位(原相对的关节面彼此不接触)和半脱位(相对的关节面尚有部分接触)两种,一般部位的关节脱位通过 X 射线平片可做出诊断。CT 图像避免了组织的重叠,易于显示一些 X 射线平片难以发现的关节脱位,如胸锁关节前、后脱位,骶髂关节脱位。任何关节疾病造成关节破坏后都可能发生关节脱位。

第二节　骨关节常见疾病的 CT 诊断

一、创伤

四肢骨与关节创伤 CT 不作为常规的检查方法,但对骨盆、髋关节、肩关节、膝关节等关节,以及脊柱、颌面部骨外伤的检查非常重要,可以了解这些解剖结构比较复杂的部位有无骨折和骨折碎片的数目及位置,三维重建可以立体显示骨折的详情,如骨折内固定前的测量、关节骨折后骨块间的关系、关节面及角度的观察、手术前后骨折和关节修复情况的对比等,为临床治疗提供有力的支持。

(一)骨折

1.病理和临床概述

骨折可发于任何年龄,包括外伤性骨折和病理性骨折两类。外伤为骨折的最常见原因,其组织改变包括骨折解剖、骨折对软组织的损伤、软组织对骨折的影响。临床表现为疼痛、肿胀、畸形。本部分主要介绍外伤性骨折的 CT 表现。

2.诊断要点

(1)骨窗上线形骨折表现为骨皮质断裂线状密度减低影,边界锐利,常在多层面上显示,可伴有骨小梁的扭曲和紊乱,骨外形正常或有成角、错位、分离和重叠等。嵌入性骨折或压缩性骨折 CT 可显示线状或带状的密度增高影。对粉碎性骨折和关节附近韧带撕脱性骨折的碎骨片,CT 能清楚显示其位置和数目。胸骨骨折轴位扫描易被漏诊,冠状位和矢状位重建容易诊断。髋臼解剖复杂,且髋臼骨折常为粉碎性,CT 扫描能精确描述骨折粉碎程度、骨折片形状及相互立体关系、关节内游离骨块。矢状位和冠状位重建图像可用于显示关节面吻合情况及髋臼负重结构关系恢复情况。

(2)软组织窗位片上主要显示骨折线附近软组织改变。例如:水肿显示为肌间隙模糊,肌肉肿胀,密度正常或略低;局部血肿则为边界清楚或不清楚的高密度区,关节附近的骨折致关节囊内出血,可显示关节囊肿胀,关节囊内密度增高。

(3)骨折愈合过程中形成的骨痂,在 CT 上表现为原骨折线处骨皮质周围软组织内不定型的高密度影,内缘与骨皮质相连,部分病例可形成骨化性肌炎改变(图 3-1)。

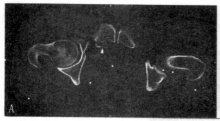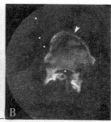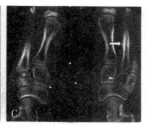

图 3-1 骨折

A.骨盆骨折、右侧耻骨上支骨折,并出现骨碎片;B.腰椎爆裂性骨折,腰椎椎体、椎弓、棘突均断裂,骨折端进入椎管内;C.左侧第二跖骨陈旧性骨折

3.鉴别诊断

(1)骨滋养动脉管影,CT 横断位显示条状低密度影,边缘较光整、规则,范围局限,周围软组织无肿胀。

(2)干骺线,为横行低密度带,边缘呈不规则锯齿状,周围软组织间隙清晰。

4.特别提示

骨折检查首选普通 X 射线摄片,CT 常用于判断解剖结构复杂部位的骨折和严重的脊柱、骨盆、髋关节、膝及肩关节的外伤和了解骨折碎片及其移位情况,也用于显示出血、血肿,以及发现外伤性的异物并加以定位。对于脊柱骨折特别是寰枢椎骨折,CT能准确确定骨折、碎骨片各种移位及椎管内容物损伤情况。对于骨盆骨折,CT不仅可清楚显示骨折情况,还可显示盆腔内脏器的损伤情况,提供全面的诊断资料。所以,X射线平片与CT、三维重建图像结合使用,为骨折提供更全面的资料,可对骨折及其并发症做出更全面的评价,对治疗及预后有积极的意义。

(二)脱位

1.病理和临床概述

脱位是指由于关节囊、韧带、肌腱被暴力损伤,使构成关节的骨端错位而失去正常的解剖关系,可分为完全脱位和半脱位。临床常表现为肿胀、疼痛、关节畸形、活动障碍等。

2.诊断要点

对解剖结构复杂的关节,CT无影像重叠且具有很高的分辨率,对关节脱位显示非常清楚。尤其对于普通X射线难以发现的关节脱位,CT扫描及重建可显示得很清楚,如CT横断面扫描能显示胸锁关节的前、后脱位,CT显示髋关节、膝关节、肩关节、肘关节和腕关节的脱位也非常好。

寰枢椎脱位显示骨折分离和脱位的征象,前后脱位CT图像可见到齿突与寰椎前结节距离增大,寰椎、枢椎两侧侧块前后移位。

髋关节脱位常合并股骨头或髋臼缘骨折及股骨头圆韧带窝的撕脱骨折,产生小骨片,CT扫描图像能清楚显示股骨头前脱位或后脱位情况、骨折情况,以及很小碎骨片的位置和移位程度。髋关节脱位时,由于关节内骨折,血液及髓内脂肪进入关节囊内形成关节积脂症。如另有气体进入关节囊内,则关节内同时存在三种成分,称为关节积气脂血症,此征象对诊断关节内骨折有重要意义。增强扫描后可显示骨折脱位后周围大血管损伤的情况,尤其是后脱位时对大血管的损伤显示(图3-2)。

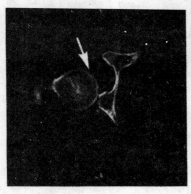

图3-2 股骨头半脱位

注:CT显示右侧股骨头向后脱位,髋关节软组织肿胀

3.鉴别诊断

根据病史多可确诊,必要时可以行双侧扫描对照。

4.特别提示

外伤性脱位多发生在活动范围较大、关节囊和周围韧带不坚韧、结构不稳固的关节,普通 X 射线检查即可确诊,无须进行 CT 检查。但某些小关节和骨骼未完全骨化的关节脱位,特别是不完全脱位,X 射线征象不明确,诊断困难,CT 能提供十分有益的帮助,并且能发现关节内碎片等,为治疗方案的确定提供依据。

二、炎性病变

骨关节感染是常见的细菌性骨感染疾患,分血源性和外源性。血源性有化脓性骨髓炎和关节炎;外源性为软组织感染直接侵犯骨和关节。感染细菌为结核杆菌时,则为骨结核和关节结核。骨关节炎症 CT 检查主要为了提供比一般 X 射线片更多的信息,为早期骨关节感染的诊断提供帮助。

(一)化脓性骨髓炎

1.病理和临床概述

化脓性骨髓炎是骨髓、骨和骨膜的化脓性炎症,较多见于儿童和少年。多侵犯长骨,以胫骨、股骨、肱骨和桡骨多见。病原菌多为金黄色葡萄球菌(占 72 %～85 %),其他有溶血性葡萄球菌、链球菌、大肠杆菌、肺炎双球菌等。病菌可经血行感染、邻近软组织或关节感染直接蔓延或通过开放性骨折或火器伤进入。根据病情发展和病理改变,化脓性骨髓炎可分为急性和慢性化脓性骨髓炎。前者临床起病急骤,可有寒战、高热、白细胞计数升高等症状。尚有患肢肿胀、压痛,患处有明显波动感等局部症状。急性化脓性骨髓炎延误诊治或治疗不当,常转为慢性化脓性骨髓炎。有的脓肿病灶局限在骨内,形成慢性骨脓肿(又称 Brodie 脓肿);极少数慢性化脓性骨髓炎,骨内炎症病变长期存在,发生广泛的骨质增生硬化,称为慢性硬化性骨髓炎(亦称加雷骨髓炎)。

2.诊断要点

对各时期的表现,CT 主要从骨髓改变、骨质改变、骨膜反应,以及周围软组织改变观察。①骨髓密度,急性期 CT 表现为骨髓密度增加,CT 值为＋50 HU 左右(正常为－80 HU 左右),偶尔骨髓腔内可见到气体、脂肪及积液。亚急性期 CT 表现为骨髓密度增高,CT 值为＋30 HU 左右。慢性期,骨髓呈高低不等混杂影,偶可见骨髓腔内极低密度的气体影。②骨质改变,早期骨破坏 CT 示骨小梁模糊或消失,偶可显示小灶性骨小梁缺失区,边缘不清,骨质增生不明显。亚急性期示骨皮质的破坏、缺损、新骨形成。慢性期 CT 示骨质破坏区内大小不一的高密度死骨,高密度的骨膜反应围绕骨皮质,骨皮质显著增厚。③骨膜反应,早期骨膜改变不明显,随后 CT 表现为环绕或部分附着骨皮质的弧线样钙质高密度影,略低于正常骨皮质密度,并能清晰显示骨破坏处和骨膜下形成的脓肿。慢性期,骨膜新生骨与骨皮质融合,明显增厚。④周围软组织,急性期软组织肿胀,CT 表现为患肢较对侧增粗,皮下脂肪层增厚、浑浊,肌肉间脂肪间隙不同程度变窄、移位、模糊或消失,肌肉组织肿胀,密度均匀减低。脓肿形成期,软组织脓肿 CT 表现典型,平扫时表现为软组织内低密度囊状影,增强后脓肿壁环形强化,中央脓腔液化部分仍为低密度,脓肿范围更清楚。⑤Brodie 脓肿,CT 显示位于干骺端中央或略偏一侧的低密度局限性骨质缺损区,呈圆形或卵圆形,病灶内常无死骨,边缘骨质硬化而密度增高,骨膜反应少见。⑥加雷骨髓炎,表现为骨膜反应,皮质增厚,髓腔狭窄或闭塞,呈局限或广泛的骨质硬化,与正常骨质无明显界限。在骨质硬化区一般无骨质破坏,亦无死骨形成(图3-3)。

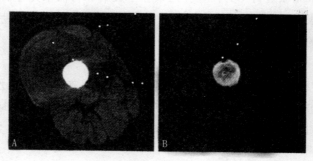

图 3-3　慢性化脓性骨髓炎

A.为软组织窗,可见股骨中段骨干增粗,周围软组织肿胀,并见脓肿形成;B.为骨窗,可见髓腔密度增高、闭塞

3.鉴别诊断

(1)骨结核,好发于小儿短管状骨,以骨质破坏为主,一般无明显骨膜反应。

(2)Brodie脓肿需与骨样骨瘤鉴别,CT薄层扫描可以发现瘤巢,临床常有夜间疼痛病史,水杨酸类药物可缓解。

4.特别提示

X射线平片对化脓性骨髓炎的诊断具有很大价值。CT检查可显示病变早期X射线平片不能显示的一些细微变化,为早期骨关节感染的诊断提供帮助,同时可提供更多的信息,包括骨内和软组织的早期变化和骨皮质内缘的破坏与增生,以及细小的死骨等。MRI在确定急性化脓性骨髓炎的髓腔侵犯和软组织感染的范围方面,明显优于X射线和CT。

(二)化脓性关节炎

1.病理和临床概述

细菌(以金黄色葡萄球菌为主)血行感染滑膜或因骨髓炎继发侵犯关节可导致化脓性关节炎,以儿童和婴儿多见。病变可以累及任何关节,但以承重的大关节,如膝关节和髋关节较多见,常单发。炎症早期,滑膜充血,关节内大量渗出液,滑膜坏死,软骨和软骨下骨质发生破坏。愈合期,肉芽组织进入关节腔,最后发生纤维化或骨化,使关节形成纤维性强直或骨性强直。本病发病急,受累关节有红、肿、热、痛及功能障碍,并有炎症的全身症状。

2.诊断要点

CT主要表现为关节肿胀、积液和关节骨端的破坏。最早期表现为关节囊肿胀和关节间隙增宽。病变早期即可有关节软骨破坏,引起关节间隙狭窄,继而出现关节软骨下骨质破坏,多见于关节承重面。有时可见关节内脂肪-液平面征。愈合期,骨质破坏停止而出现修复。病变区骨质增生硬化,骨质疏松消失。如软骨与骨质破坏不明显,关节间隙可部分保留,严重者则形成骨性强直(图3-4)。

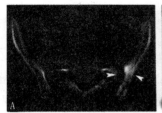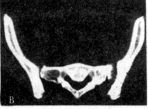

图 3-4　左侧骶髂关节炎

A.为骨窗,可见骶髂关节骶骨、髂骨边缘模糊,可见虫蚀样破坏,关节间隙增宽,
局部髂骨增生硬化;B.为软组织窗,可见周围软组织肿胀

3.鉴别诊断

(1)关节结核,关节结核表现为非承重部位的骨质破坏,无明显骨质增生。

(2)痛风性关节炎、风湿性关节炎,多发生在小关节,具有对称性,根据临床表现可以鉴别。

4.特别提示

临床常首先选用 X 射线平片检查,CT 除可判断病变的范围外,还可以进行 CT 导引下的经皮穿刺活检。

(三)骨结核

1.病理和临床概述

骨结核多起于松质骨和骨髓组织,以椎体、短管状骨及长骨的骨骺和干骺端好发,多见于儿童、少年。病理上分增殖型和干酪型。临床症状轻微,表现为酸痛不适,局部肿胀。病程长,病变局限。本部分主要讲述长管状骨病变。

2.诊断要点

CT 示骨骺和干骺端局限性类圆形、边缘较清楚的低密度骨质破坏区,其内可见多发小斑片状高密度死骨影,边界无明显骨质增生改变,骨膜反应少见或较轻微。病变很少向骨干发展,但可破坏骨皮质和骨膜,穿破软组织而形成瘘管,并引起继发感染。病骨周围软组织肿胀,结核性脓肿密度低于肌肉,注射对比剂后其边缘可有强化。

3.鉴别诊断

慢性骨脓肿,骨质破坏逐渐吸收,骨质增生明显,骨皮质增厚,髓腔狭窄。

4.特别提示

骨结核多为继发性,胸部摄片发现结核病变有利于诊断。

(四)关节结核

1.病理和临床概述

关节结核常继发于其他部位的结核,可分为滑膜型和骨型两种,以滑膜型多见。骨型结核由骨骺、干骺端蔓延及关节,侵犯滑膜及关节软骨;滑膜型结核是结核菌经血行先累及滑膜,病变往往持续数月至一年,再波及关节软骨及骨端。晚期两者无法分型。关节结核好发于儿童及青少年,常单发,最多见于持重大关节,主要是髋关节和膝关节,两者共占关节结核的 80 %左右。病变常先开始于不持重的关节边缘部分。关节结核以骨质破坏为主,并可在附近软组织形成冷脓肿。临床上起病较缓慢,表现为局部疼痛和肿胀,关节活动受限,久病者可伴有相

65

关肌肉萎缩。

2.诊断要点

CT征象包括滑膜的改变、骨与软骨破坏和关节积液。①关节积液：少量积液CT显示困难，较多积液时关节间隙层面及上方层面见关节旁半圆形、卵圆形水样密度影，边缘光滑、完整。②骨质破坏：关节囊和韧带附着点是早期骨质破坏的好发部位，表现为轻微的骨缺损区，边界不清，周围有极少量新生骨形成。当滑膜结核破坏了关节软骨面后，关节边缘的软骨下骨皮质毛糙，有虫蚀样骨缺损，CT轴像见关节面凹凸不平，并可见形成的小死骨。滑膜结核侵犯软骨全层后，关节面广泛骨质破坏，关节面凹凸不平，其中有小死骨形成。③滑膜的改变：早期滑膜及软骨的破坏平扫很难发现，CT关节造影后扫描可显示。晚期可见滑膜增厚，增强扫描均匀强化，并可显示周围软组织肿胀及冷脓肿（图3-5）。

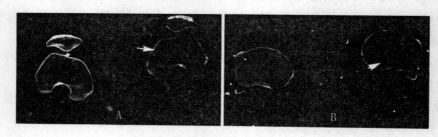

图3-5　左膝关节结核

注：CT轴位扫描可见左侧胫骨上端、股骨下端骨质疏松，见多发小斑点状骨质破坏区，边缘较清晰，周围软组织肿胀

3.鉴别诊断

同化脓性关节炎、类风湿关节炎等鉴别。

4.特别提示

X射线平片为首选检查，CT对关节软组织肿胀、关节积液和破坏区内死骨较敏感，而MRI则对关节周围水肿、关节积液和关节周围滑囊、肌腱的病理改变显示最佳。

三、骨巨细胞瘤

(一)病理和临床概述

骨巨细胞瘤是起源于骨髓结缔组织的间充质细胞，亦称破骨细胞瘤。本病较常见，多见于20～40岁的成人，无明显性别差异，分为良性、生长活跃和恶性。好发部位为股骨下端，次为胫骨上端及桡骨下端，三处发病占全部的60%～70%。另有肱骨上端、腓骨上端、胫骨下端、股骨上端和掌骨、指骨易发。病变有明显的横向生长倾向，一般单发，偶可多发。病理上，根据单核瘤细胞和多核巨细胞的组织学特点，可分为Ⅰ、Ⅱ、Ⅲ三级。Ⅰ级表示良性，Ⅱ、Ⅲ级表示恶性。本病起病缓慢，主要临床表现为局部疼痛（常为间歇性钝痛）、肿胀和压痛。组织学上虽属良性，但可发生转移。

(二)诊断要点

CT平扫见位于骨端的囊性膨胀性低密度骨破坏区。病灶区骨皮质变薄，骨壳完整连续，多数可见小范围的间断；骨壳外缘基本光滑，内缘多呈波浪状，由骨壳内面的骨嵴所致，一般无真性骨性间隔。骨破坏区边缘无新生骨形成的骨质增生硬化带。生长活跃的骨巨细胞瘤和恶性巨细胞瘤的骨壳往往不完整,并常可见骨壳外的软组织肿块影。骨破坏区内为软组织密度影,无钙化和骨化影;病灶内若有出血,密度可增高;病灶内若有坏死液化则可见更低密度区;巨细胞瘤伴病理性骨折时,CT 显示骨皮质断裂和软组织肿块。增强扫描肿瘤组织有较明显的强化,而坏死囊变区无强化。发生于腰骶椎的巨细胞瘤,巨大的分叶分房的软组织肿块可伸向腹腔、盆腔内,增强后 CT 扫描可显示肿块周边和肿块内分隔状的强化(图 3-6)。

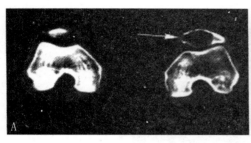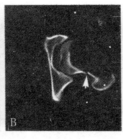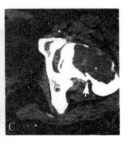

图 3-6　骨巨细胞瘤

A.左侧髌骨骨巨细胞瘤(Ⅰ级),可见髌骨内膨胀性生长的囊性病灶,骨皮

质明显变薄;B、C.左股骨骨巨细胞瘤并病理性骨折

(三)鉴别诊断

1.动脉瘤样骨囊肿

原发性动脉瘤样骨囊肿好发于较小年龄,在骨成熟后病变可延入关节下区,如 CT 或 MRI 显示液-液平面,与动脉瘤样骨囊肿相符。

2.骨囊肿

病变常位于干骺端或近骨端,呈中小型骨质破坏,骨皮质对称性变薄,密度较低,发生骨折时见碎骨片陷落。

3.骨肉瘤

骨肉瘤好发于青少年,发生于干骺端,表现为骨质破坏,骨性基质,软组织肿块,针状、絮状骨膜反应及骨膜三角。

(四)特别提示

骨巨细胞瘤比较特殊,多数为良性,但亦有部分为生长活跃性,少数恶性,临床随访有助于鉴别。

四、骨软骨瘤

(一)病理和临床概述

骨软骨瘤可单发或多发,后者有家族遗传性。单发者是最常见的良性骨肿瘤。本病多见于儿童或青少年,常见于 10～30 岁。本病仅发生于软骨内化骨的骨骼,长骨干骺端为其好发部位,以股骨下端和胫骨上端最常见,约占 50 %,次为肱骨上端、桡骨下端、胫骨下端和腓骨两端。组织学上肿瘤由三种组织构成,即由骨质构成的瘤体、透明软骨帽和纤维组织包膜。临床上,肿瘤早期一般无症状,仅局部可扪及小的硬结。肿瘤增大时,可有轻度压痛和局部畸形,靠近关节可引起活动障碍。有柄型肿瘤,可因病理骨折而引起剧烈疼痛。

(二)诊断要点

(1)单发骨软骨瘤 CT 表现为与骨皮质相连的骨性突起,病灶呈分叶状或菜花状,其顶端由软骨帽覆盖,软骨帽内的钙化 CT 显示为圆形或菜花状不规则的高密度影。肿瘤较大时压迫邻近骨骼使之产生变形、移位、萎缩,一般无侵蚀,也无骨膜反应。

(2)多发骨软骨瘤特点为病灶多发,且形状、大小不一,部分呈对称性生长,常有患骨发育异常(图 3-7)。

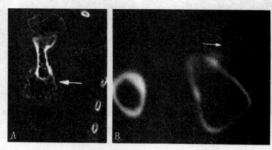

图 3-7 骨软骨瘤

A.肱骨骨软骨瘤,右侧肱骨可见与骨皮质相连的骨性突起,病灶呈菜花状;

B.趾骨骨软骨瘤,左侧蹲趾骨可见一骨性突起

(三)鉴别诊断

(1)皮质旁骨肉瘤:表现为皮质旁软组织肿块,密度较高,伴有骨化,肿块与骨皮质间见分隔间隙。

(2)皮质旁骨瘤:表现为骨皮质象牙样致密影,与载瘤骨间无间隙,无骨松质存在。

(四)特别提示

X 射线检查为首选检查。对于生长于复杂关节处或隐蔽部位的骨软骨瘤如肩胛骨内侧和向骨盆腔内生长的骨软骨瘤,CT 横断面能很清楚地显示肿瘤的来源及基底部。一般不选用MRI 检查。

五、软骨肉瘤

(一)病理和临床概述

软骨肉瘤是一种常见的恶性骨肿瘤,发病率仅次于骨肉瘤,起源于软骨或成软骨结缔组织,可原发于骨,也可发生于骨髓的间叶组织或骨膜,亦可由软骨瘤、骨软骨瘤恶变而来。起自骨髓腔为中央型,起自骨膜或骨表面为周围型。发病部位多见于膝关节附近的长骨干骺端,少数在骨干,腕、踝以下少见。扁骨中多见于骨盆,其次为肋骨、肩胛骨和胸骨等。临床上,多数发展慢,病程长,症状较骨肉瘤轻。本病预后较差,手术局部切除后极易复发。

(二)诊断要点

软骨肉瘤根据发病部位可分为中央型和周围型。①中央型:CT 平扫骨髓腔内高、低混合密度病灶,其中破坏后的残余骨、瘤骨、软骨钙化呈高密度,囊变呈低密度;病变的恶性特征为周围骨皮质破坏和肿瘤坏死。早期骨皮质尚未破坏,表现为轻度膨胀,多叶型溶骨性病灶,还可见到散在的条状钙化影,有时与内生软骨瘤较难鉴别。而晚期骨皮质被穿破,有骨膜反应,可形成软组织肿块,而且往往体积很大,密度不均,含斑点样钙化,肿块常呈分叶状、结节状、轮廓清楚。②周围型:多为骨软骨瘤恶变,与中央型软骨肉瘤表现相似,但它的整个病灶有蒂与相应骨皮质相连,病灶顶部有一层软骨帽,密度低于同层肌肉组织,软骨帽内有散在钙化,骨软骨瘤表面不清,软骨帽厚度在 0.3～1.5 cm,可伴有散在斑点状钙化,也可见粗而长的骨针(图 3-8)。

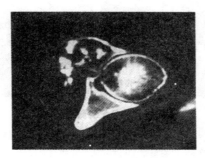

图 3-8　髋臼软骨肉瘤

注:CT 显示左侧髋臼前唇骨质膨胀性破坏,见较大软组织肿块,肿瘤基质内见多发斑点状及小斑片状钙化

(三)鉴别诊断

骨软骨瘤,生长缓慢,鉴别同前。

(四)特别提示

病程、病灶生长速度对病变的恶性程度鉴别有很大的意义。CT 对评价钙化及瘤内骨化要比 X 射线、MRI 敏感。如果骨软骨瘤出现以下表现高度提示恶变为软骨肉瘤:①病程长,瘤体大;②近期生长迅速,疼痛明显,软组织肿块显著增大;③出现侵蚀性骨破坏,骨膜反应,钙化斑点模糊或产生大量棉絮状钙化。

六、脊索瘤

(一)病理和临床概述

脊索瘤起源于残留在骨内的迷走脊索组织,是一种生长缓慢、较少发生转移的低度恶性肿瘤,好发于颅底蝶枕部和骶尾部(占 55 %)。肿瘤大小不一,切面呈分叶状。肿瘤质地较软者,偏良性;质地较硬且有钙化者,恶性程度较高。镜下可见囊泡性细胞(印戒样细胞)。脊索瘤可发生于任何年龄(7 个月～82 岁),骶尾部多发生于 50～60 岁,男女比例约为 2∶1。临床上,常见症状为骶尾部疼痛,进行性排便困难和骶后部肿块。本部分主要描述发生于骶尾部和脊柱其他部位的脊索瘤。

(二)诊断要点

CT 平扫示骶尾部骨质破坏,表现为局部软组织肿块,肿块内常出现点片状高密度影,为破坏残余骨和钙化灶,整个病灶边缘比较清楚。骶尾部脊索瘤的骨质破坏主要向前发展,甚至下部骶骨和尾骨完全被破坏,肿瘤可在周围软组织内生长,形成分叶状低、等或略高密度,边缘光滑而密度均匀的软组织肿块,常推移或侵犯直肠、臀肌和骨盆肌,病灶范围大小不等,多数较大,可为 10 cm 以上。CT 增强示肿瘤边缘部分强化较明显,肿瘤中央部分也有轻度强化(图3-9)。

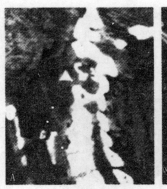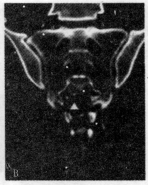

图 3-9 脊索瘤

A.第 3 颈脊索瘤重建图像软组织窗见第 3 颈椎骨质破坏,局部出现低、等密度软组织肿块,边界清楚;B.骶椎脊索瘤 $S_{3\sim4}$ 可见骨质破坏,边缘不规则,边界清楚,其内可见点片状高密度影

(三)鉴别诊断

巨细胞瘤,常位于骶骨上部,病灶呈膨胀性,病灶内无钙化。

(四)特别提示

手术后肿瘤复发仅出现在软组织内,而缺乏骨异常的证据。MRI 对显示肿瘤向椎管内的侵犯更有效。鉴别困难时需活检病理诊断。

七、骨肉瘤

(一)病理和临床概述

骨肉瘤是起源于骨的间叶组织,以瘤细胞能直接形成骨样组织和骨质为特征的最常见的原发性恶性骨肿瘤。镜下肿瘤由明显间变的瘤细胞、肿瘤性骨样组织及骨组织组成,有时亦可见数量不等的瘤软骨。临床上,骨肉瘤多见于青少年,好发于四肢长骨,以股骨下端和胫骨上端最为常见,次为肱骨和股骨近端。扁骨和不规则骨中以髂骨最多,发生于骨外软组织者,称骨外骨肉瘤。临床上还有皮质旁骨肉瘤、骨膜骨肉瘤、原发性多源性骨肉瘤、毛细血管扩张性骨肉瘤、继发性骨肉瘤等特殊类型。骨肉瘤一般有局部进行性疼痛、肿胀和功能障碍三大主要症状,以疼痛最为常见,初为间歇性隐痛,可迅速转变为持续性难忍的剧痛,尤以夜间为甚。实验室检查血碱性磷酸酶常增高。

(二)诊断要点

成骨型、溶骨型和混合型骨肉瘤 CT 表现多种多样,具体表现如下:①骨质破坏,表现为松质骨的虫蚀样、斑片状破坏甚至大片状缺损。②骨质增生,表现为松质骨不规则斑片状高密度影和骨皮质增厚(图 3-10)。③髓腔内软组织肿块,肿瘤侵犯髓腔,使低密度的髓内组织密度提高,其 CT 值为 20~40 HU,含有钙化时 CT 值可在 +100 HU 以上。肿瘤可沿骨长轴蔓延,也可在髓腔内形成跳跃性转移灶,髓腔内浸润灶一般在增强后无明显强化。④周围软组织肿块,常偏于病骨一侧或围绕病骨生长,其边缘大多模糊而与周围正常肌肉、神经和血管等分界不清,却很少累及关节,增强扫描可见肿瘤明显强化,从而区别于周围受压的软组织。⑤骨膜反应,骨皮质外缘凸出,粗糙不规则,并可见长短不一的骨针指向周围软组织肿块,在 CT 上表现为高密度,轴位多平面重建时能见到骨膜三角。⑥CT 检查易于显示骨肉瘤引起的轻微病理骨折和骨质破坏,骨皮质尤其是骨内膜的破坏等细小变化有利于早期诊断。

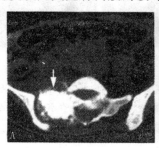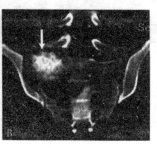

图 3-10　骶骨右侧成骨肉瘤

注:CT 显示骶骨右侧团块样高密度影,伴有斑片状骨质破坏区,周围可见偏于瘤骨一侧的软组织影,边界模糊

(三)鉴别诊断

(1)硬化性骨髓炎,骨皮质增厚,髓腔闭塞,层状连续的骨膜反应。

(2)成骨型转移瘤,常为肺癌、前列腺癌及乳腺癌转移,好发于脊柱、骨盆等。

(3)中央型软骨肉瘤,肿块内钙化多。

(4)骨巨细胞瘤。

(5)骨纤维肉瘤,鉴别困难。

(6)骨转移癌,骨质破坏为主,无明显增生,常有原发病史。

(四)特别提示

实际工作中以 X 射线平片检查为首选。CT 能更准确地判断肿瘤的侵犯范围。MRI 的优点是对于 X 射线平片阴性的骨肉瘤亦有信号改变,对于软组织的侵犯显示更佳,同时利于对疗效的观察。

八、骨髓瘤

(一)病理和临床概述

骨髓瘤是一种单克隆的浆细胞恶性肿瘤,瘤细胞来自骨髓的原始网织细胞。单发性病灶称为浆细胞瘤,多发性病灶称为多发性骨髓瘤,以后者多见。本病平均发病年龄为 45 岁,好发部位为颅骨、脊柱、肋骨及骨盆,少见部位包括肱骨及股骨的近端。患者常因全身无力和背部疼痛就诊,疼痛进行性加重。临床检查患者呈贫血病容,头颅及背部肿物,常见胸腔积液。半数以上病例尿中出现本周蛋白,对诊断有重要意义。

(二)诊断要点

(1)孤立性浆细胞瘤 CT 常表现为溶骨性或膨胀性的骨质破坏和骨皮质破坏,连续性中断(图3-11),且常见软组织肿块。

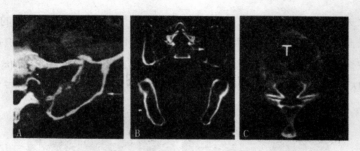

图 3-11　骨髓瘤

A、B.左侧髂翼浆细胞性骨髓瘤,左侧髂翼单发膨胀性的骨质破坏,骨皮质连续性中断;C.椎体多发性骨髓瘤椎体内见较大骨质破坏区,破坏灶内骨小梁消失,尚存有骨嵴,椎体内伴有多发性、边缘锐利的小圆形低密度区

（2）多发性骨髓瘤典型 CT 表现为多骨受累,病骨内见多发性、边缘锐利的小圆形低密度区,边缘很少硬化,破坏灶内骨小梁消失,病变较晚,有骨皮质破坏。椎体骨髓瘤可见肿块突入椎管硬膜下腔形成椎管阻塞。颅骨骨髓瘤表现为板障内多发的更低密度灶,内外板完整或破坏,肿瘤突破骨皮质可在周围软组织内形成肿块。

（三）鉴别诊断

（1）脊柱转移瘤,转移瘤常破坏椎弓根,而骨髓瘤早期椎弓根正常,核素扫描时骨髓瘤无摄取增加,转移瘤常有摄取增加。

（2）椎体血管瘤,一般单发,栅栏样改变为其特征。

（四）特别提示

实验室检查和骨髓穿刺活检对诊断和分型有指导意义。对病灶的侵犯程度,核素扫描可较好反映。CT 扫描检查可观察疗效。病灶与骨痛部位颇相符合,当常规 X 射线检查阴性时,CT 可在此部位发现早期病灶。

九、转移瘤

（一）病理和临床概述

转移瘤是恶性骨肿瘤中最常见的,主要经血流从远处骨外原发肿瘤如癌、肉瘤转移而来。骨转移瘤以癌最多见,占 85 %～90 %,其中乳腺癌骨转移的发生率最高,肉瘤占 10 %～15 %。骨转移大多数集中发生在红骨髓丰富的躯干骨,四肢骨较少发生。转移瘤的肉眼所见无显著的特异性,瘤巢多见于骺松质骨内,可引起溶骨性破坏,有的可伴有反应性骨质增生。镜下转移瘤的形态结构一般与其原发瘤相同,常在中年以后发病。临床主要表现为进行性加重的深部疼痛、病理性骨折,以及血清碱性磷酸酶、血钙增高。

（二）诊断要点

1.溶骨型转移瘤

溶骨型转移瘤多发生在骨干或邻近的干骺端,病灶可多发或单发,表现为松质骨和（或）皮质骨的低密度缺损区,边缘较清楚,无硬化,周围常伴有较小的软组织肿块,但一般无骨膜反应,脊椎转移瘤可见椎体、椎弓根、附件的广泛性破坏,但椎间隙保持完整。

2.成骨型转移瘤

病变多发生在腰椎与骨盆的骨松质内,常多发,呈斑点状、片状、棉团状或结节状边缘模糊的高密度灶,周围一般无软组织肿块,少有骨膜反应,椎体不压缩变扁。

3.混合型转移瘤

兼有溶骨型和成骨型的骨质改变。

4.其他

骨转移瘤的软组织肿物平扫显示为密度均匀的影像,其间可有残留骨存在。增强扫描后可有不同程度强化,一般为均匀性强化。肿物侵犯周围软组织,与正常肌肉分界不清(图 3-12)。

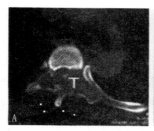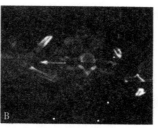

图 3-12　转移瘤

A.胸椎溶骨型转移瘤,第 1、2 胸椎可见椎体后部、椎弓根的广泛性破坏,邻近的肋骨亦有破坏,伴有软组织肿块,其内可见残留骨;B.右侧肱骨头溶骨性转移表现为骨质内的低密度缺损区,边缘较清楚,无硬化,周围伴有软组织肿块

(三)鉴别诊断

(1)骨质疏松,多见于老年患者,每个椎体表现相仿,无明显骨质破坏或增生。

(2)原发性骨肿瘤,一般单发多见,有时鉴别困难。

(四)特别提示

CT 能敏感显示转移瘤病灶,能清楚显示骨外局部软组织肿块的范围、大小,以及与邻近脏器的关系。个别不典型的病变或转移瘤的早期 X 射线尚未能显示病征的,应做 MRI 或核素显像检查确诊。MRI 对含脂肪的骨髓组织中的肿瘤及其周围水肿非常敏感,因此能检出 X 射线平片、CT 甚至核素显像不易发现的转移灶,能发现尚未引起明显骨质破坏的骨转移瘤,为临床及时诊断和评估预后提供可靠的信息。

第三节　椎管内肿瘤的 CT 诊断

椎管内肿瘤分为脊髓内肿瘤、脊髓外硬膜内肿瘤和椎管内硬膜外肿瘤。椎管内肿瘤可发生在各段脊髓。脊髓内肿瘤约占 15 %,以胶质瘤多见;脊髓外硬膜内肿瘤约占 70 %,以神经纤维瘤和脊膜瘤多见;椎管内硬膜外肿瘤约占 15 %,多为转移瘤。CT 平扫时,大部分肿瘤与周围正常软组织密度差别不大,常需根据不同肿瘤的好发部位、年龄、性别,以及一些 CT 特征,如坏死后囊变、瘤内出血、钙化等间接推断肿瘤性质。椎管内肿瘤在增强扫描时可发生均一或不均一环形强化,强化程度不等。

一、脊髓内肿瘤

脊髓内肿瘤较小时,等密度病灶 CT 平扫很难诊断,需要做增强或 CT 脊髓造影检查,MRI 显示肿瘤范围及合并症更清楚。脊髓内肿瘤约占椎管内肿瘤的 15 %,最常见的有两种,即室管膜瘤和星形细胞瘤,其他肿瘤少见,如血管母细胞瘤、血管内皮瘤和血管外皮瘤等。

(一)室管膜瘤

1.病理和临床概述

室管膜瘤约占 60 %,好发于 30~50 岁的成人,男性略多于女性。好发部位有腰骶段、脊髓圆锥和终丝,大多累及 3~5 个节段。室管膜瘤生长缓慢,症状轻,就诊时体积常已很大。疼痛为最常见的首发症状,渐渐出现肿瘤节段以上的运动障碍和感觉异常。

2.诊断要点

平扫可见脊髓外形不规则膨大,边缘模糊;脊髓内见密度均匀性降低病灶,与正常脊髓分界欠清;有时肿瘤密度可以与脊髓相等,但极少高于脊髓密度。当肿瘤扩张而压迫邻近骨质时,可见椎管扩大。46 %的肿瘤可发生囊变,囊变表现为更低密度区,有时可出现蛛网膜下腔出血,增强后肿瘤实质部分轻度强化或不强化。部分肿瘤血管很丰富,静脉注射造影剂可以使之增强。髓内低密度病变伴有中央管周围强化为其典型表现。

3.鉴别诊断

(1)脊髓空洞症,增强扫描未见实质性强化。

(2)星形胶质细胞瘤,鉴别困难,星形胶质细胞瘤好发于颈髓,而室管膜瘤一般好发于脊髓下段。

4.特别提示

CT 鉴别诊断困难时,MRI 可作为进一步检查手段。

(二)星形细胞瘤

1.病理和临床概述

星形细胞瘤为最常见的脊髓内肿瘤之一,约占所有脊髓内肿瘤的 40 %。60 %见于儿童,好发于颈胸段。病变一般局限,但可呈浸润性生长,特别是儿童患者,有时可侵及整个脊髓。恶性程度分四级,但 75 %属Ⅰ~Ⅱ级,38 %可发生囊变,临床上多见于 30~40 岁,男女之比为1.5∶1。颈胸段脊髓内肿瘤出现症状早,患者就诊时肿瘤常较小。临床表现与室管膜瘤相似,但其病程进展甚为缓慢。

2.诊断要点

平扫见脊髓不规则增粗,邻近蛛网膜下腔狭窄,肿瘤呈略低密度或等密度,少数肿瘤可呈高密度,边界不清,常累及多个脊髓节段,以颈胸段最为常见。增强后呈等或低密度不均匀强化肿块。肿瘤中心或表面可为囊性。偏良性星形细胞瘤可出现椎管扩大,很少见到钙化。

3.鉴别诊断

室管膜瘤,MRI 检查表现为多见于脊髓下段,肿瘤呈膨胀性,边界较星形细胞瘤清晰。

4.特别提示

CT 对本病诊断有一定的价值,但 CT 横断面有时难以发现病灶,因此首选检查方法应该是 MRI 或脊髓造影,CT 冠状面或矢状面图像重建技术也有助于诊断。

二、脊髓外硬膜内肿瘤

神经鞘瘤是最多见的脊髓外硬膜内肿瘤,约占椎管内肿瘤的 29 %;其次是脊膜瘤,约占 25 %;其他如脂肪瘤、黑色素瘤等均少见。脊髓外硬膜内肿瘤常需 MRI 检查。

(一)神经鞘瘤和神经纤维瘤

1.病理和临床概述

神经鞘瘤起源于神经鞘膜的施万细胞。病理上以颈胸段略多,多呈孤立结节状,有完整包膜,常与 1~2 个脊神经根相连,与脊髓多无明显粘连。神经纤维瘤起源于神经成纤维细胞,组织学上可见施万细胞、成纤维细胞、有髓鞘或无髓鞘的神经纤维等多种成分。两者在病理上常混合存在,组织结构大致相仿,区分较为困难。两者均好发于中年,多数位于硬膜内,绝大多数位于后根,也可以通过椎间孔长到椎外,呈哑铃形。临床上典型症状为神经根疼痛,之后出现肢体麻木、运动障碍,随着症状的进展可出现瘫痪及膀胱、直肠功能障碍。

2.诊断要点

平扫呈等或稍高密度圆形实质性软组织块影,常比脊髓密度略高,脊髓受压移位,易向椎间孔方向生长。瘤内可出现高密度钙化与低密度囊变、坏死区。增强扫描时肿块呈中等均一强化(图 3-13)。神经纤维瘤有两个特点:一是单发者少见;二是 4 %~11 %神经纤维瘤病并发神经纤维肉瘤,常形成椎旁肿块并破坏骨质,还常转移到肺。神经鞘瘤恶变罕见。

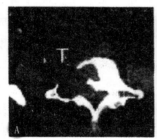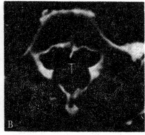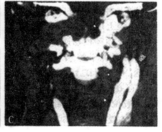

图 3-13　脊髓外硬膜内肿瘤

A.右侧腰骶部神经纤维瘤示哑铃状软组织肿块,边缘分叶状,密度不均匀,周围骨质破坏;B.骶椎椎管内神经鞘瘤 CT 显示骶管内软组织肿块,椎管后方可见骨质吸收改变;C.CT 显示颈椎管内向右侧颈部突出软组织肿块,右侧椎板可见骨质吸收及被软组织肿块占据

3.鉴别诊断

脊膜瘤,鉴别困难。

4.特别提示

神经鞘瘤和神经纤维瘤两者虽然组织来源不同,但 CT 表现相同。MRI 对这两种不同组织起源的病变区分能力更强,增强扫描更具价值。

(二)脊膜瘤

1.病理和临床概述

脊膜瘤源于蛛网膜细胞,或蛛网膜和硬脊膜的间质成分。绝大多数肿瘤长于脊髓外硬膜内,少数可长于硬膜外,常发生在靠近神经根穿过的突起处,直径多为 2～3.5 cm,单发居多,呈实质性。在组织学上,脊膜瘤可有多种类型,以上皮型最常见,成纤维细胞型和砂粒型次之,其他类型较少。脊膜瘤好发于中年,高峰在 30～50 岁。70 % 发生于胸段,20 % 发生于颈段,腰骶段很少。肿瘤绝大多数位于硬膜内,很少向椎外蔓延。10 % 的肿瘤可发生钙化,年龄越大,钙化率越高。临床表现与神经鞘瘤相仿。

2.诊断要点

脊膜瘤最常见于胸段蛛网膜下腔后方,邻近骨质可有增生性改变,肿瘤多为实质性,椭圆形或圆形,多较局限,有完整包膜,密度多高于相应脊髓,有时在瘤体内可见到不规则钙化。增强扫描肿瘤中度强化。

3.鉴别诊断

神经鞘瘤,容易发生囊变。

4.特别提示

MRI 检查为首选。若观察肿瘤内钙化、邻近骨改变,可做 CT 扫描。

三、椎管内硬膜外肿瘤

椎管内硬膜外肿瘤中,椎管内膜外转移瘤较多,最常来源于乳腺和肺,其次是前列腺和肾脏,容易引起骨质破坏,和其他骨转移破坏表现相同。脊索瘤是常见的原发性肿瘤。神经鞘瘤、神经纤维瘤和脊膜瘤可单独生长在硬膜外腔,但更多的是同时合并硬膜内瘤,形成哑铃形双瘤。来源于间叶组织如纤维、脂肪、血管、骨、软骨、淋巴造血组织的瘤及肉瘤,均可发生于椎管内硬膜外腔,但都不多见。下面主要介绍转移瘤的诊断。

(一)病理和临床概述

转移瘤为椎管内硬膜外最常见肿瘤,其部位和发病率常与椎体转移瘤密切相关,两者常同时存在。转移途径可有 5 种:①经动脉播散;②经椎静脉播散;③经淋巴系统播散;④经蛛网膜下腔播散;⑤邻近病灶直接侵入椎管。血行转移者主要来源于肺癌、乳癌、肾癌、甲状腺癌和前列腺癌,多位于硬膜外腔之侧后方,可影响椎体及附件。恶性淋巴瘤可经淋巴系统侵犯椎管内结构,常分布于硬膜外,但较少累及椎体。颅内髓母细胞瘤、室管膜瘤可通过脑脊液循环种植而来,常易侵犯硬膜,偶可侵入髓内。白血病及黑色素瘤可以浸润至硬脊膜、脊髓或神经根。临床上转移瘤多见于老年人,以胸段最多见,腰段次之,颈段最少,疼痛是最常见的首发症状,很快出现脊髓压迫症。

(二)诊断要点

平扫显示骨质受累的情况特别是椎弓根和椎间小关节的改变。椎体、椎弓根常有不同程度的破坏,大多呈溶骨性破坏,其 CT 值低于或等于邻近骨质的数值。硬膜外肿块边缘不规则,可呈弥漫浸润,硬膜外脂肪消失,肿瘤多向椎旁生长,密度常同椎旁肌肉组织相似,肿瘤压迫硬膜囊,使蛛网膜下腔阻塞。有些肿瘤可穿破硬脊膜向硬膜内或髓内生长,脊髓常有受压、移位,当脊髓受浸润时,其外形不规则,与正常组织分界不清。增强后扫描,部分肿瘤可见强化。

(三)鉴别诊断

慢性肉芽肿炎症,鉴别困难,主要需结合病史。

(四)特别提示

临床常有原发病灶,结合病史有利于鉴别。MRI 为首选方法,CT 扫描对瘤内钙化或急性期出血有价值。

第四节　脊柱炎性病变的 CT 诊断

一、脊柱结核

(一)病理和临床概述

骨关节结核 80 ％以上继发于肺或胸膜结核,其中脊柱结核占 40 ％～50 ％。好发于青壮年及儿童,多见于 20～30 岁。病变常累及多个椎体,好发于胸、腰椎交界附近,在儿童中以胸椎最多见。患者可有如下症状和体征:脊柱活动障碍及强迫姿势症状出现;疼痛中腰背痛最常见,疼痛性质及程度不一;脊柱畸形与发病部位、骨破坏程度及年龄等因素有关;冷脓肿及窦道形成因发病部位而异。按照骨质最先破坏的部位,脊柱结核可分为中心型、边缘型、韧带下型及附件型。

(二)诊断要点

CT 扫描检查能很好显示脊柱结核三大基本 X 射线征象:椎体骨质破坏、椎间隙狭窄和椎旁冷脓肿。对大的骨破坏的范围、数目、位置,以及小的 X 射线不能显示的骨破坏,CT 均能很好显示。椎体骨质破坏可引起椎体塌陷并向后突,CT 显示椎管狭窄。CT 能清楚显示椎旁脓肿的范围、大小、数量、位置,对于胸、腰椎的椎前脓肿无一遗漏。

需注意的是观察椎管内有无脓肿占位,还需注意观察椎旁脓肿与周围脏器的关系。例如,腰大肌脓肿可以将肾脏向上、向外推挤至移位,牵扯肾血管和输尿管而影响肾功能。结核性脓肿的位置因发病部位而异,呈液性密度,注射对比剂后周缘有环形强化。CT 还可发现椎管内硬膜外脓肿(图 3-14)。

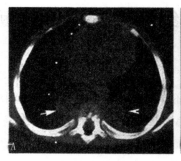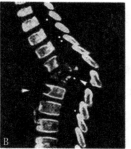

图 3-14　脊柱结核

注:A、B 两图 CT 检查分别显示椎旁冷脓肿、椎体骨质破坏,矢状位可以更好地显示椎管改变和脊柱畸形

(三)鉴别诊断

溶骨型转移瘤,椎间盘无破坏,以椎弓根破坏为主,椎旁软组织一般无肿块。还应注意同脊椎化脓性骨髓炎、椎体压缩性骨折、先天性椎体融合(融椎)等鉴别。

(四)特别提示

CT 所显示的椎体骨破坏的范围明显大于 X 射线平片所能显示的范围,尤其是椎体后缘有无骨质破坏或碎骨片,有无突向椎管内移位,以及椎弓根有无破坏,椎体小关节有无分离,等等。CT 对脓肿位置的判断也明显优于 X 射线平片。

二、化脓性炎症

(一)病理和临床概述

脊椎化脓性骨髓炎比较少见,近年来在国外有增多趋势。本病多由血行感染所致,也可因脊椎手术直接感染或由脊柱附近的脓肿蔓延而来。病原菌主要是金黄色葡萄球菌。多发生于腰椎,以下依次为胸椎、颈椎和骶椎。一般发生于成人。临床表现同椎间盘炎类似。急性发病者,起病突然,神志模糊,局部剧痛,脊柱运动受限及棘突叩击痛亦常见。症状一般需要 1 年左右方可消失。如在椎管内形成脓肿,经肉芽组织吸收,可引起截瘫或顽固性下肢神经根痛等严重并发症。

(二)诊断要点

CT 表现为脊椎骨质破坏,主要位于松质骨,可有脊椎周围软组织肿胀或脓肿形成,同时可能有椎间盘炎改变。骨质破坏开始时边缘模糊,数周以后破坏区边缘逐渐清楚,周围常出现骨质硬化。化脓病变在椎体比较局限者,发病慢,症状轻,骨破坏轻微,预后亦较好。晚期,有病椎体间形成骨桥连接。椎间隙变窄者,则上下椎体骨质增生硬化;椎间盘完全破坏者,可发生椎体骨性融合。

(三)鉴别诊断

脊柱结核,椎间隙破坏明显,相邻椎体成角畸形,冷脓肿范围更广。

(四)特别提示

临床如怀疑此病,应尽早进行 CT 检查,以免延误治疗。

第五节　软组织病变的 CT 诊断

肢体的软组织来源于胚胎的中胚层,其组织结构多种多样(如肌肉、筋膜、肌腱、腱鞘、滑囊、滑膜、神经、血管等),病变亦远较内、外胚层复杂。对于那些与其周围组织的密度无显著差别的病变,则应选择其他检查方法(如 CT、MRI)或直接做活组织检查确诊。CT 有较高的密度分辨率,各种组织均有其相对的 CT 值,可根据病灶密度的较小差别为诊断提供有效的信息。同时可清楚而明确地显示肿瘤的边界、范围,对某些有骨改变的软组织肿瘤,也有一定分辨原发或继发的能力。MRI 在显示软组织的病变方面优于 CT,属最佳选择(图 3-15)。

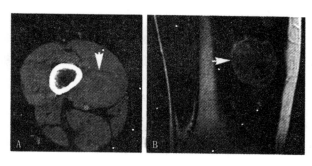

图 3-15　右侧大腿平滑肌肉瘤

A.CT 扫描图像；B.MRI 扫描图像，CT 对肿块内信息的显示不如 MRI 丰富

一、肌肉内血管瘤

(一)病理和临床概述

肌肉内血管瘤是发生在骨骼肌内呈弥漫生长的血管瘤，多见于 10～40 岁，80 %～90 %在 30 岁左右。最常见于四肢，其次为面部及躯干。可局限于某一组或某一块肌肉内，有时可侵及肌腱。肿瘤大小不一，以 3～5 cm 居多。根据血管腔大小、血管壁的厚薄可分为毛细血管瘤、海绵状血管瘤、静脉血管瘤和混杂血管瘤。以海绵状血管瘤多见，病史多在 1 年以上。临床症状和体征无特殊，多为无痛性软组织肿块。手术后易复发(20 %)。

(二)诊断要点

CT 表现为形态规则或不规则、边界清晰或不清晰的软组织肿块，平扫呈等密度或混杂密度肿块影，与肿瘤内成分相关，病灶内有低密度脂肪及点状、蚯蚓状高密度静脉石和钙化影，并可见纤维间隔和小的血管等。增强扫描可见明显强化。肿瘤较大时可见扭曲、紊乱、成团的血管。有人认为，伴有钙化和静脉石的多发不规则条索状低密度影是血管瘤特征性改变(图 3-16)。

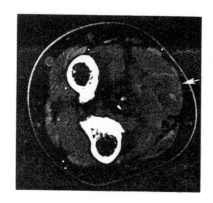

图 3-16　肌肉内血管瘤

注:CT 检查示形态不规则、边界不清晰的软组织肿块，平扫呈混杂密度肿块影

(三)鉴别诊断

脂肪瘤、纤维瘤、神经源性肿瘤、软组织恶性肿瘤。出现肌肉内血管瘤特征表现能诊断，否则很难鉴别。

（四）特别提示

CT 常不能清晰显示病变范围及与正常组织的关系；大多数软组织肿瘤无特征性的 CT 表现，使诊断及鉴别存在困难。MRI 是最简单、最良好的检查方法，CT 诊断困难时，可进一步行 MRI 检查。

二、骨化性肌炎

（一）病理和临床概述

骨化性肌炎为一种肌肉及其邻近结构的局限性的、含有非肿瘤性的钙化和骨化的病变，其原因尚不清楚，可能为外伤引起的变性、出血或坏死。可发生于任何易受外伤的部位，但以肘部和臀部多见。此种骨化与软组织的慢性炎症和组织变性有关。患者多有明显的外伤史。有些患者外伤史不明显，而常因四肢肿胀就诊。早期可扪及软性包块，有疼痛感。后期肿块可缩小，并逐渐变硬，多无明显症状。

（二）诊断要点

CT 典型表现为软组织内见骨结构块影，病灶周边为高密度钙化、骨化环，而病灶中央为低密度区，呈现明显的带状现象，这种离心性分布的带状现象是局限性骨化性肌炎的 CT 特征；周围无软组织肿块影，病灶周围肌肉组织呈受压萎缩性改变。病灶邻近骨骼无破坏及骨膜反应，而且病灶与邻近骨骼之间由一低密度带隔开。这种特点有助于区别局限性骨化性肌炎与恶性肿瘤（图 3-17）。

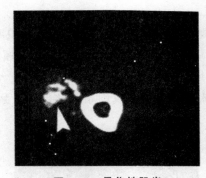

图 3-17　骨化性肌炎

注：CT 显示右上臂肱骨旁肌肉内可见不规则骨化影，周边有骨化环，肱骨骨质未见异常

（三）鉴别诊断

骨外骨肉瘤、骨外软骨肉瘤、皮质旁骨肉瘤、骨外（软组织）软骨瘤。局限性骨化性肌炎表现为离心性分布的带状现象，无明显软组织肿块，借此可以区别。

（四）特别提示

对于肌肉内的钙化，X 射线检查不如 CT 敏感。MRI 对软组织的病变范围的确定优于前两者。

三、神经鞘瘤或神经纤维瘤

（一）病理和临床概述

神经鞘瘤又称神经鞘膜瘤、雪旺氏细胞瘤。瘤组织主要由神经鞘细胞组成，含少量胶原和基质组织，好发于 20～50 岁，生长缓慢，多见于头颈部软组织、四肢屈面、躯干、纵隔、腹膜后等处。神经纤维瘤含有较丰富的胶原组织,好发于 20～40 岁,生长缓慢,为良性肿瘤。神经纤维瘤如果多发则是神经纤维瘤病,特征为中枢及末梢神经多发性肿瘤,以及皮肤咖啡色斑和血管、内脏损害,常伴有全身多种畸形。临床上,神经鞘瘤和神经纤维瘤均为皮下的软组织肿块,沿着神经长轴分布,压迫后有酸麻感。

(二)诊断要点

神经鞘瘤和神经纤维瘤的 CT 表现均为软组织内圆形或类圆形低密度灶,边界清楚,密度较均匀,有时可见完整的包膜,增强扫描有中度强化。两者在 CT 上均无特殊性改变。椎管内神经纤维瘤 CT 典型表现为椎体、附件骨质破坏,椎间孔扩大,以及哑铃形或葫芦形软组织肿物。肿瘤椎管内部分可压迫硬膜囊和脊髓,肿瘤椎管外部分常表现为椎旁肿块影。增强扫描可见肿物有明显强化(图3-18)。

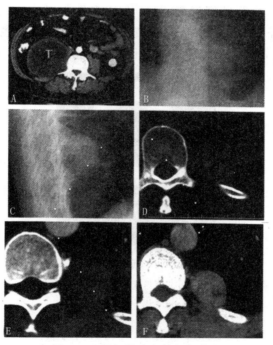

图 3-18　神经鞘瘤和神经纤维瘤

A.腰椎旁神经纤维瘤,第 2 腰椎旁可见一边界清楚的肿块,内见囊状液化区,有分隔,肿块轻
度强化;B～F.52 岁男性患者,体检发现左侧脊柱旁肿块,手术证实为左侧肋间神经鞘瘤;D～
F.分别为平扫、动脉期、静脉期改变

(三)鉴别诊断

(1)恶性神经纤维瘤,病变进展迅速,边界不清,密度不均匀,较早发生远处转移。

(2)肌肉内血管瘤。

(四)特别提示

神经鞘瘤和神经纤维瘤 CT 上无法区别,但在 MRI 图像上,神经纤维瘤的 T_1 加权和 T_2 加权图像均为低信号,可资鉴别,而且神经纤维瘤好发于神经干走行部位。

四、脂肪瘤和脂肪肉瘤

(一)病理和临床概述

脂肪瘤为软组织肿瘤中最常见的一种,多发生于肩、颈、背部,以及四肢皮下、肌间及肌内软组织,一般为单发,也可多发,多是良性生长方式。侵袭性脂肪瘤呈浸润性生长,向周围组织浸润而边界不规则,手术后易复发,常需与脂肪肉瘤鉴别。脂肪肉瘤是成人中占第二位的恶性软组织肿瘤,占所有恶性软组织肿瘤的 16 ％～18 ％。脂肪肉瘤多发于腹膜后和下肢,其恶性程度相差悬殊,大致可分为以下 5 类:①脂肪瘤样型(纤维型);②黏液型;③圆细胞型;④多形型;⑤未分化型。

(二)诊断要点

1.脂肪瘤

CT 扫描可显示特征性脂肪密度影,呈一个或多个包膜完整的极低密度区,CT 值为 -130～-80 HU,与皮下脂肪 CT 值相等;病变密度均匀,边缘清楚锐利,形态规则,内有线样略高密度分隔,边界清楚,周围软组织受压。增强扫描明显强化(图 3-19)。

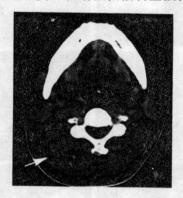

图 3-19　颈部脂肪瘤

注:CT 检查示右后颈部有单个低密度肿块影,边界锐利,CT 值约为 -110 HU

2.侵袭性脂肪瘤

CT 扫描可见分隔脂肪瘤位于深部软组织,可向肌肉与肌间扩展,并有局部浸润,边界不清晰。侵袭性脂肪瘤内部以海绵状或蜂窝状的软组织密度相间隔,增强扫描明显强化。

3.脂肪肉瘤

CT 表现与肿瘤分化程度、脂肪含量多少有关。CT 值变化很大,从脂肪、水到软组织密度不等,但低于肌肉密度。形态学上,分化较好的脂肪肉瘤形态规则,边界清楚;分化差的脂肪肉瘤形态不规则,边界模糊,密度不均,并向周围软组织、骨关节结构浸润生长。增强扫描可见明显增强效应。

(三)鉴别诊断

侵袭性脂肪瘤同脂肪肉瘤难以鉴别;其他软组织恶性肿瘤,主要通过观察瘤内的 CT 值鉴别诊断。

(四)特别提示

CT 检查应该确定肿物的位置、范围及与周围血管和神经的关系,以利于决定手术治疗方案。CT 分辨欠清楚的病灶,可进一步行 MRI 检查。

五、纤维瘤

(一)病理和临床概述

纤维瘤是一种起源于纤维结缔组织的良性肿瘤。纤维瘤可以发生于体内任何部位,以四肢(尤以小腿)及躯干皮肤和皮下组织最为常见,常单发。因纤维瘤内成分不同,可以有纤维肌瘤、纤维腺瘤、纤维脂肪瘤等。肿瘤细胞由成纤维细胞和纤维细胞组成,间质胶原纤维丰富。多无临床症状,皮肤及皮下组织的肿瘤呈圆形或椭圆形硬块,直径为几毫米至 2 厘米,棕褐色至红棕色,表面光滑或粗糙,无自觉症状,偶有痒感,瘤体增长到一定程度才出现压迫症状和体征(图 3-20)。

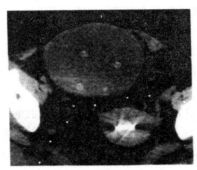

图 3-20　右侧腹直肌后侧韧带纤维瘤

注:右侧腹直肌后方软组织肿块,密度均匀,强化程度中等,边界清晰

(二)诊断要点

CT 平扫病灶边缘清楚,形态规则,密度略低于肌肉或与肌肉相当,密度均匀,可以有包膜。增强扫描病灶中度强化。

(三)鉴别诊断

血管瘤;纤维瘤恶变时需与其他软组织恶性肿瘤鉴别。

(四)特别提示

纤维瘤内成分含量不同因而种类繁多。与其他良性肿瘤相比较,CT 检查缺乏特殊改变,诊断较困难,MRI 检查可提供更多的信息。

第四章　肝脏疾病的 MR 诊断

第一节　正常肝脏的 MR 解剖

肝脏为人体内最大的单个器官,位于右上腹部。随着肝胆外科的进展,近年来用斜裂(中裂或胆囊裂)将肝脏分为左、右叶,此裂在膈面,自胆囊窝的中部(或胆囊切迹)向上延至下腔静脉左前壁(左肝静脉注入下腔静脉处),在脏面自胆囊窝中部经过尾叶的乳头突与尾状突之间的切迹,至下腔静脉左前壁,该裂可考虑为自下腔静脉左前壁至胆囊窝中部的假想线,该线从功能上将肝脏分为左、右叶。

一、肝段划分原则

奎诺(Couinaud)根据肝内血管特点将肝脏分为 8 段,即将上述左、右叶各再分为 4 个段。划分方法是以右、中、左肝静脉从纵的方向,右、左肝门蒂(门静脉、肝动脉、肝胆管)从横的方向,将肝脏依次划分为:Ⅰ,尾叶;Ⅱ,左叶外上段;Ⅲ,左叶外下段;Ⅳ,左叶内侧段或方叶;Ⅴ,右叶前下段;Ⅵ,右叶后下段;Ⅶ,右叶后上段;Ⅷ,右叶前上段。新的分段有利于非出血性肝段切除技术的应用,对于多发、孤立、位于肝外围的肿瘤,可行多段或次段楔形切除,可切除肝实质达到 80 %。对于不能切除的肝癌,经肝动脉栓塞、化疗或注射无水乙醇治疗,也可获得较为满意的疗效。实施这些治疗方案的前提是要在术前清晰显示并确切了解肝脏肿瘤的数量、大小与累及的肝段等信息。

二、相关结构

镰状韧带为腹膜皱褶,含两层腹膜和条状纤维组织,侧面观似镰刀,其前缘呈圆弧形附着于横膈和前腹壁。后缘分为上下两部:上部附着在肝的顶面和前面,下部游离缘内有圆韧带。正面观,镰状韧带上与膈肌相连,其两叶间容纳圆韧带。圆韧带裂及纵裂,位于方叶和左叶之间。圆韧带为胎儿期脐静脉闭锁后的残留物,为起自脐部的纤维条索,某些肝脏病变,该韧带中残存的脐旁静脉可扩张。镰状韧带和圆韧带通过其膈肌和前腹壁的附着起着固定肝脏的作用。

前面观,肝脏为楔形,镰状韧带经过前面处形成一切迹。后面观,尾叶位于下腔静脉和肝门之间,尾叶引流静脉不经过肝静脉,直接入下腔静脉,在肝静脉阻塞引起肝硬化时,尾叶可不受累,可出现代偿性肥大。胃、十二指肠、结肠肝曲、右肾和肾上腺与肝脏下面相贴,并可形成切迹;肝动脉、门脉、胆管进出的肝门亦位于肝脏的下面。

三、肝血管和胆管

肝内有 4 套管道系统:门静脉、肝静脉、肝动脉和肝内胆管。右、中、左 3 个肝静脉主干在肝的圆顶部注入下腔静脉(此处又称第二肝门),这些肝静脉均位于肝叶和肝段之间,右肝静脉主干位于右叶的前、后段之间,中肝静脉主干位于肝斜裂的上半部,左肝静脉主干位于左段间裂内。左、中肝静脉常合成一共同干引流入下腔静脉。门静脉入肝后分为右、左两个主干,右门静脉是门静脉主干的直接延续,进入右叶后再分出背、腹支分别进入右叶的后、前段;左门静脉横向走向左侧后再向前进入圆韧带裂,成为左门静脉脐部。右、左肝动脉与相应的门静脉伴行,肝脏系接受门静脉和肝动脉双重血供的器官,与相应肝动脉密切相伴的右、左肝管合并形成肝总管。

肝的淋巴引流注入 4 组淋巴结:肝门组、腹腔动脉组、膈上下腔静脉旁组和膈上胸骨后组。

四、在 MRI 划分肝叶、肝段

第一肝门和 3 条裂把肝分为 4 叶:左叶、方叶、尾叶和右叶。斜裂将肝脏分为左、右叶,其左前方为方叶,右后方为右叶。纵裂或圆韧带裂多数位于身体中线右侧,少数位于左侧,该裂轻度向右倾斜,裂内含有脂肪,该裂将左叶分为内、外段,左内段的下部又称方叶。横裂或静脉韧带裂的位置偏上、偏后,表现为肝左侧 1 条自左后向右前的裂隙,裂内也含有脂肪,该裂将尾叶与其前方的左叶内、外段分开。

五、肝脏 MRI 信号特点

肝实质在 MRI 表现为均匀信号。因脾的 T_1、T_2 比肝长,肝实质信号强度在 T_1WI 较脾高,在质子密度加权像略低于脾,在 T_2WI 明显低于脾。纵、横裂中因含有较多的脂肪,于 T_1WI 和 N(H)加权像常显示为高信号,但在脂肪抑制序列呈低信号。

在水平面、矢状面和冠状面,门静脉主干由于流空效应,通常表现为低信号,和肝实质形成明显对比。在脂肪抑制快速自旋回波序列(FSE) T_2WI,部分层面的门静脉血管呈高信号。门静脉主干,左、右分支,多数段分支均可显示。右、中肝静脉显示率为 100 %,左肝静脉显示率为98 %。门静脉及肝静脉主干由于管径粗,从其不同的位置和走向,MRI 易于区分,并可区分和主干相连的门、肝静脉分支。增强扫描的磁共振血管成像(MRA),可以通过二维图像和三维重组图像(图 4-1)显示细小的血管。肝动脉和正常肝内胆管,由于管径较细,需要对比剂增强扫描显示。

六、扫描序列和扫描层面

在自旋回波(SE)的双回波序列,偶回波图像可使肝静脉和门静脉均表现为高信号。在快速自旋回波序列 T_1WI 和 T_2WI,肝静脉和门静脉由于血管流空效应多表现为低信号。在梯度回波快速成像序列,肝静脉、门静脉、下腔静脉和腹主动脉均表现为相当高的信号。在水平面进行多层面成像时,垂直于层面的腹主动脉和下腔静脉根据血流方向不同,可分别在第一个层面和最后一个层面出现流入增强现象。肝脏水平面、矢状面、冠状面 MRI 可显示上述分段标志的解剖结构。代表性层面的 MRI 解剖见图 4-2、图 4-3、图 4-4、图 4-5。

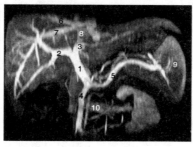

1.门静脉主干;2.门静脉右支;3.门静脉左支;4.肠系膜上静脉;5.脾静脉;6.肝右静脉;7.肝中静脉;8.门静脉左支前部;9.脾;10.左肾静脉

图 4-1 增强扫描三维重组图像

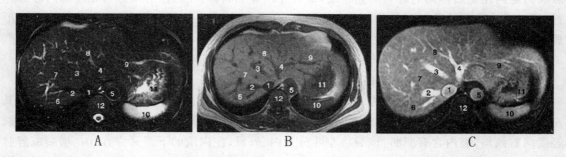

A.T_2WI；B.T_1WI；C.增强肝脏容积加速采集成像（LAVA）。1.下腔静脉；2.肝右静脉；3.肝中静脉；4.肝左静脉；5.腹主动脉；6.肝右后叶；7.肝右前叶；8.肝左内叶；9.肝左外叶；10.脾脏；11.胃；12.胸椎

图 4-2　第二肝门水平 MRI 解剖

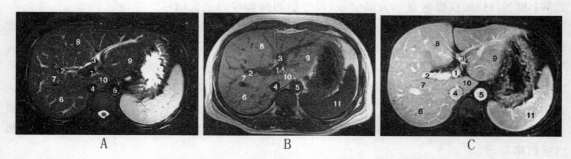

A.T_2WI；B.T_1WI；C.增强 LAVA。1.门静脉；2.门静脉右支；3.门静脉左支；4.下腔静脉；5.腹主动脉；6.肝右后叶；7.肝右前叶；8.肝左内叶；9.肝左外叶；10.肝尾叶；11.脾脏

图 4-3　第一肝门水平 MRI 解剖

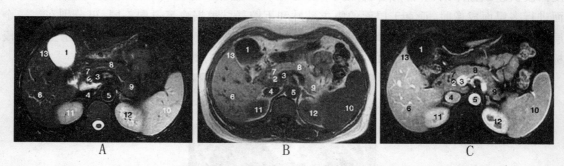

A.T_2WI；B.T_1WI；C.增强 LAVA。1.胆囊；2.胆总管；3.门静脉；4.下腔静脉；5.腹主动脉；6.肝右叶；7.胰头；8.胰体；9.胰尾；10.脾脏；11.右肾；12.左肾；13.胆囊窝

图 4-4　胆囊窝层面 MRI 解剖

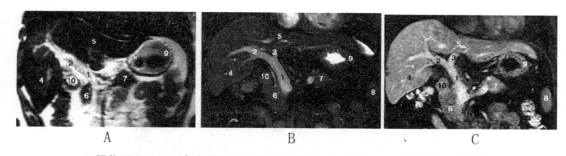

A.冠状面 T_2WI；B.真稳态进动梯度回波序列；C.LAVA 。1.门静脉；2.门静脉右支；3.门静脉左支；4.肝右叶；5.肝左叶；6胰头；7.胰体；8.脾脏；9.胃；10.十二指肠

图 4-5　肝门冠状面 MRI 解剖

第二节　肝脏肿块的 MR 诊断

因可疑的或已知的肝脏肿块接受 MRI 检查和诊断的患者逐年增多。在 MRI 检查中，可以观察到一些特定类型的肝脏肿块，并以此对其进行分类。MRI 检查的主要目的是评估：①肝脏异常改变的数量和大小；②异常改变的部位与肝血管的关系；③病变的性质，即鉴别良恶性；④病变的起源，如原发与继发。

人们还不知道良性肝脏肿块的确切患病率，可能超过 20 ％。有研究显示，在那些已知恶性肿瘤的患者中，CT 显示小于 15 mm 的肝脏病灶，超过 80 ％是良性的。随着多排螺旋 CT 和薄层准直器的应用，更多的肝脏病灶将被发现。为了了解病灶的特征，需要其他的成像方法进行验证，如 MRI。

良性病变与转移瘤和原发恶性病变的鉴别诊断非常重要。一些恶性肿瘤，如乳腺、胰腺、结直肠恶性肿瘤易于转移到肝脏。结直肠癌常转移到肝脏，死者中超过 50 ％可能有肝脏转移。另外，在结直肠癌肝转移的患者中，仅 10 ％～25 ％适合外科手术切除。5 年生存率如下：孤立结直肠癌肝转移切除术高达 38 ％，不做任何治疗 5 年生存率不到 1 ％；剩余 75 ％～90 ％的结直肠癌肝转移者不适合做外科手术。令人欣慰的是，一些新的放化疗手段已经比较成熟。人群中硬化性肝癌的发病率为 1 ％～2 ％，积极治疗可使 5 年生存率高达 75 ％，未经治疗者 5 年生存率不足 5 ％。

本节将描述在目前 MRI 技术和扫描序列条件下肝脏肿块的特点。肝脏肿块被分为非实性与实性两类：非实性病灶包括肝囊肿、胆管错构瘤和血管瘤等；实性病灶包括肝转移瘤和肝原发病变，如肝脏局灶性结节增生、肝细胞腺瘤和肝细胞癌等。

一、非实性肝脏肿块

（一）肝囊肿

1.临床表现与病理特征

肝囊肿是常见的疾病，分为单房（95 ％）和多房。肝囊肿的发病机制尚不清楚，有先天性和后天性假说。病理上肝囊肿内壁衬以单层立方柱状上皮,被覆上皮依附于潜在的纤维间质。

2.MRI 表现

磁共振成像时,囊肿在 T_1WI 上呈低信号,在 T_2WI 上呈高信号,并且在长回波时间(超过120 ms)的 T_2WI 仍保持高信号强度。在钆对比剂增强扫描时,囊肿不强化。延迟增强扫描(超过 5 分钟)有助于鉴别诊断囊肿与乏血供逐渐增强的转移瘤(图 4-6)。

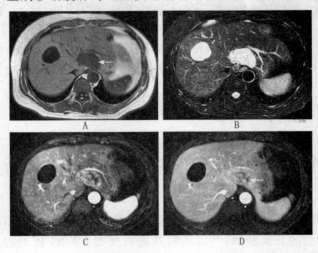

A.水平面 T_1WI,肝右叶圆形低信号,边缘锐利,第二个病灶(箭头)在肝左叶外侧段主动脉前方,
为稍低信号的转移瘤;B.水平面脂肪抑制 FSE T_2WI,囊肿呈高信号且边缘锐利,左叶转移瘤为
稍高信号;C.T_1WI 薄层(4 mm)动态增强扫描动脉期,肝囊肿未见强化,边缘锐利,左叶转移瘤
呈厚薄不均的环状强化;D.延迟期显示肝囊肿仍无强化,转移瘤呈不均匀强化(箭头),容易鉴别

图 4-6 典型肝囊肿

钆对比剂增强 MRI 诊断囊肿效果优于 CT 图像,囊肿几乎没有 MRI 信号,而囊肿在增强CT 图像呈低密度。单脉冲屏气 T_2WI(如单次激发 FSE)显示囊肿非常有效。在病灶比较小,且已知患者患有原发恶性肿瘤时,肝脏 MRI 检查价值更大,可鉴别囊肿、转移瘤与原发肿瘤。出血性囊肿或含蛋白质囊肿可能在 T_1WI 呈高信号,T_2WI 呈低信号,但增强扫描表现与单纯囊肿相同,否则应被视为复杂囊肿或囊性恶性肿瘤。

3.鉴别诊断

(1)MRI 有较高的软组织分辨率和独特的成像技术,容易鉴别囊肿、转移瘤与原发肿瘤。有些囊性病变(如出血性囊肿或含蛋白质囊肿)可能在 T_1WI 呈高信号,T_2WI 呈低信号,但增强扫描表现与单纯囊肿相同,鉴别诊断不难。

(2)当囊肿的 T_2WI 信号和增强扫描信号不典型时,应考虑复杂囊肿或囊性恶性肿瘤的可能,囊壁无强化是单纯囊肿的特点。

(二)胆管错构瘤

1.临床表现与病理特征

胆管错构瘤是良性胆管畸形,被认为是肝脏纤维息肉类疾病的一种,是由导管板畸形引起的,这是胆管错构瘤的本质。胆管错构瘤可出现在大约 3 ％的人群中,由嵌入的纤维间质和胆管组成,包含少量血管通道。胆管狭窄与扩张并存,不规则并且呈分叉状。一些管腔内含有浓缩胆汁。肿瘤可能是单发,也可能是多发。肿瘤多发时呈弥漫分布。

2.MRI 表现

在 MRI 和 MRCP,胆管错构瘤单个病灶较小,直径通常小于 1 cm,容易辨认。由于含有较多的液性成分,这些病灶在 T_1WI 呈低信号,在 T_2WI 呈高信号,边界清楚。在重 T_2WI,病灶信号可进一步增高,接近脑脊液信号。在 MRCP,病灶呈现肝区多发高信号小囊病变,散在分布,与引流胆汁的胆管树无交通,较大的肝内胆管和肝外胆管无发育异常。在钆增强扫描的早期及延迟期几乎不强化。这些表现与单纯囊肿相似,但胆管错构瘤在钆增强早期及延迟期扫描中出现薄壁(图 4-7)。胆管错构瘤的环形薄壁强化与组织病理学上病灶边缘受压的肝实质有关。相反,转移瘤边缘的环形增强在组织病理学上反映了肿块最外层血管形成的部分。

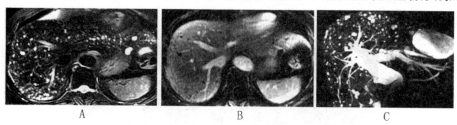

A B C

A.脂肪抑制 T_2WI 显示肝区多发高信号囊灶,肝右叶病灶更明显,一些病灶呈粗细不匀管状,肝左叶直径 5 cm 囊性病变,为单纯肝囊肿;B.钆对比剂增强扫描延迟期,部分病灶周边出现稍高信号薄壁强化;C.MRCP 显示病灶弥漫分布于肝实质内和肝叶边缘,外形呈圆形、卵圆形或不规则管形,胆囊已切,胆囊管残留,肝总管直径 14 mm

图 4-7 胆管错构瘤

3.鉴别诊断

(1)单纯肝囊肿:鉴别要点是胆道错构瘤在钆增强早期及延迟期扫描中可出现薄壁。

(2)肝脓肿和肝转移瘤:有时不易鉴别。应结合临床病史分析,或追随病灶的大小变化。

(3)肝胆管囊腺瘤:囊壁上常可见结节,病灶较大;囊内出血时,T_1WI 可见明显高于纯黏液或胆汁成分的高信号;T_2WI 瘤内分隔为低信号。

二、实性肝脏肿块

(一)肝转移瘤

肝转移瘤是较常见的肝脏恶性肿瘤,表现为孤立或多发的结节状病灶,较少出现相互融合。病变可伴有中央坏死和液化。乳腺癌、胰腺癌、结直肠恶性肿瘤易转移至肝脏。MRI 检查可以检出病变,并显示灶性病变的特征。

以结直肠癌肝转移为例介绍如下。

1.临床表现与病理特征

结直肠癌与其他类型的癌不同,出现远处转移不影响根治疗法。结直肠癌肝转移患者中,10 %~25 %的患者有机会做外科切除手术;剩余 75 %~90 %的患者不适合手术切除,可进行放疗、化疗和射频消融等微创治疗。大约 25 %的结直肠癌肝转移患者没有其他部位的远处转移。MRI 序列组合、相控阵线圈、组织特异性对比剂等的应用使其诊断能力远超 CT。

2.MRI 表现

大部分结直肠癌肝转移的 MRI 表现具有典型征象(图 4-8)。病变在 T_1WI 呈低信号,肿瘤内部解剖不易观察。在脂肪抑制 T_2WI,转移瘤呈中等高信号强度(通常与脾比较)。在 T_2WI,中等大小到巨大结直肠癌转移瘤的内部解剖结构呈环形靶征,具体表现如下:①病灶中央因为凝固坏死,信号最高;②病灶外带因为成纤维反应表现为较低的信号,成纤维反应促进了肿瘤细胞带生长,而且形成肿瘤基质;③病灶最外层为稍高信号,是由较多血管和较少结缔组织组成的致密肿瘤组织。最外层厚仅几毫米,为转移瘤的生长边缘。病灶周围可有受压的肝组织及水肿。在钆对比剂动态增强扫描中,大部分结直肠癌转移瘤在动脉期呈不规则的、连续的环形强化。这种环形强化显示肿瘤的生长边缘,与血管瘤不连续的结节状强化不同。在门静脉期及延迟期扫描,转移瘤常显示外带的流出效应和中央的逐渐强化。较大病灶可出现菜花样强化。小的转移瘤中央多缺乏凝固性坏死和液性信号。

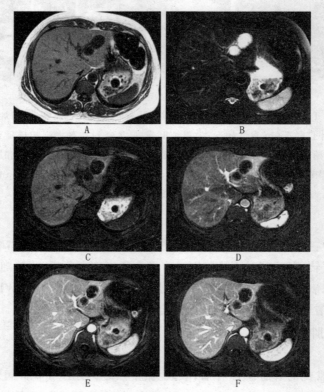

A.扰相梯度回波序列(SPGR),肝左叶转移瘤呈低信号,边界清楚;B.水平面脂肪抑制 FSE T_2WI 显示外带中度高信号、中央液性高信号的靶环样结构;C.水平面 T_1WI 平扫,转移瘤呈低信号;D.动态增强扫描动脉期,转移瘤显示连续的不规则环形强化,这种强化模式提示转移瘤病灶外带或外围生长带血供丰富;E、F.延迟扫描显示对比剂缓慢向病灶内填充,这种强化模式提示病灶中央血供少,对比剂需要更多的时间才能填充

图 4-8 结直肠癌肝转移

　　结直肠癌和胰腺导管癌的转移瘤在病灶周围和节段性强化方面有所不同。典型结肠癌的周边强化是环周的,具有不确定性,而胰腺导管癌常是边界清楚的楔形强化。显微镜下观察发现,肝脏转移瘤的周围组织成分变化多样,由受压的肝实质、结缔组织增生、炎性浸润等构成。

　　3.鉴别诊断

　　(1)少数血供丰富的转移瘤和存在瘤内坏死时,T_2WI 可呈明显的高信号,与肝血管瘤 T_2WI 表现相似。增强扫描尤其是动态加上延迟扫描有助于鉴别肝转移瘤、肝血管瘤和肝癌。临床有无炎症反应、甲胎蛋白是否升高,以及短期追随病变变化有助于鉴别肝脓肿和肝癌。

　　(2)与肉芽肿性病变鉴别时,应仔细询问病史,也可抗感染后短期随诊,观察其影像表现的变化。利用重 T_2WI,可鉴别小的转移瘤与肝内小囊性病灶。

　　(二)肝结节

　　肝实质的多种病变可导致肝炎、肝纤维化,甚至肝硬化。硬化的肝脏包含再生结节,也可包含发育不良结节和原发性肝癌。

　　1.临床表现与病理特征

　　除肝脏局灶性结节增生(hFNH)发生于肝脏损害之前外,肝脏结节多发生于肝脏损害之后。肝脏损害可能由以下几个因素造成:①地方病,在非洲和亚洲,黄曲霉菌产生的黄曲霉毒素是肝癌的重要原因;②代谢性或遗传性疾病,如血色素沉积症、肝豆状核变性、α_1-抗胰蛋白酶缺乏症;③饮食、肥胖、糖尿病(Ⅱ型)、乙醇中毒肝脏的脂肪浸润(脂肪变性)、脂肪性肝炎和肝硬化;④病毒,如乙肝病毒和丙肝病毒引起的病毒性肝炎。

　　1995 年后,一种改良的肝结节分类命名法将肝结节分为两类:再生性病变和发育不良性或肿瘤性病变。再生结节由肝细胞和起支撑作用的间质局灶性增生组成。再生性病变包括再生结节、硬化性结节、叶或段的超常增生、局灶性结节性增生。发育不良性或肿瘤性病变由组织学上异常生长的肝细胞组成。一些假设的或已被证明的基因改变导致肝细胞异常生长,这些病变包括腺瘤样增生、巨大再生结节、结节性增生、发育不良性结节或肿瘤性结节、肝细胞癌等。发育不良性病变的相关名词繁多而复杂,使不少研究结果之间无法比较。最近文献统一命名为 DN,是指发生于有肝硬化或无肝硬化背景下的肝内肿瘤性病变。

　　2.MRI 表现

　　(1)再生结节(regenerative nodule,RN):RN 是在肝硬化基础上肝组织局灶性增生而形成的肝实质小岛。大部分结节直径在 0.3~1 cm。在 MRI 上,RN 在 T_1WI 和 T_2WI 多呈等或高信号,有些结节在 T_1WI 呈稍高信号,在 T_2WI 呈低信号。T_2WI 低信号可能与含铁血黄素沉着或周围的纤维间隔有关。含铁血黄素能有效缩短 T_2,降低 T_2 信号,使 RN 呈低信号;纤维间隔则由于炎性反应或血管扩张,使其含水量增加而形成小环形或网状高信号,而使 RN 呈相对低信号。在钆对比剂动态增强扫描时,动脉期再生结节不强化(图 4-9)。

　　有些 RN 因含有铁离子,在 T_1WI 和 T_2WI 呈低信号。这些含铁结节在 T_2 序列上呈现磁敏感效应,发生肝细胞癌的可能性较不含铁结节高。

　　(2)发育不良结节(dysplastic nodule,DN):DN 是一种较 RN 大的结节,直径常大于 1 cm,无真正包膜,被认为是一种癌前病变,可见于 15 %~25 % 的肝硬化患者中。组织学上,低度 DN 含有肝细胞,无细胞异型性或细胞结节,但大量细胞发育不良,轻度异常。而高度 DN 有局灶或广泛结构异常,有细胞异型性。

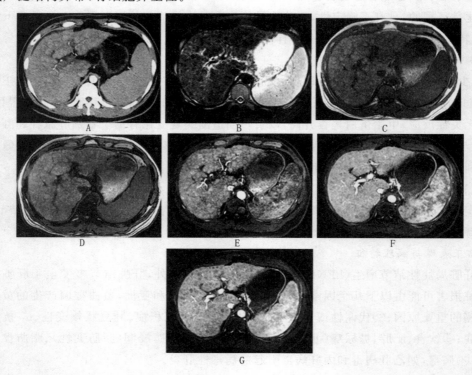

A.CT 增强扫描动脉期见肝实质多发结节影;B.水平面 T_2WI,多发肝硬化结节呈低信号,大部分结节周围环绕高信号分隔;C、D.梯度回波序列同反相位图像显示肝内多发高信号结节,肝脏外形不规则,第Ⅲ和Ⅳ肝段萎缩导致肝裂增宽,脾脏增大,提示门静脉高压;E、F.水平面二维梯度回波序列动态增强扫描 T_1WI,动脉期显示结节未强化;G.延迟扫描显示典型肝硬化改变,分隔强化

图 4-9　肝再生结节

DN 在 T_1WI 呈高或等信号,在 T_2WI 呈等或低信号,这两种信号结合被认为是 DN 的特征性表现(图 4-10)。DN 的 MR 信号特征与小肝细胞癌(<2 cm)部分重叠或相似,两者均可表现为 T_1WI 高信号,T_2WI 低信号。在 T_2WI 呈稍高信号为肝细胞癌的特征性表现。DN 与肝细胞癌的区别在于其在 T_2WI 几乎不呈高信号,也无真正包膜。

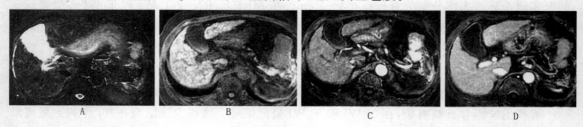

A.脂肪抑制 FSE T_2WI,肝右叶见多发低信号结节,肝硬化背景,脾切除病史;B.LAVA蒙片为高信号和等信号;C、D.钆增强 LAVA 扫描动脉期和延迟期结节均为等信号

图 4-10　发育不良结节

DN 中含有肝细胞癌结节灶时,其倍增时间小于 3 个月。当癌灶仅在显微镜下可见时,无论在活体或离体组织标本上,MRI 都难以显示。当癌灶增大时,MRI 出现典型的"结中结"征象,即在 T_2WI 低信号结节中出现灶性高信号。在慢性门脉纤维化时亦可出现假性"结中结"征象。因此,一旦发现"结中结"征象,即使血液检查或细胞学穿刺检查呈阴性,也应及时治疗或追踪观察。

此外,肝硬化再生结节和良性退变结节中含有库普弗细胞,能吞噬超顺磁性氧化铁(SPIO)。SPIO 可缩短 T_2,使结节在 T_2WI 呈低信号。而肝细胞癌无库普弗细胞,或其吞噬功能降低,在 T_2WI 呈高信号。由此,肝硬化再生结节和良性退变结节可与肝细胞癌鉴别。

根据病灶体积和细胞密度逐渐增大情况,可对肝细胞癌分级:依序是再生结节(RN)、发育不良结节(DN)、小肝癌和大肝癌(图 4-11)。根据这种途径,RN 中局部肝细胞突变、增多,形成小灶状小肝癌,再生长为大肝癌。肿瘤血管生成对原发性肝细胞癌的生长很重要,也有利于早期影像检出。

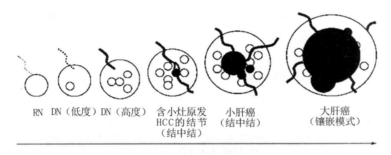

RN　DN（低度）DN（高度）　含小灶原发　　小肝癌　　　　大肝癌
　　　　　　　　　　HCC的结节　　（结中结）　　（镶嵌模式）
　　　　　　　　　　（结中结）

图 4-11　肝癌逐渐形成过程示意图

注:图中包括结节大小、细胞构成、血管生成等因素;肝脏存在潜在的疾病,如肝炎、肝纤维化、肝硬化;原发性肝癌的形成过程是再生结节到发育不良结节到肝癌的渐进发展过程,在这个过程中肿瘤血管生成(图中曲线)起重要作用;RN 为再生结节,DN 为发育不良结节,HCC 为肝细胞癌

3.鉴别诊断

再生结节在 MRI 上能较好地与肝细胞癌鉴别,但较难与 DN 鉴别。在 T_2WI,DN 不呈高信号,而肝细胞癌可呈高信号,以此区别二者不难。此外,良性 DN 在 SPIO 增强的 T_2WI 呈低信号。大部分高级别 DN(如前面提到的腺瘤样增生)和分化较好的小肝癌,在 T_1WI 可呈高信号。

(三)肝脏局灶性结节增生

肝脏局灶性结节增生是一种少见的良性占位性病变。病因不明,无恶变倾向及并发症。影像表现虽有特征,但缺乏特异性。临床确诊率不高。

1.临床表现与病理特征

hFNH 主要发生于育龄期女性,偶见于男性和儿童。常在影像检查时意外发现,大部分不需要治疗,但需要与其他的肝内局限性病变鉴别,如原发性肝细胞癌、肝细胞腺瘤和富血供转移瘤。

hFNH 呈分叶状,好发于肝包膜下,虽无包膜但边界清楚。大体病理的特异性表现是中央有放射状的瘢痕。这些瘢痕将病灶分为多个异常肝细胞结节,周围环绕正常肝细胞。中央瘢痕含有厚壁肝动脉血管,给病灶提供丰富的动脉血。直径大于 3 cm 的 hFNH 均有典型的中央瘢痕。组织学上,典型 hFNH 的特征是出现异常的结节、畸形的血管和胆小管的增生。非典型 hFNH 常缺少异常结节和畸形血管中的一项,但往往会有胆小管增生。库普弗细胞依然存在。超过 20 % 的 hFNH 含有脂肪。

2.MRI 表现

hFNH 在 T_1WI 呈略低信号,T_2WI 呈略高信号。有时在 T_1WI 和 T_2WI 均呈等信号。不像肝腺瘤,hFNH 的信号强度在 T_1WI 很少高于肝脏。中央瘢痕在 T_2WI 常呈高信号。在二乙烯三胺五乙酸钆(Gd-DTPA)增强扫描时,动脉期 hFNH 呈明显同步强化,中央瘢痕和放射状间隔呈延迟强化(图 4-12)。强化模式以"快进慢出"为特点,与肝癌的"快进快出"不同,其中以动脉期瘢痕显著均匀强化为特征。经门脉期至延迟期,信号仍等于或略高于肝实质,中央瘢痕明显强化。动脉期病灶中央或周边出现明显增粗迂曲的血管(供血动脉)亦是 hFNH 的特征,但并不多见。特异性对比剂,如 SPIO 和锰剂分别作用于库普弗细胞和肝细胞,可证实病灶的肝细胞起源。库普弗细胞摄取 SPIO 后,病灶和正常肝实质在 T_2WI 和 T_1WI 呈低信号,中央瘢痕呈相对高信号。MRI 诊断 hFNH 的敏感性(70 %)和特异性(98 %)高于 B 型超声波检查和 CT。

hFNH 的非典型表现有:动脉期强化不显著而低于肝实质;动脉期出现动脉-门脉、动脉-静脉分流;门脉期及延迟期呈低信号和(或)中央瘢痕不强化;中央瘢痕不显示;延迟期出现包膜样强化。不典型征象导致术前确诊率不高。

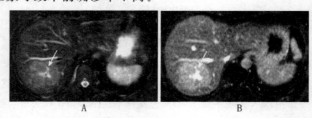

A.水平面 T_2WI 显示稍高信号病灶,高信号中央有瘢痕和分隔(箭头);B.二维梯度回波增强扫描水平面 T_1WI 静脉期显示病灶均匀强化,中央瘢痕延迟明显强化(箭头)

图 4-12　局灶性结节增生

3.鉴别诊断

表现不典型的 hFNH 需与原发性肝癌、肝血管瘤(<3 cm),以及肝腺瘤鉴别。判断良恶性最关键。hFNH 存在库普弗细胞,有吞噬胶体的功能,所以核素标记胶体肝脏显像可用于鉴别 hFNH、肝腺瘤和肝癌。[18]FDG PET 是肿瘤阳性显像,肿瘤病变因高代谢而表现异常放射性浓聚。hFNH 的肝细胞无异型性,[18]FDG PET 显像时无异常放射性浓聚。但高分化肝癌的[18]FDG PET 显像也往往表现为阴性,鉴别二者需要借助于[11]C-乙酸盐肝脏显像。

(四)肝细胞腺瘤

肝细胞腺瘤是一种良性新生物,好发于有口服避孕药史的年轻女性。偶见于应用雄性激素或促同化激素的男性,或有淀粉沉积疾病的患者。

1.临床表现与病理特征

通常无临床症状,肝功能正常。大病灶常出现疼痛和出血。肝细胞腺瘤由类似于正常肝细胞的细胞团组成。与 hFNH 不同,肝细胞腺瘤缺少中央瘢痕和放射状分隔。出血和坏死常导致疼痛。有人认为,肝细胞腺瘤是癌前病变,有潜在的恶性。大的腺瘤(>5 cm)首选外科手术治疗。

70 %～80 %的肝腺瘤为单发。组织学见肿瘤由良性可分泌胆汁的肝细胞组成,排列成片状,内含丰富的脂肪和糖原。瘤内有胆汁淤积及局灶出血、坏死,有时可压迫周围肝组织,形成假包膜,也可有薄的纤维包膜。周围的肝实质也可有脂肪变性。肿瘤由肝动脉供血,血供丰富。可有库普弗细胞,但数量常少于正常肝实质。腺瘤中没有胆管和门管结构。

2.MRI 表现

在 T_1WI 和 T_2WI,典型的腺瘤与周围肝实质信号差别不明显。病灶在 T_1WI 呈中等低信号至中等高信号,T_2WI 呈中等高信号。动态增强扫描时,动脉期即早期强化,呈均匀强化(强化程度常弱于典型 hFNH);在门脉期强化减退,呈等信号;延迟期与肝脏信号几乎相等。在脂肪抑制 T_1WI 和 T_2WI,腺瘤与肝脏相比可呈高信号。腺瘤在 T_1WI 呈高信号,部分原因为含有脂肪。在脂肪抑制 T_2WI,若有较严重的脂肪肝,肝脏信号的压低较腺瘤明显,使腺瘤呈高信号。瘤内出血时,T_1WI 和 T_2WI 呈高、低混杂信号(图 4-13)。

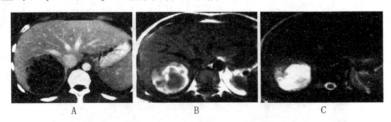

A.CT 增强扫描门静脉期肿块边缘少许强化,中央大部为低密度,无明确出血表现;

B.T_1WI,肿块内见散在高信号,提示瘤内出血;C.T_2WI,肿块呈不均匀混杂信号

图 4-13　肝细胞腺瘤

有时,在腺瘤边缘显示完整或不完整的假包膜,通常较薄,在 T_1WI 呈低信号。在 T_2WI,假包膜较肝细胞癌的真性纤维包膜信号高。

(五)肝细胞癌

肝细胞癌是由肝细胞分化而来的恶性新生物。

1.临床表现与病理特征

早期常无症状。小肝癌的定义为肿瘤直径小于 2 cm。在病理学上,鉴别小肝癌和高级别不典型增生的标准尚不明确。所见偏向于恶性的包括:①细胞核明显的异型性;②高核浆比例,两倍于正常的细胞核密度;③三倍或更高的细胞浓度,有大量无伴随动脉;④中等数量的核分裂象;⑤间质或门脉系统受侵袭。很多小肝癌和不典型增生在组织学上无法鉴别。

2.MRI 表现

相对于正常肝实质,小肝癌病灶在 T_2WI 呈小片高信号或略高信号,T_1WI 信号多变,可为等信号、低信号或高信号。钆对比剂动态增强扫描时,动脉期明显强化(不均匀或均匀),门脉期和延迟期呈流出效应(图 4-14)。有时出现"结中结"征象,特别是铁质沉着的增生结节中发生的点状小肝癌。

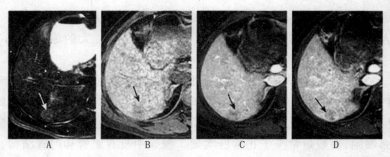

A.水平面 T_2WI 显示肝右叶后下段稍高信号结节（箭头）；B.水平面二维梯度回波增
强扫描 T_1WI 动脉期显示结节不均匀强化；C.门静脉期显示肝内结节强化；D.延迟期
显示肿瘤周围包膜强化（箭头）；随访患者 7 个月后，肿物增大至 9.6 cm

图 4-14　小肝癌

　　大肝癌（直径＞2 cm）可能出现附加的特征，如镶嵌征、肿瘤包膜、卫星灶、包膜外浸润、血
管侵犯、淋巴结和远处转移等肝外播散。

　　镶嵌征由薄层间隔和肿瘤内坏死组织分隔的小结节融合形成。这种表现很可能反映肝细
胞癌的组织病理学特点和增殖模式。大于 2 cm 的肝癌88 %出现镶嵌征。有镶嵌征的病灶在
T_1WI 和 T_2WI 信号多变，在动态增强扫描动脉期和延迟期呈不均匀强化（图 4-15）。

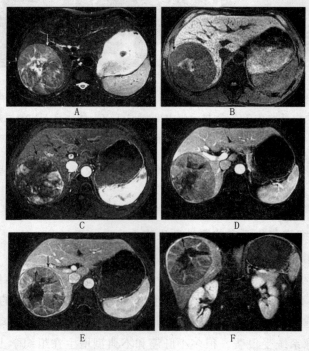

A.水平面 T_2WI 显示病灶大部分为高信号，局部为低信号，病灶边缘为低信号肿瘤包膜（箭头），
T_2WI 低信号提示由纤维组织构成，与良性病变的假包膜不同；B.梯度回波 T_1WI 显示大的圆形
病灶，大部分呈低信号，病灶边缘为低信号肿瘤包膜（箭头）；C.梯度回波水平面 T_1WI 动脉期显
示整个病灶明显不均匀强化，呈镶嵌样改变（箭头）；D、E、F.水平面和冠状面 T_1WI 延迟期扫描，
肿瘤强化呈流出效应，肿瘤包膜强化（箭头），中央无强化

图 4-15　大肝癌

　　肿瘤包膜是(大)肝细胞癌的一个特点,见于 60 ％～82 ％的病例。有报道,在 72 例肝细胞癌中,56 例在组织学上出现肿瘤包膜,75 ％的肿瘤包膜病灶大于 2 cm。随着瘤体增大,肿瘤包膜逐渐变厚。肿瘤包膜在 T_1WI 和 T_2WI 呈低信号。肿瘤包膜外侵犯指形成局部放射状或紧贴病灶的卫星灶,见于 43 ％～77 ％的肝细胞癌。

　　门静脉和肝静脉血管侵犯也常见。在梯度回波序列 T_1WI 和流动补偿 FSE T_2WI 表现为流空消失,动态增强扫描 T_1WI 表现为动脉期异常强化,晚期呈充盈缺损。

　　不合并肝硬化的肝细胞癌:在欧洲,超过 40 ％的肝癌患者无肝硬化。而在东南亚地区,地方性病毒性肝炎多发,仅 10 ％的肝细胞癌患者无肝硬化。但不合并肝硬化和其他潜在肝病的肝细胞癌患者,确诊时常已是晚期。病灶较大,肿瘤直径的中位数是 8.8 cm,常单发并有中央瘢痕(图 4-16)。这些患者更适合外科手术,且预后较好。

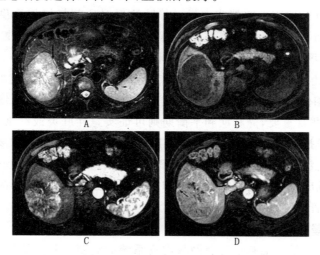

　　A.水平面 FSE T_2WI 显示肝内巨大病灶,病灶大部分呈条索状中高信号,中心呈高信号,由厚的肿瘤包膜包绕(箭头);B.二维梯度回波水平面 T_1WI,肿瘤呈低信号;C.水平面 T_1WI 增强扫描动脉期,病灶明显不均匀强化;D.延迟期,病灶强化呈流出效应,而肿瘤包膜明显强化(箭头);本例肝脏轮廓光滑,肝实质强化均匀,脾脏不大,病灶切除后病理证实为纤维板层癌

图 4-16　非肝硬化患者肝癌

3.鉴别诊断

　　不合并肝硬化的肝细胞癌应与腺瘤、hFNH、肝内胆管细胞癌、纤维板层癌和高血供转移瘤鉴别。合并肝硬化的肝细胞癌需与所谓的"肝脏早期强化病灶"(EHLs)鉴别。

　　(1)肝内胆管细胞癌:占胆管癌的 10 ％,表现为大的团块,伴肝内胆管扩张,脐凹征(肿瘤被膜收缩形成)。强化模式与巨大结直肠转移瘤和肝细胞癌有部分重叠,也可出现肝细胞癌和肝内胆管细胞癌的混合型病灶,影像表现与肝细胞癌不易鉴别。

　　(2)纤维板层癌:与常规肝细胞癌的临床表现和病理存在差别,故被认为是一种单独病变。组织学上,瘤体较大,由排列成层状、束状、柱状的巨大嗜酸性细胞、多边形赘生性细胞、平行层状排列的纤维分隔组成。在 T_1WI 呈低信号,T_2WI 呈高信号,强化不均匀。中央的纤维瘢痕在 T_1WI 和 T_2WI 均呈低信号。

（3）hFNH：中央瘢痕在 T_2WI 多为高信号，但仅依据中央瘢痕在 T_1WI 和 T_2WI 的表现不足以判断肿瘤的良恶性。少数肝癌也见纤维瘢痕，并可因炎症而在 T_2WI 呈高信号。

（4）EHLs：多数呈圆形或椭圆形，也可呈楔形、地图形或三角形。这类病灶应排除高级别 DN 和小肝癌。无间隔生长的小 EHLs 表现类似血管分流和假性病灶。

（5）巴德-基亚里综合征的结节多发，在动脉期明显均匀强化，在晚期几乎与周围肝实质等信号。

第三节　肝脏弥漫性病变的 MR 诊断

MRI 能够评价肝脏的正常解剖或变异。静脉注射对比剂扫描能提供血流灌注和异常组织血供来源、血管大小与数量、血管壁完整性等更多信息。MRI 也是不断发展的解剖和分子影像工具，是一种有可能实现非侵袭性病理目标的技术。

常规 MRI 检查由 FSE T_2WI 或单次激发 T_2WI、屏气 T_1WI，以及钆对比剂多期增强扫描组成。T_1WI 同、反相位图像可以评估肝内脂肪和铁的含量。钆对比剂增强 T_1WI 动脉期图像，对显示急性肝炎非常重要，静脉期和平衡期则可证实急性肝炎或纤维化，发现扭曲的异常血管。钆对比剂增强扫描对于 RN、DN 和肝细胞癌的检出和定性非常重要。

肝脏弥漫性病变包括脂肪代谢异常疾病、铁沉积疾病、灌注异常导致的肝炎与纤维化、血管闭塞导致的梗死或出血等。根据病灶分布和 MR 信号强弱，可将其分为 4 种类型：均匀型、节段型、结节型和血管周围型。现分述如下。

一、均匀型弥漫病变

均匀型弥漫病变包括肝细胞本身及网状内皮系统的病变。肝实质信号在 T_1WI 或 T_2WI 表现为均匀增高或均匀降低。

（一）铁沉积疾病

铁元素通过两种机制沉积于肝脏：通过正常的代谢螯合机制沉积在肝细胞内，或通过网状内皮系统的库普弗细胞吞噬作用，沉积在网状内皮细胞内。遗传性血色素沉积症是一种相对常见的遗传性疾病，因不适当调节使小肠摄取铁过多，导致全身铁沉积。85 %～95 % 的遗传性血色素沉积症患者纯合子发生点突变（282 位密码子的酪氨酸突变为胱氨酸）。继发性血色素沉积症的铁沉积机制不同于遗传性血色素沉积症，是网状内皮系统吸收衰老或异常的红细胞增加，导致血红素中的铁被过多吸收。与原发性血色素沉积症相比，继发性血色素沉积症的典型表现是胰腺不沉积铁。很多血色素沉积症患者发展为肝硬化，约 25 % 的患者发展为肝细胞癌。这个过程可由肝脏 MRI 评价。

MRI 对肝内铁浓度敏感。铁有顺磁性，影响 T_1 和 T_2 弛豫，导致单次激发屏气 T_2WI 和屏气扰相梯度回波序列 T_1WI 信号减低。在 SPGR 和 SE 测量 T_1 和 T_2 值，可定量研究肝内铁含量。在水平面 T_2WI，扫描野肝脏、脾脏和腰大肌可在同一层面显示，肝脏 MRI 信号强度通常在低信号肌肉和高信号脾脏之间。在铁沉积超负荷者，肝脏信号可与骨骼肌相同或低于骨骼肌。梯度回波（GRE）序列 T_2WI 对铁更敏感。肝脏铁浓度增加时，在 T_1WI 肝实质信号通常降低。较长回波时间($TE=4.4$ ms)的肝脏信号低于较短回波时间($TE=2.2$ ms)的肝脏信号(图 4-17)。在继发性铁沉积超负荷时,脾脏信号同样变暗。骨髓信号异常也可发生,如骨髓纤维化。正常骨髓脂肪的高信号被低信号的增生骨髓细胞和硬化取代。

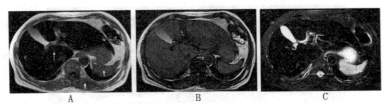

女,78 岁,巨幼红细胞性贫血,有反复输血史;A.GRE 序列同相位,肝脏信号(大箭头)均匀降低,低于脾信号(小箭头)和竖脊肌信号(小箭头);B.GRE 序列反相位,肝脏信号高于同相位肝脏信号;C.脂肪抑制 T_2WI,肝脏信号低于脾信号和竖脊肌信号,脾信号正常

图 4-17　铁沉积疾病

(二)脂肪肝

肝细胞内脂肪聚集是继发于多种病因的肝功能损害。非乙醇性脂肪肝由炎症反应引起,患者无酗酒史,无肥胖、糖尿病、高脂血症及神经性厌食。该病有时与急性肝衰竭相关,少数发展为肝硬化。肝组织学表现为弥漫性脂肪浸润、肝实质炎症伴纤维化和马洛里小体(Mallory body)。肝内脂肪沉积可是弥漫性、弥漫性与局灶性并存或局灶性。MRI 能够检出肝内脂肪异常聚集,比较 SPGR 序列同相位与反相位图像的肝脏信号,就能发现异常脂肪信号。在 T_1WI,肝脏信号均匀增高。在脂肪抑制图像,信号均匀降低。炎性病理改变并不影响 MRI 表现。

常规 SE 序列和 GRE 序列不能区别水与脂肪的质子共振频率,诊断脂肪肝较难。通过脂肪饱和 MRI 技术检测脂肪成像时间长,扫描层数少,对磁场、射频场不均匀较敏感。GRE 化学位移 MRI 利用狄克逊(Dixon)的相位位移原理抑制脂肪,结合快速成像技术,实现水和脂肪质子信号相互叠加或抵消,获得水和脂肪的同相位和反相位图像。同相位的效果是水和脂肪信号之和,而反相位的效果是二者信号之差。对比二者,反相位序列脂肪的信号强度减低。与脂肪饱和成像技术比较,GRE 化学位移技术可更有效显示混有脂肪和水组织导致的信号强度减低,更适合检测脂肪肝的脂肪含量。脾脏没有脂肪沉积,因此可作为反相位肝脏信号减低的参照。铁沉积也可改变脾脏信号。所以,肾脏和骨骼肌的信号能更可靠地评估肝脏信号在同、反相位的改变。

对脂肪肝鼠模型研究发现,当肝组织脂肪含量超过 18 ％时,同、反相位的信号强度差值随着脂肪含量的增加而增加。临床研究证实,脂肪肝在 MRI 反相位的信号强度较同相位明显下降。肝脂肪变 MRI 指标与病理活检脂肪变分级呈正相关($r=0.84$),脂肪含量大于 20 ％者可明确诊断。但是,脂肪饱和 SE 图像较 GRE 反相位图像对肝脂肪定量,尤其是肝硬化患者的脂肪定量更准确(图 4-18)。

MRS 检查为精确量化脂肪肝提供了广阔前景。活体[1]H－MRS 检测到的最强信号是水和脂肪的信号,因此可用于对水和脂肪量化测定。MRS 诊断脂肪肝的敏感度为 100 ％,特异度为 83 ％,准确度为 86 ％。MRS 脂水比值随着肝脂肪变程度的增加而增高。健康志愿者、

1级、2级、3级非乙醇性脂肪肝患者的脂水比值依次为0.11±0.06、4.3±2.9、13±1.7、35±5。也可利用弥散加权成像（DWI）的表观弥散系数（ADC）值量化研究肝脏病变。脂肪肝的ADC值是（1.37±0.32）×10^3 mm²/s，与肝硬化等疾病的ADC值不同（$P<0.05$）。

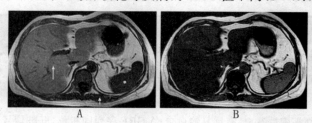

A.梯度回波序列同相位,肝脏信号（长白箭头）高于脾脏（星号）和肌肉（短白箭头）；B.梯度回波序列反相位,与同相位图像相比,肝脏信号弥漫性减低,低于脾脏和肌肉信号,而正常肝脏信号应介于脾脏和肌肉之间

图4-18　肝脏弥漫性脂肪浸润

二、节段型弥漫病变

节段型弥漫病变包括节段型脂肪肝、急性肝炎和放射后肝纤维化。

（一）节段型脂肪肝

节段型脂肪肝的特点是脂肪浸润呈节段分布,与肝灌注有关。肝细胞脂肪变出现在糖尿病、肥胖、营养过剩、肝移植、酗酒及化学中毒的患者身上。典型的局灶型脂肪聚集发生在镰状韧带、胆囊窝或下腔静脉旁（图4-19）。SE T_1WI上,由于节段脂肪浸润,肝脏局部区域信号轻度增高。GRE化学位移同相位像上,正常肝实质和脂肪浸润区的信号相似,反相位像显示病变区的信号强度减低。用脂肪抑制技术观察脂肪浸润引起的低信号最有效。

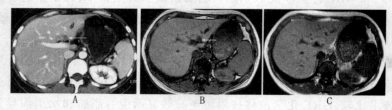

A.增强CT示肝左叶内侧段近胆囊窝处2 cm大小的稍低密度影,边界不清（箭头）；B.同一患者MRI扫描反相位图像,近肝门部可见1 cm大小的低信号区（箭头）；C.同相位图像,相应部位呈等信号；MRI动态增强扫描时局部有轻度强化,脂肪抑制T_2WI显示该部位信号与肝实质信号相同（未展示）

图4-19　局灶型脂肪聚集

（二）急性肝炎

肝脏炎性疾病由许多病因引起,包括原发性、药物性、病毒性、乙醇性,以及结石造成的胆管阻塞。肝损害严重时,肝实质信号在T_1WI减低,在T_2WI增高。另外,节段性肝萎缩可表现为轻度信号异常。

MRI检查是了解急性肝炎的方法之一,但应用经验不多。最敏感的序列是屏气GRE钆对比剂动态增强扫描动脉期成像（图4-20）。动脉期扫描时间的精确性决定其对轻度急性肝炎的敏感性。在门静脉填满而肝静脉未填充对比剂时,能显示肝脏不规则强化。这种异常强化具有标志性,可保持到静脉期和延迟期,并随病情加重而加重,随病情缓解而缓解。对于大多数患者,最佳动脉期扫描时间是在肘前静脉给药后的 18～22 秒,注射速度为 2 mL/s,用 20 mL生理盐水冲洗。目前没有其他影像技术对急性肝炎更敏感,MRI 是唯一可评价轻度肝炎的影像方法。

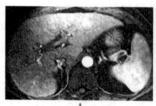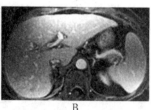

A.SPGR 增强扫描 20 秒动脉期显示肝动脉灌注区域不规则斑片状强化;B.60 秒门静脉期显示不规则强化斑片与周围组织融合,肝实质强化趋于均匀

图 4-20　急性病毒性肝炎

急性肝炎时肝实质不均匀强化的机制不明。动脉期相对高信号的区域可能代表异常。门静脉炎性改变可能降低门脉肝内分支的压力,导致相应节段的肝动脉优先供血。炎症也可能改变血管的调节作用,使血管扩张,相应区域的肝动脉血流增加。对比剂动态增强 MRI 有独特的优势,所显示的包括血流动力学在内的病理生理学改变是病理组织学检查难以完全揭示的。

(三)放射后肝纤维化

当放射治疗的视野包含肝脏时,就有发生放射后肝纤维化的危险。急性期伴随炎症和水肿,慢性期病变包括纤维化和组织萎缩。影像特点是异常的肝脏信号沿着外照射轮廓分布,而不是按照解剖叶段分布。急性期 T_2WI 信号升高,T_1WI 信号降低。钆对比剂扫描时动脉期强化,延迟期扫描时强化持续或强化更明显。门静脉分支对放射性纤维化、萎缩和闭塞更敏感,导致受累肝组织肝动脉优先供血。肝静脉也优先受累,导致钆对比剂流出延迟。此外,由于纤维化组织血管通透性增加,组织间隙内钆对比剂也增多。这两种因素促成延迟期明显强化。

三、结节型弥漫病变

结节型弥漫病变的特征为肝内出现多发的结节状异常信号灶,包括肝硬化、肝豆状核变性、肝结节病和巴德-基亚里综合征等疾病。

(一)病毒感染后肝硬化

肝硬化是由肝细胞反复损害所致的一种慢性反应,以再生和纤维化为特征。常见病因有酗酒及乙型、丙型肝炎病毒感染。肝细胞再生形成满布肝内的结节。

伴随肝硬化纤维化病变的 MRI 特征是在延迟扫描时逐步强化。这是钆对比剂由血管内进入纤维化区域的细胞间隙所致。肝硬化的典型强化模式为由细网状和粗线状纤维带勾画出再生结节的轮廓(图 4-21)。如果出现活动性肝炎,纤维组织带发生水肿,并在 T_2WI 呈高信号;肝组织在动脉期多呈不规则斑片状不均匀强化。门静脉扩张和食管胃底静脉丛曲张提示门静脉高压症。

RN 发生在肝硬化基础上,内含更多的肝实质,主要由门脉系统供血。这些结节直径常小于 1 cm,在门脉期达到强化高峰。RN 聚集铁,在 GRE T_1WI 和单次激发脂肪饱和 FSE T_2WI 呈低信号,在钆对比剂增强扫描时轻度强化。

DN 是癌前病变,其发育不良有逐渐升级的可能性,最终发展成肝细胞癌。典型的 DN 大于 RN,几周或几个月后会增大。DN 的 MRI 表现与肝细胞癌重叠,也会轻度升高 T_1WI 信号和降低 T_2WI 信号。肝细胞癌的特点是 T_2WI 信号增高、标志性的动脉期快进快出强化、静脉期及平衡期边缘强化、直径常大于 2 cm。高级别 DN 与肝细胞癌的重叠率可能更高,且有快速转变为肝细胞癌的可能(图 4-22)。

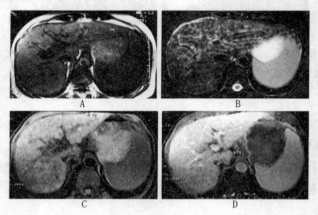

A.肝脏 SE T_1WI,肝内见散在高信号结节;B.脂肪抑制 FSE T_2WI,肝内见散在低信号结节,并见不规则线状、网格状高信号带弥漫分布;C.梯度回波屏气扫描 T_1WI,肝脏信号明显不均匀;D.动态增强扫描延迟期显示肝内渐进性强化的粗条和细网格状结构,很多直径为 3~4 mm 的小结节轻度强化

图 4-21　肝硬化小再生结节

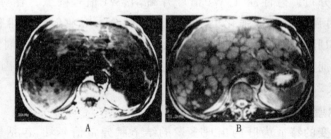

A.T_1WI 显示肝大,肝内多发低信号结节;B.水平面 T_2WI 显示肝内高信号结节,弥漫分布

图 4-22　结节型弥漫肝癌

(二)肝豆状核变性

发病机制为铜经胆排泌减少,导致铜在肝脏、大脑、角膜蓄积中毒。铜在肝内门脉周围区域及肝血窦周围沉积,引起炎性反应与肝硬化。铜在肝细胞内与蛋白质结合,故无顺磁性效应。肝豆状核变性最常见的表现是肝硬化。因 RN 内铁沉积,T_2WI 表现为全肝小结节影,弥漫分布,信号强度与病毒感染所致的肝硬化相似。

(三)结节病

结节病为一种常见的系统性肉芽肿性病变,偶见于肝、脾和膈下淋巴结。周边纤维化的非干酪性上皮样肉芽肿发生于门脉及其周围区域。肝脾肿大,伴有或不伴有大量微小结节。在 T_2WI 结节信号低于肝实质,注射 Gd-DTPA 后强化。

(四)巴德-基亚里综合征

巴德-基亚里综合征是一种由肝静脉或下腔静脉阻塞导致的临床综合征。临床表现无特征性,但有潜在致命性。原发的巴德-基亚里综合征由急性肝静脉血栓形成。现在,巴德-基亚里综合征被用来描述任何形式的病理为肝静脉或下腔静脉血栓形成的疾病。肝静脉内血栓形成常源于高凝状态,多发生于女性,特别易发生在妊娠、产后状态、狼疮、败血症、红细胞增多症、新生物如肝细胞癌的基础之上。

肝静脉流出受阻导致充血和局部缺血,时间过长导致萎缩和纤维化,形成肝结节性再生性增生,未累及肝叶代偿性肥大。尾叶的血液直接汇入下腔静脉,尾叶通常不受累,代偿性肥大明显。肝静脉回流是可变的,其他肝叶通常备用,故代偿性肥大的区域可变。

在巴德-基亚里综合征急性期,缺乏肝内和肝外血管的侧支代偿。肝静脉阻塞后,肝组织继发性充血水肿、区域压力增高,使肝动脉和门静脉血供减少,但尾叶和中心区肝实质受累相对较轻。在 T_2WI,急性期外周区域的肝实质信号不均匀增高;在 MRI 增强扫描动脉期强化程度减低,且强化不均匀,反映肝组织局部血流减少。

在亚急性期,MRI 平扫时肝实质信号特点与急性期相似,而动态强化特点则有本质的不同。动脉期外周区肝实质的强化较尾叶和中心区明显;延迟期全肝强化渐均匀,仅周边不均匀轻度强化。外周区肝实质的早期强化可能反映了肝内静脉侧支血管形成。屏气 GRE 静脉期和延迟期显示急性期和亚急性期肝静脉血栓最佳(图 4-23)。

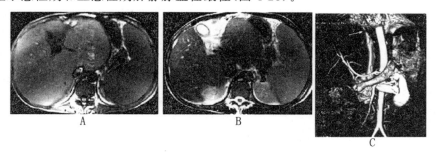

A.屏气水平面 T_1WI 显示巨脾;B.FSE 水平面 T_2WI 见肝叶增大,信号异常;
C.钆对比剂增强三维重组图像显示下腔静脉第二肝门处明显狭窄(箭头)

图 4-23　巴德-基亚里综合征

在慢性期,由于肝动脉和门静脉之间交通,门静脉的血液反流,以及肝内、肝外小静脉侧支形成,血液向外分流,肝组织压力逐渐恢复正常,尾叶和中心区肝实质与外周区肝实质在 MRI 平扫和增强扫描时的信号差别均减少。另外,逐渐形成的肝实质纤维化使 T_2WI 信号减低。所以,T_2 信号可以反映急性期水肿和慢性期纤维化的程度。此期在 MRI 很少能见到直观的肝静脉血栓。但尾叶代偿性肥大具有特征性,其他未受累肝叶也同样有代偿性肥大。受累肝叶萎缩、纤维化。纤维化区域在延迟期强化并逐渐增强。

本病的组织成分类似于正常肝细胞和库普弗细胞,故 MRI 不易显示。通常在 T_1WI 呈高信号,在 T_2WI 呈等或低信号(与腺瘤类似),GRE 钆增强扫描时动脉-静脉期明显强化。应与肝细胞癌鉴别。由肿瘤直接侵犯形成的肝静脉栓塞最常见于肝细胞癌。GRE 屏气 T_1WI 钆对比剂增强扫描时，如栓子呈软组织强化，提示肿瘤栓塞。

四、血管周围型弥漫病变

肝血管周围型弥漫病变发生于门静脉周围淋巴管及肝纤维囊。肝淤血常引起门静脉周围的肝组织信号增高，日本血吸虫病则累及肝纤维囊，纤维囊和分隔在 T_2WI 呈高信号。

（一）肝淤血

肝淤血是指由肝实质内静脉血淤滞而致静脉引流代偿。它是充血性心力衰竭、缩窄性心包炎及由肺癌肺动脉栓塞导致的右心衰竭的表现。病理学改变呈"肉豆蔻肝"。在慢性病例中，一些患者发展成肝硬化。肝淤血 MRI 可出现心脏增大、肝静脉扩张、肝病性水肿和肝脏不均匀强化。T_2WI 显示门脉周围高信号，可能由血管周围淋巴水肿所致。增强扫描时肝实质强化不均匀，斑片状网状交织。肝硬化时延迟期出现或粗或细的网格状、线性强化。

（二）日本血吸虫病

日本血吸虫感染可导致严重的肝脏病变。血吸虫生活在肠腔中，并在肠系膜内产卵。虫卵钻进静脉血管内，随血流到门静脉并阻塞其末支，引起血管压力增高，激发肉芽肿反应。

炎性反应导致虫卵的纤维化及肝脏的弥漫性纤维化。虫卵死亡后钙化，CT 可见门脉周围及肝纤维囊周围分隔的特征性钙化，即所谓"龟背"样钙化，钙化与非钙化区均可强化。钙化的分隔常见于肝右叶的膈下部，CT 表现为线条样异常密度。纤维分隔在 T_1WI 呈低信号，在 T_2WI 呈高信号。

第五章　肌肉骨骼系统疾病的 MR 诊断

第一节　退行性骨关节病的 MR 诊断

退行性骨关节病又称骨性关节炎,是关节软骨退变引起的慢性骨关节病,分原发和继发两种。前者是原因不明的关节软骨退变,多见于 40 岁以上的成年人,好发于承重关节,如脊柱、膝关节和髋关节等,常为多关节受累。后者多继发于外伤或感染,常累及单一部位,可发生于任何年龄,任何关节。

一、临床表现与病理特征

常见的症状是局部运动受限、疼痛、关节变形。病理改变早期表现为关节软骨退变,软骨表面不规则,变薄,出现裂隙,最后软骨完全消失,骨性关节面裸露。软骨下骨常发生相应变化,骨性关节面模糊、硬化、囊变,边缘骨赘形成。

二、MRI 表现

退行性骨关节病的首选检查方法为 X 射线平片。MRI 可以早期发现关节软骨退变。在此重点讲述关节软骨退变的 MRI 表现。

在 T_2WI,关节软骨内出现灶状高信号是软骨变性的最早征象。软骨信号改变主要由胶原纤维变性、含水量增多所致。软骨形态和厚度改变也见于退变的早期,主要是软骨体积减小。退变进一步发展,MRI 表现更为典型,软骨不同程度变薄,表面毛糙,灶性缺损,碎裂,甚至软骨下骨质裸露。相应部位的软骨下骨在 T_2WI 显示信号增高或减低,信号增高提示水肿或囊变,信号减低提示反应性纤维化或硬化。相关的其他 MRI 表现包括中心或边缘骨赘形成,关节积液及滑膜炎。

按照沙里亚雷(Shahriaree)提出的关节软骨病变病理分级标准,可把软骨病变的 MRI 表现分级描述如下:0 级,正常;Ⅰ级,关节软骨内可见局灶性高信号,软骨表面光滑;Ⅱ级,软骨内高信号引起软骨表面不光滑,或软骨变薄、溃疡形成;Ⅲ级,软骨缺损,软骨下骨质裸露。

三、鉴别诊断

(一)软骨损伤

有明确的外伤史,可见局部软骨变薄或完全缺失。一般缺失的边界清晰锐利,有时发生软骨下骨折。在关节腔内可以找到损伤移位的软骨碎片或骨软骨碎片。

(二)感染性关节炎

在退行性改变晚期,可出现骨髓水肿、关节积液及滑膜增厚等征象,需要与感染性关节炎鉴别。鉴别要点是明确有无感染的临床症状及化验结果;影像学上,感染性滑膜炎时滑膜增厚更明显,关节周围水肿及关节积液更明显,而退行性改变时滑膜增厚、水肿及关节积液均相对较轻,但关节相对缘增生明显。

第二节　骨关节感染性疾病的 MR 诊断

一、骨髓炎

骨髓炎是指细菌性骨感染引起的非特异性炎症,它涉及骨膜、骨密质、骨松质及骨髓组织,"骨髓炎"只是一个沿用的名称。本病多见于 2～10 岁儿童,多侵犯长骨,病菌多为金黄色葡萄球菌。近年来,抗生素广泛应用,骨髓炎的发病率显著降低,急性骨髓炎可完全治愈,转为慢性者少见。

(一)临床表现与病理特征

急性期常突然发病,高热、寒战,儿童可有烦躁不安、呕吐与惊厥。重者出现昏迷和感染性休克。早期患肢剧痛,肢体半屈畸形,局部皮温升高,有压痛,肿胀并不明显。数天后出现水肿,压痛更为明显。脓肿穿破骨膜后成为软组织深部脓肿,此时疼痛可减轻,但局部红肿压痛更为明显,触之有波动感。白细胞计数增高。成人急性炎症表现可不明显,症状较轻,体温升高不明显,白细胞计数可仅轻度升高。患慢性骨髓炎时,如骨内病灶相对稳定,则全身症状轻微。身体抵抗力低下时可再次急性发作。病变可迁延数年,甚至数十年。

大量的菌栓停留在长骨的干骺端,阻塞小血管,迅速发生骨坏死,并有充血、渗出与白细胞浸润。白细胞释放蛋白溶解酶破坏细菌、坏死骨组织与邻近骨髓组织。渗出物与破坏的碎屑形成小型脓肿并逐渐扩大,使容量不能扩大的骨髓腔内压力增高。其他血管亦受压迫而形成更多的坏死骨组织。脓肿不断扩大,并与邻近的脓肿融合成更大的脓肿。

腔内高压的脓液可以沿哈弗斯管蔓延至骨膜下间隙,将骨膜掀起,形成骨膜下脓肿。骨皮质外层 1/3 的血供来自骨膜,骨膜的掀起剥夺了外层骨皮质的血供而形成死骨。骨膜掀起后脓液沿筋膜间隙流注,形成深部脓肿。脓液穿破皮肤,排出体外形成窦道。脓肿也可穿破干骺端的骨皮质,形成骨膜下骨脓肿,再经过骨小管进入骨髓腔。脓液还可沿着骨髓腔蔓延,破坏骨髓组织、松质骨、内层 2/3 密质骨的血液供应。病变严重时,骨密质的内外面都浸泡在脓液中而失去血液供应,形成大片的死骨。因骺板具有屏障作用,脓液进入邻近关节少见。成人骺板已经融合,脓肿可以直接进入关节腔,形成化脓性关节炎。小儿股骨头骨骺位于关节囊内,该处骨髓炎可以直接穿破干骺端骨密质,进入关节。

失去血供的骨组织,将因缺血而坏死。而后,在其周围形成肉芽组织,死骨的边缘逐渐被吸收,使死骨与主骨完全脱离。在死骨形成过程中,病灶周围的骨膜因炎性充血和脓液的刺激,产生新骨,包围在骨干外层,形成骨性包壳。包壳上有数个小孔与皮肤的窦道相通。包壳内有死骨、脓液和炎性肉芽组织,往往引流不畅,成为骨性无效腔。死骨内可存留细菌,抗生素不能进入其内,妨碍病变部位痊愈。小片死骨可以被肉芽组织吸收,或为吞噬细胞清除,或经皮肤窦道排出。大块死骨难以吸收和排出,可长期存留体内,使窦道经久不愈合,病变进入慢性阶段。

(二)MRI 表现

MRI 显示骨髓炎和软组织感染的作用优于 X 射线和 CT 检查,易于区分髓腔内的炎性浸润与正常黄骨髓,可以确定骨破坏前的早期感染。

1.急性骨髓炎

骨髓腔内多发类圆形或迂曲不规则的长 T_1、长 T_2 信号,边缘尚清晰,代表病变内脓肿形成。脓肿周围骨髓腔内可见边界不清的大片状长 T_1、长 T_2 信号,脂肪抑制 T_2WI 呈高信号,代表脓肿周围骨髓腔的水肿。病变区可出现死骨,在所有 MRI 序列均表现为低信号,其周围可见环状长 T_1、长 T_2 信号包绕,代表死骨周围的反应性肉芽组织,死骨的显示 CT 优于 MRI。骨膜呈与骨皮质平行的细线状高信号,外缘为骨膜化骨的低信号线。周围软组织内可见广泛的长 T_1、长 T_2 信号,为软组织的水肿(图 5-1)。有时骨膜下及软组织出现不规则长 T_1、长 T_2信号,边界清晰,代表骨膜下或软组织脓肿形成。在增强检查时,炎性肉芽肿及脓肿壁可有强化,液化坏死区不强化,因此出现环状强化,壁厚薄均匀。

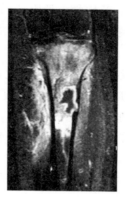

图 5-1　胫骨骨髓炎

注:脂肪抑制冠状面 T_2WI,胫骨中上段局限性骨质破坏,周围可见环状高信号,髓内大片水肿,周围肌肉组织明显肿胀

2.慢性化脓性骨髓炎

典型的影像学特点为骨质增生、骨质破坏及死骨形成,MRI 显示这些病变不如 CT。只有在 X 射线和 CT 检查无法将其与恶性肿瘤鉴别诊断时,MRI 可以提供一定的信息。例如,MRI 检查没有发现软组织肿块,而显示病变周围不规则片状长 T_1、长 T_2 水肿信号,病变内部可见多发类圆形长 T_1、长 T_2 信号,边缘强化,提示有脓肿可能,对慢性骨髓炎的诊断有一定的帮助。

(三)鉴别诊断

1.骨肉瘤

骨肉瘤的骨质破坏与骨硬化可孤立或混杂出现,而骨髓炎的增生硬化在破坏区的周围。骨肉瘤在破坏区和软组织肿块内有瘤骨出现,周围骨膜反应不成熟,软组织肿块边界较清,局限于骨质破坏周围,而骨髓炎软组织肿胀范围比较广。

2.尤因肉瘤

尤因肉瘤亦可见局限的软组织肿块,无明确的急性病史,无死骨及骨质增生。MRI 有助于区分软组织肿胀与软组织肿块。

二、化脓性关节炎

化脓性关节炎是化脓性细菌侵犯关节面引起的急性炎症。大多由金黄色葡萄球菌引起，其次为白色葡萄球菌、肺炎球菌和肠道杆菌。多见于儿童，好发于髋、膝关节。常见的感染途径有血行感染、邻近化脓性病灶直接蔓延、开放性关节损伤感染。

(一)临床表现与病理特征

急性期多突然发病，高热、寒战，儿童可有烦躁不安、呕吐与惊厥。病变关节迅速出现疼痛与功能障碍。局部红、肿、热、疼明显。关节常处于屈曲位。

早期为滑膜充血水肿，有白细胞浸润和浆液性渗出物；关节软骨没有破坏，如治疗及时，可不遗留任何功能障碍。病变继续发展，关节液内可见多量的纤维蛋白渗出，其附着于关节软骨上，阻碍软骨的代谢。白细胞释出大量的酶，可以协同对软骨基质进行破坏，使软骨发生断裂、崩溃与塌陷。病变进一步发展，侵犯关节软骨下骨质，关节周围亦有蜂窝织炎。病变修复后关节重度粘连，甚至发生骨性或纤维性强直，遗留严重关节功能障碍。

(二)MRI 表现

在出现病变后 1~2 周，X 射线没有显示骨质改变之前，MRI 就可显示骨髓的水肿，关节间隙均匀一致性变窄。关节腔内长 T_1、长 T_2 信号，代表关节积液。在 T_1WI，积液信号比其他原因造成的关节积液的信号稍高，原因是关节积脓内含大分子蛋白物质。关节周围骨髓腔内及软组织内可见范围很广的长 T_1、长 T_2 信号，代表骨髓及软组织水肿。关节囊滑膜增厚，MRI 增强扫描时明显强化。

(三)鉴别诊断

1.关节结核

关节结核进展慢，病程长，破坏从关节边缘开始。如果不合并感染，一般无增生硬化。关节间隙一般为非均匀性狭窄，晚期可出现纤维性强直，很少出现骨性强直。

2.类风湿关节炎

类风湿关节炎多发生于手足小关节，多关节对称受累，关节周围软组织梭形肿胀。关节面下及关节边缘处出现穿凿样骨质破坏，边缘硬化不明显。

三、骨与关节结核

骨与关节结核是一种慢性炎性疾病，绝大多数继发于体内其他部位的结核，尤其是肺结核。结核分枝杆菌多经血行到骨或关节，停留在血管丰富的骨松质和负重大、活动多的关节滑膜内。脊柱结核发病率最高，占一半以上，其次是四肢关节结核，其他部位结核很少见。本病好发于儿童和青少年。

(一)临床表现与病理特征

病变进程缓慢，临床症状较轻。全身症状有低热、虚汗、乏力、消瘦、食欲缺乏，血沉增加。早期的局部症状有疼痛、肿胀、功能障碍，无明显的发红、发热。后期可有冷脓肿形成，穿破后形成窦道，并继发化脓性感染。长期发病可导致发育障碍、骨与关节的畸形和严重的功能障碍。

骨与关节结核的最初病理变化是单纯性滑膜结核或骨结核，以后者多见。在发病最初阶段，关节软骨面完好。如果在早期阶段，结核病变被有效控制，则关节功能不受影响。如病变进一步发展，结核病灶便会破向关节腔，不同程度地损坏关节软骨，称为全关节结核。全关节结核必将遗留各种关节功能障碍。如全关节结核不能被控制,便会出现继发感染,甚至破溃产生瘘管或窦道,此时关节完全毁损。

(二)MRI 表现

1.长骨干骺端及骨干结核

MRI 主要显示结核性脓肿征象。脓肿周边可见薄层环状低信号,代表薄层硬化边或包膜;内层为等 T_1、稍长 T_2 的环状信号,增强扫描时有强化,代表脓肿肉芽组织壁;中心区信号根据病变的病理性质不同而不同,大部分呈长 T_1、长 T_2 信号,由于内部为干酪样坏死组织,其在 T_1WI 信号强度高于液体信号,在 T_2WI 信号往往不均匀,甚至出现低信号;周围骨髓腔内及软组织内可见长 T_1、长 T_2 信号,代表水肿;有时邻近关节的病变可导致关节积液。

2.脊柱结核

MRI 目前已被公认为诊断脊柱结核最有效的检查方法。病变椎体在 T_1WI 呈低信号,在 T_2WI 呈高信号。MRI 显示椎旁脓肿比较清楚,在 T_1WI 呈低信号,在 T_2WI 呈高信号。脓肿壁呈等 T_1、等 T_2 信号,增强扫描时内部脓液不强化,壁可强化(图 5-2)。

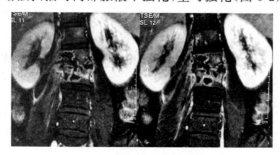

图 5-2　腰椎结核

注:脂肪抑制冠状面 T_1WI 增强扫描,显示椎体内有多个低信号病灶,
椎间隙破坏、狭窄,右侧腰大肌内可见较大结核性脓肿

(三)鉴别诊断

1.骨囊肿

骨囊肿好发于骨干干骺之中心,多为卵圆形透亮影,与骨干长轴一致,边缘清晰锐利,内无死骨。易并发病理骨折,无骨折时常无骨膜反应。CT 和 MRI 表现为典型的含液病变。

2.骨脓肿

骨脓肿硬化比较多,骨膜反应明显,发生于干骺端时极少累及骨骺,可形成窦道。

3.软骨母细胞瘤

骨骺为发病部位,可累及干骺端,但病变的主体在骨骺。可有软骨钙化,易与骨结核混淆,也可根据钙化的形态鉴别。病变呈等 T_1、混杂长 T_2 信号,增强扫描时病变呈实性强化。

4.脊柱感染

脊柱感染起病急,临床症状比较重,多为单个椎体受累,破坏进展快,骨修复明显。

5.脊柱转移瘤

脊柱转移瘤好发于椎弓根及椎体后部,椎间隙一般不变窄。可有软组织肿块,一般仅限于破坏椎体的水平,易向后突出压迫脊髓。MRI 增强扫描有助于鉴别软组织肿块与椎旁脓肿。

第三节　骨坏死的 MR 诊断

骨坏死是指骨的活性成分（骨细胞、骨髓造血细胞及脂肪细胞）的病理死亡。在 19 世纪，骨坏死曾被误认为由感染引起。后来人们认识到骨坏死并非由细菌感染引起，故称无菌坏死。此后，人们认识到骨坏死与骨组织缺血有关，故改称无血管坏死，习惯称缺血坏死。根据其发生部位，通常把发生于骨端的坏死称为骨坏死，而把发生于干骺端或骨干的坏死称为骨梗死。

一、临床表现与病理特征

病变发展比较缓慢，临床症状出现较晚，主要是关节疼痛肿胀、活动障碍、肌肉痉挛。最常见的发病部位是股骨头，好发于 30～60 岁的男性，可两侧同时或先后发病。患肢呈屈曲内收畸形，"4"字试验阳性。骨坏死最好发于股骨头，其次是股骨内外髁、胫骨平台、肱骨头、距骨、跟骨、舟骨。

骨自失去血供到坏死的时间不等，数天内可无变化，2～4 周骨细胞不会完全死亡。骨坏死的病理改变为骨陷窝空虚、骨细胞消失。骨细胞坏死后，新生和增生的血管结缔组织或纤维细胞、巨噬细胞向坏死组织伸展，逐渐将其清除。结缔组织中新生的成骨细胞附着在骨小梁表面。软骨发生皱缩和裂缝，偶尔出现斑块状坏死。滑膜增厚，关节腔积液。病变晚期，坏死区骨结构重建，发生关节退变。

二、MRI 表现

（一）股骨头坏死

早期股骨头前上方出现异常信号，在 T_1WI 多为一条带状低信号（图 5-3），在 T_2WI 多呈内、外伴行的高信号带和低信号带，称之为双线征。偶尔出现三条高、低信号并行的带状异常信号，高信号居中，两边伴行低信号，称之为三线征。条带状信号影包绕的股骨头前上部可见5 种信号变化：正常骨髓信号，出现率最高，多见于早期病变；短 T_1、长 T_2 信号，罕见，出现于修复早期；长 T_1、长 T_2 信号，见于修复中期；长 T_1、短 T_2 信号，见于修复早期或晚期；混杂信号，以上信号混合出现，多见于病变中晚期。

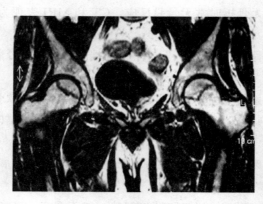

图 5-3　股骨头坏死

注：双髋关节 MRI，冠状面 T_1WI 显示双侧股骨头内带状低信号

（二）膝关节坏死

除病变部位和形状大小外,膝关节坏死 MRI 表现的信号特点与股骨头坏死相似。病变通常表现为膝关节面下大小不一的坏死区,线条样异常信号是反应带,常为三角形或楔形,在 T_1WI 呈低信号,而在反应带和关节面之间的坏死区仍表现为脂肪信号,即在 T_1WI 为高信号,在 T_2WI 呈现"双边征",内侧为线状高信号,代表新生肉芽组织,外侧为低信号带,代表反应性新生骨。

（三）肱骨头坏死

MRI 表现与股骨头坏死类似。

（四）跟骨坏死

信号改变与其他部位的缺血坏死无区别。常发生于跟骨后部,对称性发病比较常见。

（五）距骨坏死

分期和影像学表现与股骨头坏死相似。好发于距骨外上方之关节面下。

三、鉴别诊断

（一）一过性骨质疏松

一过性骨质疏松的 MRI 虽可出现长 T_1、长 T_2 信号,但随诊观察时可恢复正常,不出现典型的双线征。

（二）滑膜疝

滑膜疝多发生于股骨颈前部,内为液体信号。

（三）骨岛

骨岛多为孤立的圆形硬化区,CT 密度较高,边缘较光滑。

第四节　骨肿瘤的 MR 诊断

骨肿瘤的首选检查方法为 X 射线平片。通过 X 射线表现,结合典型的年龄和发病部位,大部分骨肿瘤可以正确诊断。有些病变在 X 射线平片呈良性改变,且长期随访无进展,虽不能做出明确诊断,也仅仅需要 X 射线平片随访观察。MRI 检查一般只用于侵袭性病变且不能明确良恶性的患者,或用于已确诊的恶性病变,但需要明确病变的范围及其与周围血管神经的关系。骨肿瘤种类繁多,在此选择临床常见且有 MRI 特征的几种骨肿瘤描述如下。

一、软骨母细胞瘤

软骨母细胞瘤是一种软骨来源的良性肿瘤,发病率为 1 ％～3 ％,占良性肿瘤的 9 ％。软骨母细胞瘤好发于青少年或青壮年,发生于 5～25 岁者占 90 ％,其中约 70 ％发生于 20 岁左右。

（一）临床表现与病理特征

与大多数肿瘤一样,本病临床表现无特征。患者可无明显诱因出现疼痛、肿胀、活动受限或外伤后疼痛。

显微镜下病理观察,软骨母细胞瘤形态变化较大。瘤体由单核细胞及多核巨细胞混合组成,典型的单核瘤细胞边界清晰,胞质粉红色或透亮,核圆形、卵圆形,有纵向核沟。肿瘤内有嗜酸性软骨样基质,内有软骨母细胞,还可见不等量钙化,形成特征性的"窗格样钙化"。

(二)MRI表现

软骨母细胞瘤多发生于长骨的骨骺内,可通过生长板累及干骺端,表现为分叶状的轻、中度膨胀性改变,边界清楚,有或无较轻的硬化边。在MRI,肿瘤呈分叶状或无定形结构,内部信号多不均匀。这可能与软骨母细胞瘤含有较多的细胞软骨类基质和钙化,以及病灶内的液体和(或)出血有关。病变在T_1WI多为中等和较低信号,在T_2WI呈低、中、高不均匀混杂信号,高信号主要由软骨母细胞瘤中含透明软骨基质造成(图5-4)。周围骨髓及软组织内可见水肿是软骨母细胞瘤的一个特点。

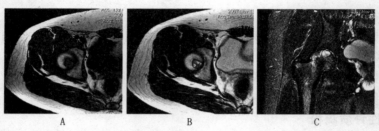

A.右髋关节水平面T_1WI,右侧股骨头可见中等信号病灶,边界清晰,内部信号均匀;B.右髋关节水平面T_2WI,病灶内中、高信号混杂,高信号为透明软骨基质;C.右髋关节冠状面脂肪抑制T_2WI可见周围髓腔少量水肿

图5-4　右股骨头软骨母细胞瘤

(三)鉴别诊断

1.骨骺干骺端感染

结核好发于干骺端,由干骺端跨骺板累及骨骺,但病变的主体部分在干骺端,周围的硬化边在T_1WI和T_2WI呈低信号。骨脓肿好发于干骺端,一般不累及骨骺,在T_1WI囊肿壁呈中等信号,囊液呈低信号,可有窦道,MRI表现也可类似骨结核。

2.骨巨细胞瘤

骨巨细胞瘤好发于20~40岁患者的骨端,根据年龄和部位不难鉴别。但是发生于骨骺已闭合者的软骨母细胞瘤,有时易与骨巨细胞瘤混淆,鉴别要点是观察病变内是否有钙化。

3.动脉瘤样骨囊肿

软骨母细胞瘤继发动脉瘤样骨囊肿时,需与原发动脉瘤样骨囊肿鉴别,前者往往有钙化。

4.恶性骨肿瘤

发生于不规则骨的软骨母细胞瘤,生长活跃,有软组织肿块及骨膜反应时,需与恶性骨肿瘤鉴别。

二、动脉瘤样骨囊肿

动脉瘤样骨囊肿(ABC)约占所有骨肿瘤的14%,好发于30岁以下的青年人,多出现在长骨干骺端和脊柱,男女发病率之比约为1.5:1。本病分为原发和继发两类。

(一)临床表现与病理特征

本病临床症状轻微,主要为局部肿胀疼痛,呈隐袭性发病。侵犯脊柱者,可引起局部疼痛,出现神经压迫症状。

组织学方面,ABC似充满血液的海绵,由多个相互融合的海绵状囊腔组成,内部的囊性间隔由成纤维细胞、破骨细胞样巨细胞、类骨质和编织骨构成。

（二）MRI 表现

长骨干骺端多见，沿骨干长轴生长，病变膨胀明显，一般为偏心生长，边缘清晰，内部为大小不等的囊腔样结构。尽管病变内各个囊腔的影像表现存在很大差异，但其内间隔和液-液平面仍能清晰显示（图 5-5）。ABC 内间隔和壁较薄，呈边缘清晰的低信号，这与其为纤维组织有关。囊腔内可见大小不等的液-液平面。在 T_1WI，液平面上方的信号低于下方的信号；在 T_2WI，液平面上方的信号高于下方的信号。

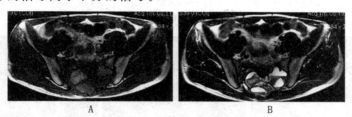

A.骶骨 MRI 水平面 T_1WI，骶骨可见多个囊腔及数个大小不等的液-液平面，液平面上方的信号低于下方；B.横断面 T_2WI，液平面上方信号高于下方

图 5-5　动脉瘤样骨囊肿

（三）鉴别诊断

1.骨囊肿

发病年龄和发病部位与 ABC 相似，但骨囊肿的膨胀没有 ABC 明显。骨囊肿内部常为均一的长 T_1、长 T_2 信号，除非合并病理骨折，否则内部不会有出血信号。ABC 内部为多发囊腔，常见多发液-液平面。

2.毛细血管扩张型骨肉瘤

肿瘤内部也可见大量的液-液平面，而且液-液平面占肿瘤体积的 90 % 以上，因此需与 ABC 鉴别。鉴别要点是，X 射线平片显示前者破坏更严重、进展快，MRI 清晰显示软组织肿块，如 X 射线平片或 CT 显示瘤骨形成，提示毛细血管扩张型骨肉瘤可能性更大。

第五节　软组织肿瘤的 MR 诊断

本节软组织定义为除淋巴造血组织、神经胶质、实质器官支持组织外的非上皮性骨外组织，包括纤维、脂肪、肌肉、脉管、滑膜和间皮等。它们均由中胚层衍生而来，故凡是源于上述组织的肿瘤均属于软组织肿瘤。软组织肿瘤的真正发病率不详，但良性软组织肿瘤数量至少是恶性软组织肿瘤的 10 倍。致病因素有基因、放疗、环境、感染、创伤等。

软组织肿瘤种类繁多，有些肿瘤虽不能确诊病变的病理学类型，但在鉴别良恶性方面比较简单。主要的鉴别点包括肿瘤是否突破原有间隙的筋膜、肿瘤边界、肿瘤生长速度、肿瘤大小、肿瘤所在部位、肿瘤内部密度或信号的均匀程度（如有无液化坏死、出血、钙化、流空血管）等。部分软组织肿瘤有特征性 MRI 表现，诊断不难，在此主要列举此类软组织肿瘤。

一、脂肪瘤

脂肪瘤是源于原始间叶组织的肿瘤，是最常见的良性软组织肿瘤。

(一)临床表现与病理特征

脂肪瘤好发于 30～50 岁,女性多于男性,皮下表浅部位多见。临床常触及质软包块,一般无临床不适。病理方面,良性脂肪瘤几乎为成熟的脂肪组织,其内可有纤维性间隔,使肿瘤呈小叶状改变。瘤体内偶有灶状脂肪坏死、梗死、钙化。

(二)MRI 表现

瘤体边缘清晰,内部一般呈均匀的短 T_1、长 T_2 信号,在脂肪抑制图像呈低信号,与皮下脂肪信号改变相似。瘤内偶有薄的纤维间隔,呈线状低信号,其特点为间隔较薄,且厚薄均匀,没有壁结节(图 5-6)。增强扫描时病变无强化,间隔结构偶有轻度强化。

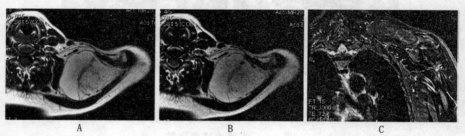

A.左肩部横断面 T_1WI,可见边界清晰的高信号病灶,内部有薄的分隔;B.左肩部横断面 T_2WI,病变呈均匀高信号;C.左肩部冠状面脂肪抑制 T_2WI,病灶呈低信号,与周围脂肪信号改变类似

图 5-6　肩部脂肪瘤

(三)鉴别诊断

脂肪瘤内存在纤维间隔时,需与高分化脂肪肉瘤鉴别。前者间隔较薄,厚薄均匀,无壁结节,增强扫描时无或仅有轻度强化;后者间隔较厚,厚薄不均,有壁结节,增强扫描时明显强化。

二、脂肪肉瘤

脂肪肉瘤是起源于脂肪组织的恶性肿瘤,是成人第二常见的软组织恶性肿瘤。

(一)临床表现与病理特征

脂肪肉瘤多见于 50～60 岁的中老年人,男女比例约为 4∶1,好发于大腿及腹膜后部位。临床上常触及肿块,边界不清,有压痛,活动度差,可有疼痛和功能障碍。显微镜下观察,脂肪肉瘤的共同形态学特征是存在脂肪母细胞,因胞质内含有一个或多个脂肪空泡,故瘤细胞呈印戒状或海绵状。大体病理观察,脂肪肉瘤边界清晰,但无包膜。

(二)MRI 表现

组织分化好的脂肪肉瘤以脂肪成分为主,在 T_1WI 及 T_2WI 均呈高信号,在脂肪抑制图像呈低信号。瘤体内部分隔较多、较厚,且厚薄不均,可有实性结节,增强扫描时可有强化。组织分化不良的脂肪肉瘤,其内含有不同程度的脂肪成分,对诊断具有意义。如果病变不含脂肪成分,诊断脂肪肉瘤将很困难,因为其与其他软组织恶性肿瘤表现相似,呈长 T_1、长 T_2 信号,信号不均,内部可有更长 T_1、长 T_2 信号,代表病变内坏死区,瘤体边界不清晰,侵蚀邻近骨,增强扫描时病变明显强化,强化一般不均匀。

（三）鉴别诊断

1.良性脂肪瘤

分化良好的脂肪肉瘤需与脂肪瘤鉴别,鉴别要点见前文描述。

2.恶性纤维组织细胞瘤

分化不良的脂肪肉瘤,需要与恶性纤维组织细胞瘤鉴别。如 MRI 显示脂肪成分,可提示脂肪肉瘤诊断,如果未发现脂肪成分,则很难与恶性纤维组织细胞瘤鉴别,一般需要病理确诊。

三、神经源性肿瘤

神经源性肿瘤是外周神经常见的肿瘤之一,可单发或多发。多发者称为神经纤维瘤病,是一种复杂的疾病,同时累及神经外胚层及中胚层。

（一）临床表现与病理特征

神经鞘瘤可发生于任何年龄,以 20～50 岁常见,男女发病率差别不大,好发于四肢肌间。而神经纤维瘤以 20～30 岁多见,好发于皮下。外周神经源性肿瘤好发于四肢的屈侧和掌侧,下肢多于上肢。临床上常触及无痛性肿块,沿神经长轴分布。伴发神经纤维瘤病时,皮肤可有咖啡斑。

恶性神经源性肿瘤肿块往往较大,有疼痛及神经系统症状,如肌力减弱、感觉丧失等。肿瘤细胞排列成束,内部出血、坏死常见,异型性区域占 10 ％～15 ％,局部可出现成熟的软骨、横纹肌、肉芽组织或上皮成分。大部分恶性神经源性肿瘤为高分化肉瘤。

神经鞘瘤呈梭形,位于神经的一侧,把神经挤压到另一侧,被神经鞘膜包绕。镜下分为 Antoni A、B 两区,A 区瘤细胞丰富,梭形,呈栅栏状排列,或呈器官样结构,B 区以丰富的血管、高度水肿和囊变为特征,两者混杂于肿瘤中,两者的比例在不同患者中也有不同。肿瘤较大时常出现液化、坏死、钙化、纤维化等退行性改变。

神经纤维瘤呈梭形,位于神经鞘膜内,与正常神经混成一块,无法分离。神经纤维瘤由交织成网状的、比较长的细胞组成,含有大量的胶原纤维,囊变区没有神经鞘瘤明显。

（二）MRI 表现

神经源性肿瘤主要沿神经走行,一般呈梭形。在 T_1WI,瘤体信号均匀或轻度不均匀,信号强度等于或稍低于肌肉。在 T_2WI,瘤体可为中度或明显高信号,轻度不均匀。良性神经源性肿瘤的信号不均匀(图 5-7),反映了肿瘤内细胞密集区与细胞稀疏区共存,以及肿瘤内部囊变及出血改变。

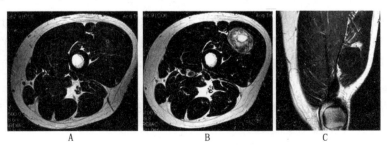

A.横断面 T_1WI,瘤体信号强度接近肌肉信号,轻度不均匀;B.横断面 T_2WI,病变呈不均匀高信号,可见"靶征";C.冠状面 T_1WI,瘤体中心可见更低信号区

图 5-7　下肢神经源性肿瘤

神经源性肿瘤有时可见相对特征性的 MRI 表现，即于 T_2WI 出现"靶征"。组织学上，靶缘区为结构较疏松的黏液样基质，在 T_2WI 呈高信号；靶心为肿瘤实质区，含有大量紧密排列的肿瘤细胞及少许纤维和脂肪，在 T_2WI 呈等信号；Gd-DTPA 增强扫描时，靶中心显著强化，信号强度高于靶缘区。有时，中心出现不规则强化，而周边出现不规则环状未强化区，这种表现类似"靶征"。不同的是，中心肿瘤实质区不规则，不呈圆形。

肿瘤多发者可在神经周围簇状分布，或沿神经形成串珠样改变。另外，由于神经源性肿瘤起源于神经，在其两端可见增粗的神经与其相连。后者在脂肪抑制 T_2WI 呈高信号，增强扫描时出现中度强化，这种位于肿瘤两端且增粗的神经称为"鼠尾征"。

（三）鉴别诊断

（1）神经鞘瘤与神经纤维瘤单凭 MRI 表现很难鉴别。如果发生于大的神经，可根据病变与神经的关系进行鉴别，神经鞘瘤在神经的一侧偏心生长，而神经纤维瘤与正常神经混杂在一块生长，无法分割。

（2）良性神经源性肿瘤与恶性神经源性肿瘤的鉴别：恶性神经源性肿瘤体积更大（大于5 cm），血供更丰富，强化更明显，中心坏死更明显，边界不清，可侵犯邻近骨质，生长迅速。

（3）恶性神经源性肿瘤与其他恶性肿瘤主要根据肿瘤与神经的位置关系鉴别。

四、血管瘤和血管畸形

血管瘤和血管畸形是软组织常见的良性血管疾病，占软组织良性占位性病变的 7 ％左右。两者发病机制不清。

（一）临床表现与病理特征

实际上，病变在儿童时期已存在。临床表现可为局限性疼痛或压痛，体检见暗青色软组织肿块，触之柔软，压之可褪色和缩小。大体病理组织质韧，有小叶状突起，表面光滑，边界清楚，无包膜，切面呈实质状，压迫后不退缩。光镜下可见增殖期血管内皮细胞肥大、不同程度增生，在增生活跃处血管腔不明显，在增生不活跃处可以看到小的血管腔，它们被纤细的纤维组织分隔，形成小叶状结构。

（二）MRI 表现

局部血管畸形或血管瘤一般位于比较表浅的部位，但也可累及深部结构，如骨骼肌肉系统，深部血管瘤通常位于肌肉内。病灶可单发或多发，呈结节状或弥漫性生长，绝大多数无包膜。在 T_2WI，血管瘤呈葡萄状高信号，这是由于海绵状或囊状血管间隙含静止的血液。间隙内也可出现液-液平面，内部可见斑点状或网状低信号，代表纤维组织、快流速的血流或局灶性钙化。血栓区可呈环状低信号，类似静脉石。在 T_1WI，血管瘤呈中等信号，有些血管瘤周边可见高信号，代表病变内脂肪（图 5-8）。

在增强扫描时，血管畸形表现为强弱不等的不均匀强化；血管瘤则强化明显，呈被线状低信号分隔的分块状、片状强化。

（三）鉴别诊断

1.脂肪瘤

血管瘤或血管畸形中可存在脂肪组织，因此需与脂肪瘤鉴别。脂肪瘤形态多规则，圆形或卵圆形，有包膜，在 T_1WI、T_2WI 均呈边界清晰的高信号，其内可有分隔，增强扫描无强化，脂肪抑制像呈低信号,与皮下脂肪同步变化。血管瘤形态多不规则或弥漫生长,无明确分界,脂肪组织弥散分布于病变内。

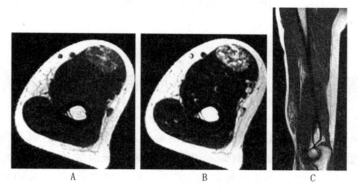

A.右肘关节横断面 T_1WI,皮下软组织内可见中等信号病灶,其内混杂脂肪高信号;B.右肘关节横断面 T_2WI,病灶呈不均匀高信号;C.右肘关节冠状面增强扫描 T_1WI,病灶呈不均匀中等程度强化

图 5-8　上肢血管瘤

2.血管脂肪瘤

血管脂肪瘤好发于青少年,位于皮下,大部分多发,体积比较小,有包膜,边界清晰,内含脂肪组织及小的毛细血管。因此,MRI 信号不均匀,呈短 T_1、长 T_2 信号,内含中等 T_1、长 T_2 信号结构,代表血管成分,这些区域在脂肪抑制 MRI 图像呈高信号。

第六章　循环系统疾病的 MR 诊断

第一节　缺血性心脏病的 MR 诊断

缺血性心脏病是指由冠状动脉阻塞所造成的心肌缺血、心肌梗死,以及由此导致的一系列心脏形态及功能改变。心脏 MRI 可对缺血性心脏病进行全面的检查,包括形态学、局部及整体心功能评价、心肌灌注成像、心肌活性检查,正在成为一项能够全面、准确地评价缺血性心脏病的现代影像技术。

一、心肌缺血

心脏的血液供应主要由冠状动脉提供,冠状动脉各支分别供应不同的心脏节段,前降支供应左心室前壁、室间隔中段和尖段,回旋支供应左心室后壁,右冠状动脉供应右心室及左心室下壁、室间隔基底段,左心室下壁尖段由前降支和右冠状动脉双重供血,左心室侧壁尖段由回旋支和前降支双重供血。冠状动脉阻塞是心肌缺血的根本原因。严重缺血时,心肌缺氧所造成的各类致痛因子如缓激肽、前列腺素等的释放将导致心绞痛。

(一)临床表现与病理特征

临床表现为心前区可波及左肩臂或至颈咽部的压迫或紧缩性疼痛,也可有烧灼感。其诱因常为剧烈体力活动或情绪激动,也可由寒冷、吸烟、心动过速等诱发。疼痛出现后逐步加重,一般于 5 分钟内随着停止诱发症状的活动或服用硝酸甘油逐步消失。根据临床特征的不同,心绞痛可分为稳定型心绞痛、变异型心绞痛及不稳定型心绞痛。但无论哪种类型的心绞痛,其疼痛强度均较心肌梗死轻,持续时间较短。

心肌缺血最常见的原因是由动脉粥样硬化斑块造成的冠状动脉狭窄,这类狭窄大多分布于心外膜下的大冠状动脉。动脉硬化斑块早期由血管内皮细胞受损、平滑肌细胞增殖内移发展而来,进而发生内皮下脂质沉积、纤维结缔组织增生。斑块阻塞面积在 40 % 以下时,基本不影响心肌灌注,一般无临床症状。随着斑块阻塞面积的加大,在冠状动脉轻至中度狭窄(阻塞面积达到 50 %～80 %)时,静息状态下狭窄冠脉远端的阻力血管将发生不同程度的扩张以维持相当的心肌灌注,静息状态下无明显临床表现。重度的冠脉狭窄(阻塞面积 90 % 左右)患者在静息时亦无法保证适当的心肌灌注,出现灌注异常,临床上出现静息痛。除冠状动脉粥样硬化外,心肌缺血还有以下病因:①冠状血管神经、代谢及体液调节紊乱导致的冠状动脉痉挛;②冠状动脉微血管内皮功能状态异常导致的心肌灌注下降;③冠状动脉炎症、先天发育畸形及栓子栓塞。

(二)MRI 表现

心肌缺血严重(缺血性心肌病)时,可出现心肌内广泛或局灶性纤维结缔组织增生、局部或整体心肌变薄、心腔扩大等改变。MRI 可显示相应形态异常。但在大多数情况下,心肌缺血仅表现为功能性心肌灌注异常。根据缺血程度不同,MRI 心肌灌注可表现为:①静息状态各段心肌灌注正常,负荷状态心内膜下心肌或全层心肌透壁性灌注减低或缺损(图 6-1);②静息状态缺血心肌灌注减低或延迟,负荷状态灌注缺损(图 6-2);③静息状态缺血心肌灌注缺损(图 6-3)。灌注异常区域多数与冠脉供血区相吻合,与核素心肌灌注检查的符合率为 87 %～100 %,与目前仍作为冠心病诊断"金标准"的 X 射线冠状动脉造影的诊断符合率为 79 %～87.5 %。此外,严重心肌缺血时(长时间心肌严重缺血,心肌细胞结构完整但局部室壁减弱或消失,称心肌冬眠;短暂心肌严重缺血,心肌结构未损害但收缩功能需较长时间恢复,称心肌顿抑),MRI 可发现心室壁运动异常,平行于室间隔长轴位、垂直于室间隔长轴位及无间隔连续左心室短轴位检查可准确判断运动异常的室壁范围。

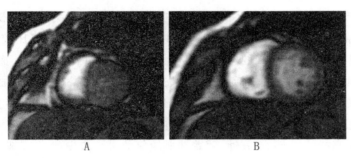

A.静息灌注成像,显示心肌灌注均匀一致;B.腺苷负荷后心肌灌注成像,显示间隔壁心肌灌注减低

图 6-1 心脏短轴位左心室中部层面静息及负荷心肌灌注成像

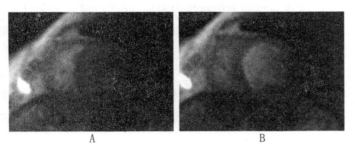

A.静息灌注成像,显示下壁灌注减低;B.负荷后灌注成像,显示该区域灌注减低更为明显,为灌注缺损表现

图 6-2 心脏短轴位左心室中部层面静息及负荷心肌灌注成像

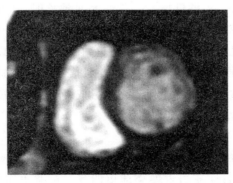

图 6-3 心脏短轴位左心室中部层面静息及负荷心肌灌注成像

注:静息时即可显示下间隔壁灌注缺损

（三）鉴别诊断

心肌缺血的 MRI 检查包括形态、灌注、运动功能等诸多方面。其他心脏疾病，如扩张型心肌病也表现为心腔扩大、心室壁变薄，肥厚型心肌病也会出现室壁运动减弱，甚至小范围的心肌灌注异常，但结合临床表现和综合 MRI 检查，与心肌缺血鉴别不难。

二、心肌梗死

继发于冠状动脉粥样硬化斑块破裂及血栓形成的急性冠状动脉闭塞是心肌梗死最常见的原因。

（一）临床表现与病理特征

急性心肌梗死的主要症状是持久的胸骨后剧烈疼痛。典型者为胸骨后挤压性或压榨性疼痛，往往放射至颈部或左上肢。疼痛持续 15～30 分钟或更长，与心绞痛比较，疼痛程度重且时间长为其特点。其他临床表现有呼吸短促、出汗、恶心、发热，白细胞计数、血清酶增高及心电图改变。急性心肌梗死的并发症包括恶性心律失常、休克、左心室室壁瘤形成、室间隔穿孔、乳头肌断裂及心力衰竭等。病程大于 6 周者为陈旧性心肌梗死，临床表现除可能继续存在的心肌缺血症状外，主要为急性心肌梗死并发症的相应表现。

当冠状动脉闭塞持续 20～40 分钟，随着缺血缺氧的进一步发展，细胞膜的完整性被破坏，心肌酶漏出，心肌细胞发生不可逆性的损伤，即发生梗死。8 天后，坏死的心肌纤维逐渐被溶解，肉芽组织在梗死区边缘出现，血管和成纤维细胞继续向内生长，同时移除坏死的心肌细胞。到第 6 周，梗死区通常已经成为牢固的结缔组织瘢痕，其间可散布未受损害的心肌纤维。心肌梗死一般首先发生在缺血区的心内膜下心肌，后逐渐向心外膜下及周边扩展。根据梗死范围，病理上分为三型：①透壁性心肌梗死，梗死范围累及心室壁全层。②心内膜下心肌梗死，仅累及心室壁心肌的内 1/3 层，并可波及乳头肌；严重者坏死灶扩大、融合，形成累及整个心内膜下心肌的坏死，称为环状梗死。③灶性心肌梗死，病灶较小，临床上多无异常表现，生前常难以发现；病理呈不规则分布的多发性小灶状坏死，分布常不限于某一支冠状动脉的供血范围。

（二）MRI 表现

1.心肌信号

在 SE 序列 MRI，心肌为类似骨骼肌信号强度的中等信号，有别于周围心外膜下脂肪的高信号和相邻心腔内血流呈"黑色"的低信号。急性心肌梗死时，坏死心肌及周围水肿使相应区域的 T_1 及 T_2 延长，在 T_2WI 呈高信号。急性心梗 24 小时内即可在 T_2WI 观察到信号强度增加，并可维持至第 10 天。但由于急性梗死灶周围存在水肿带，所以高信号范围大于真实的梗死区域。在亚急性期（心肌梗死发生 72 小时内）心肌信号异常范围与实际梗死区域大致相当。慢性期（心肌梗死发生 6 周以上）由于梗死后瘢痕形成，水分含量较正常心肌组织低，在 SE 序列呈低信号。T_2WI 较 T_1WI 明显。

2.心肌厚度

节段性室壁变薄是陈旧性心肌梗死的形态特征，坏死心肌吸收、纤维瘢痕形成是心肌变薄的病理基础，陈旧透壁性心肌梗死后室壁变薄更明显。前降支阻塞可造成左心室前、侧壁和（或）前间壁变薄，右冠状动脉阻塞则造成左心室后壁和（或）下壁变薄。MRI 可直接显示心肌组织，心外膜面和心内膜面边界清晰，可精确测量心肌变薄。电影 MRI 通过测量室壁厚度判断存在心肌梗死的标准为:病变区域室壁厚度小于或等于同一层面正常心肌节段室壁厚度的 65 %。判断透壁性心肌梗死的标准为:病变区域舒张末期室壁厚度小于 5.5 mm。

3.室壁运动功能改变

电影 MRI 是评价心脏整体及局部舒缩功能的最佳影像技术。通过无间隔连续左心室短轴位、平行于室间隔左心室长轴位及垂直于室间隔左心室长轴位电影 MRI,可精确评价急性及慢性心肌梗死的一系列功能变化,如整体或局部室壁运动状态、收缩期室壁增厚率、射血分数(EF)值、心腔容积等。

4.心肌灌注成像

心肌灌注成像可显示心肌梗死后的组织坏死或瘢痕形成所致的灌注减低及缺损。由于急性心肌梗死时常存在心肌的再灌注,灌注检查可无异常表现,因此单纯心肌灌注成像无法准确诊断急性心肌梗死。

5.对比增强延迟扫描心肌活性检查

心肌梗死区域表现为高信号。MRI 的高空间分辨率,使其可精确显示梗死透壁程度,分为以下三种类型:①透壁强化,表现为全层心肌高信号,多为均匀强化;②非透壁强化,为心内膜下心肌或心内膜下至中层心肌区域强化,而心外膜下至中层或心外膜下心肌信号正常(存活心肌);③混合性强化,同一心肌段内透壁和非透壁强化并存。

如果在大面积延迟强化区域内观察到信号减低区,就需与存活心肌鉴别。病理研究表明,这一位于延迟强化区域中心或紧贴心内膜下,被称为"无再灌注区"或"无复流区"的信号减低区,为继发于心肌梗死的严重微血管损伤,毛细血管内存在大量的红细胞、中性粒细胞及坏死心肌细胞,阻塞与充填使对比剂不能或晚于周围结构进入这一区域。它并非存活心肌,而是重度的不可恢复的心肌坏死。其与存活心肌的影像鉴别要点如下:①"无再灌注区"周围常有高强化区环绕且常位于心内膜下,在连续的短轴像可以观察这一征象;②在首过心肌灌注成像中,这一区域没有首过强化;③在上述表现不明显,仍难与存活心肌鉴别时,可在延长延迟时间后再次扫描,如延迟 30～40 分钟,由于组织间隙的渗透作用,"无再灌注区"将出现强度不等的延迟强化。

6.并发症 MRI

(1)室壁瘤:分为假性室壁瘤和真性室壁瘤。前者常发生于左心室下壁及后壁,为透壁性梗死心肌穿孔后周围心包等包裹形成,瘤口径线小于瘤体直径为其主要特征,电影 MRI 可见瘤体通过一瘤颈与左心室腔相通,瘤内可见血流信号;后者为梗死心肌几乎完全被纤维瘢痕组织替代,丧失收缩能力,在心室收缩期和(或)舒张期均向心腔轮廓外膨出,常位于前壁及心尖附近,瘤壁菲薄(可至 1 mm),瘤口径线大于瘤体直径。电影 MRI 显示左心室腔局部室壁明显变薄,收缩期矛盾运动,或收缩期及舒张期均突出于左心室轮廓外的宽基底囊状结构。

(2)左心室附壁血栓:附着于心室壁或充填于室壁瘤内的团片样充盈缺损(GRE 序列)。SE 序列血栓的信号强度随血栓形成的时间(血栓的年龄)而异,亚急性血栓 T_1WI 常表现为中等至高信号,T_2WI 呈高信号,而慢性血栓在 T_1WI 和 T_2WI 均呈低信号。

(3)室间隔穿孔:表现为肌部室间隔连续性中断,以水平面及四腔位显示清晰,电影 MRI 可见心室水平异常血流信号。

（4）乳头肌断裂：平行于室间隔长轴位或垂直于室间隔长轴位电影 MRI 可显示继发于乳头肌断裂的二尖瓣关闭不全所致的左心房反流信号。

（5）心功能不全：连续短轴像结合长轴位电影 MRI 可评价继发于心肌梗死的左心室局部及整体运动功能异常，测量各种心功能指数。

第二节　胸主动脉疾病的 MR 诊断

胸主动脉疾病并不少见，且逐年增多。这与人口老龄化、医学影像技术进步和临床医师对本病的认识提高有关。主要疾病包括主动脉夹层、胸主动脉瘤、主动脉壁间血肿、穿透性动脉硬化溃疡、胸主动脉外伤等。现就临床较为常见的前两种疾病加以讨论。

一、主动脉夹层（AD）

AD 是一类病情凶险、进展快、病死率高的急性胸主动脉疾病，其死亡率及进展风险随着时间的推移而逐步降低。急性 AD 指最初的临床症状出现 2 周以内，而慢性 AD 指症状出现 2 周或 2 周以上。据国外报道，未经治疗的急性 Stanford A 型主动脉夹层，最初 48～72 小时期间每小时的死亡率为 1 ％～2 ％，即发病 2～3 天死亡率约为 50 ％，2 周内死亡率约为 80 ％。

（一）临床表现与病理特征

胸部背部剧烈疼痛且无法缓解是急性 AD 最常见的初发症状，心电图无 ST-T 改变。疼痛多位于胸部的正后方，呈刺痛、撕裂痛或刀割样疼痛。常突然发作，很少放射到颈、肩及左上肢，这与冠心病心绞痛不同。患者常因剧痛出现休克貌，但血压不降低或升高。部分患者疼痛不显著，可能与起病缓慢有关。随着病情发展，部分患者出现低血压，是心脏压塞、急性重度主动脉瓣反流、夹层破裂导致的。大约 38 ％的患者两上肢血压及脉搏不一致，此为夹层累及或压迫无名动脉及左锁骨下动脉所造成的"假性低血压"。胸部 AD 体征无特征性，累及升主动脉时可闻及主动脉瓣关闭不全杂音，主动脉弓部分支血管受累可致相应动脉搏动减弱或消失，夹层破入心包腔引起心脏压塞时听诊闻及心包摩擦音。此外，AD 累及冠状动脉引发急性心肌梗死，夹层破裂入胸腔或内膜撕裂后主动脉壁通透性改变可造成单侧或双侧胸腔积液，累及肾动脉可造成血尿、无尿和急性肾衰竭，累及腹腔动脉、肠系膜上下动脉时出现急腹症及肠坏死。

典型 AD 始发于主动脉内膜和中层撕裂，主动脉腔内血液在脉压驱动下，经内膜撕裂口穿透病变中层，分离中层并形成夹层。由于管腔内压力不断推动，分离在主动脉壁内推进不同的长度。广泛者可自升主动脉至腹主动脉分叉部，并累及主动脉各分支血管，甚至闭塞分支血管。典型夹层为顺向分离，即自近端内膜撕裂口处向主动脉远端扩展，但有时从内膜撕裂口逆向进展。

主动脉壁分离层之间充盈血液，形成一个假腔，出现所谓"双腔主动脉"。剪切力导致内膜片（分离主动脉壁的内层部分）进一步撕裂，形成内膜再破口或出口。血液的持续充盈使假腔进一步扩张，内膜片则突入真腔，真腔可受压变窄或塌陷。内膜撕裂口多发生在主动脉内壁流体动力学压力最大处，即升主动脉（窦上数厘米处）外右侧壁，或降主动脉近端（左锁骨下动脉开口以远)动脉韧带处。少数发生在腹主动脉等处。

高血压和马方综合征是 AD 的主要诱因。北京安贞医院一组 74 例 AD 患者中,有高血压病史者44 例(占 59.5 %),马方综合征者 9 例(占 12.2 %)。胸主动脉粥样硬化性病变是否为 AD 的诱因,目前仍存在争议。在这组 74 例 AD 患者中,16 例有粥样硬化,其中 13 例有高血压病史,3 例血压正常但均为高龄患者(67～78 岁)。国外一组 17 例 AD 患者中,11 例高血压者均有广泛而严重的主动脉粥样硬化。先天性心血管疾病,如主动脉瓣二叶畸形和主动脉缩窄、妊娠期内分泌变化等也与 AD 发生有关。

AD 主要有两种分型方法。Debakey 分型法根据原发内破口起源位置及夹层累及范围将 AD 分为:Debakey Ⅰ 型,破口位于升主动脉,夹层范围广泛;Debakey Ⅱ 型,破口位于升主动脉,夹层范围局限于升主动脉;Debakey Ⅲ 型,升主动脉未受累,破口位于左锁骨下动脉远端,其中,夹层范围局限者为Ⅲ甲,广泛者为Ⅲ乙(图 6-4)。Stanford 分型法仅依赖病变累及范围:凡夹层累及升主动脉者均为 A 型,余者为 B 型。

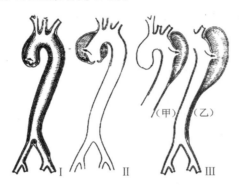

图 6-4　胸主动脉夹层 Debakey 分型模式图

(二)MRI 表现

MRI 征象包括:①内膜片,是 AD 的直接征象,在 MRI 呈线状结构,将主动脉分隔为真腔和假腔;内膜片沿主动脉长轴方向延伸,于水平面显示清晰,与主动脉腔信号相比可呈低信号或高信号。②真腔和假腔,形成"双腔主动脉",是 AD 的另一直接征象;通常真腔小,假腔大;在升主动脉,假腔常位于右侧(真腔外侧);在降主动脉,常位于左侧(同样是真腔外侧);在主动脉弓部,常位于真腔前上方;内膜片螺旋状撕裂时,假腔可位于任何方位;假腔可呈多种形态,如半月形、三角形、环形和多腔形;根据 MRI 序列和血流速度不同,真假腔的信号强度可以相同,亦可不同。③内膜破口和再破口,在黑血和亮血 MRI 表现为内膜连续性中断;MRI 电影可见破口处血流往返,或假腔内血流信号喷射征象;对比增强磁共振血管成像(CE-MRA)显示破口优于亮血与黑血序列。④主要分支血管受累,直接征象为内膜片延伸至血管开口或管腔内,引起受累血管狭窄和闭塞,间接征象为脏器或组织缺血、梗死或灌注减低;MPR 是观察分支血管受累的最佳方法。⑤并发症和并存疾病,MRI 可显示主动脉瓣关闭不全、左心功能不全、心包积液、胸腔积液、主动脉破裂或假性动脉瘤,以及假腔血栓形成等异常(图 6-5)。

(三)鉴别诊断

综合运用各项 MRI 技术,可清晰地显示该病的直接征象、间接征象及各类并发症,做出准确的定性诊断及分型诊断,不存在过多的鉴别诊断问题。

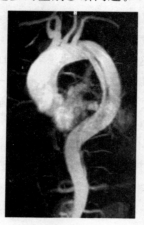

图 6-5　胸主动脉夹层 Debakey Ⅲ 型 CE-MRA 后 MIP 斜矢状面重组图像,
主动脉弓降部以远增宽,呈双腔主动脉,内膜片呈螺旋状撕裂

二、胸主动脉瘤

胸主动脉瘤是指局限性或弥漫性胸主动脉扩张,其管径为正常主动脉的 1.5 倍或以上。按病理解剖和瘤壁的组织结构分为真性和假性动脉瘤。前者是指由于血管壁中层弹力纤维变性、失去原有坚韧性,形成局部薄弱区,在动脉内压力作用下,主动脉壁全层扩张或局限性向外膨突;后者是指因主动脉壁破裂或内膜及中层破裂,造成出血或外膜局限性向外膨突,瘤壁由血管周围结缔组织、血栓或血管外膜构成,常有狭窄的瘤颈。

(一)临床表现与病理特征

本病临床表现变化差异较大且复杂多样,主要取决于动脉瘤大小、部位、病因、压迫周围组织器官的程度及并发症。轻者无任何症状和体征,较重者有时胸背部疼痛,可为持续性和阵发性的隐痛、闷胀痛或酸痛。突发性撕裂或刀割样疼痛类似于 AD 病变,常提示动脉瘤破裂,病程凶险。动脉瘤压迫周围结构可出现气短、咳嗽、呼吸困难、肺炎和咯血等呼吸道症状,也可有声音嘶哑、吞咽困难、呕血和胸壁静脉曲张。胸部体表可见搏动性膨突,以及收缩期震颤,可闻及血管性杂音。如病变累及主动脉瓣,可有主动脉瓣关闭不全、左心功能不全的表现。

病因可分为动脉粥样硬化性、感染性、创伤性、先天性、大动脉炎性、梅毒性、马方综合征和贝赫切特综合征等,以粥样硬化性主动脉瘤最常见。任何主动脉瘤均有进展、增大的自然过程,破裂是其最终后果。瘤体愈大,张力愈大,破裂可能愈大。主动脉瘤倍增时间缩短或形状改变,是破裂前的重要变化。

(二)MRI 表现

MRI 征象包括:①在 SE 序列,水平面和冠状面 MRI 显示胸主动脉呈囊状或梭囊状扩张的低信号,以及动脉瘤内血栓、瘤壁增厚及瘤周出血。脂肪抑制 MRI 有助于区别脂肪组织与血肿或粥样硬化增厚。矢状面或斜矢状面可确定瘤体部位及累及范围。②亮血与黑血序列MRI 的优点是成像速度快,图像分辨率和对比度高,伪影少。③对 CE-MRA 原始图像重组,可形成 MIP 和 MPR 图像。MIP 类似于传统 X 射线血管造影,可显示主动脉瘤形态、范围、动脉瘤与主要分支血管的关系。MPR 可多角度连续单层面显示主动脉瘤详细特征,包括瘤腔形态、瘤腔内血栓、瘤壁特征、瘤周出血或血肿、瘤周软组织结构,以及瘤腔与近端和远端主动脉及受累分支血管的关系(图 6-6)。

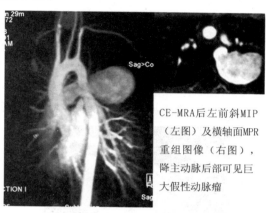

CE-MRA后左前斜MIP（左图）及横轴面MPR重组图像（右图），降主动脉后部可见巨大假性动脉瘤

图 6-6　胸主动脉假性动脉瘤

(三)鉴别诊断

MRI 与多排螺旋 CT 同是显示胸主动脉瘤的无创性影像技术,诊断该病极为准确,不存在过多鉴别诊断问题。

第三节　心肌病的 MR 诊断

心肌病是一类伴有特定的形态、功能、电生理等方面改变的心肌疾病。1980 年,世界卫生组织和国际心脏病学会及联合会心肌病定义分类委员会将心肌病定义为"原因不明的心肌疾病",并将其分为扩张型、肥厚型及限制型三类。

一、扩张型心肌病

扩张型心肌病在心肌病中发病率最高,多见于 40 岁以下中青年,临床症状缺乏特异性。

(一)临床表现与病理特征

起病初期部分病例可有心悸气短,但大多数病例早期表现隐匿且发展缓慢。随着病程发展,临床表现为心脏收缩能力下降所致的充血性心力衰竭、各类心律失常,以及心腔内血栓引起的体动脉栓塞。听诊一般无病理性杂音。心电图可显示双侧心室肥厚、各类传导阻滞及异常 Q 波等。

病理改变为心室腔扩大,主要累及左心室,有时累及双侧心室。室壁通常正常,部分病例可出现与心腔扩张不相匹配的室壁增厚。心室肌小梁肥大,肉柱呈多层交织、隐窝深陷,常见附壁血栓。心腔扩大显著者,可造成房室瓣环扩大,导致房室瓣关闭不全。心肌细胞萎缩与代偿性心肌细胞肥大并存,可见小灶性液化性心肌溶解,或散在小灶性心肌细胞坏死,以及不同程度的间质纤维化。总体而言,病理所见缺少特异性。

（二）MRI 表现

MRI 征象包括：①心肌信号变化，本病于 SE 序列 T_1WI、T_2WI 心肌多表现为较均匀等信号，少数病例 T_2WI 可呈混杂信号。心腔内附壁血栓在 T_2WI 多呈高信号。②心腔形态改变，以电影 MRI 短轴位及心腔长轴位观察，一般心室横径增大较长径明显。仅有左心室腔扩大者为左室型，室间隔呈弧形凸向右心室；仅有右心室扩大者为右室型，室间隔呈弧形凸向左心室；左右心室均扩大者为双室型。③心室壁改变，部分病例早期受累心腔心室壁可稍增厚，晚期则变薄或室壁厚薄不均，左心室的肌小梁粗大。④心脏功能改变，电影 MRI 显示左心室或双侧心室的心肌收缩功能普遍下降，收缩期室壁增厚率减低，呈弥漫性改变，EF 值多在 50 ％以下（图 6-7）。

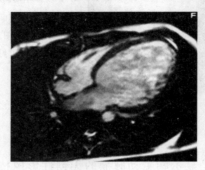

图 6-7　扩张型心肌病

注：真稳态进动梯度回波序列（true FISP）亮血序列四腔心层面见左心室腔扩大，左室游离壁肌小梁肥厚

（三）鉴别诊断

本病有时需与晚期缺血性心脏病（心腔扩大时）相鉴别。缺血性心脏病有长期慢性的冠心病病史。在形态学方面，冠心病陈旧心肌梗死多呈节段性室壁变薄，病变区域左心室肌小梁稀少、心肌内壁光滑；而扩张型心肌病的室壁厚度改变广泛均一，左心室肌小梁肥厚。

二、肥厚型心肌病

肥厚型心肌病好发于青壮年，心肌肥厚是其主要病变形态。病因可能与遗传有关。约半数患者为家族性发病，属常染色体显性遗传。

（一）临床表现与病理特征

男女发病率无明显差别。早期症状主要为心慌、气短，缺少特征。相当数量病例无症状或症状轻微，常在体检时发现。晚期可发生心力衰竭、晕厥甚至猝死。心前区可闻及收缩期杂音并可触及震颤。心电图表现为左心室肥厚（部分表现为双室肥厚）、传导阻滞等。

心肌肥厚可以累及心室任何区域，但以左心室的肌部室间隔最为常见，非对称性室间隔肥厚（室间隔向左心室腔凸出明显，室间隔与左室后壁厚度比大于或等于 1.5）为该病的特征性表现。功能改变为舒张期肥厚心肌的顺应性降低，收缩功能正常甚至增强。基底部和中部室间隔肥厚引起左心室流出道梗阻，根据压力阶差可分为梗阻性与非梗阻性肥厚型心肌病。病理改变包括心肌细胞肥大、变性、间质结缔组织增生等。有时见心肌细胞错综排列（细胞间联结紊乱、重叠、迂曲、交错和异常分支），正常的心肌细胞排列消失。心肌壁内小冠状动脉可发生管腔变窄、管壁肥厚等。

（二）MRI 表现

MRI 征象包括：①心肌信号变化，在 SE 序列 T_1WI、T_2WI 肥厚心肌一般呈等信号，与正常心肌相同。有时，肥厚心肌在 T_2WI 呈混杂信号，提示病变区域缺血纤维化。②心室壁肥厚，可累及两侧心室的任何部位，但以室间隔最常见，还可累及左心室游离壁、心尖、乳头肌等。病变部位心肌显著肥厚，常超过15 mm。测量室壁厚度应在短轴像心室舒张末期进行。本病几乎不累及左室后壁，故以"肥厚心肌/左室后壁厚度≥1.5"为诊断标准，其特异性达 94 ％。③心腔形态改变，以垂直于室间隔长轴位及双口位（左室流入道和流出道位于同一层面）和短轴位电影 MRI 观察，左心室腔窄小，室间隔肥厚时心室腔呈"倒锥形"，心尖肥厚时心室腔呈"铲形"。④心脏功能改变，病变部位肥厚心肌的收缩期增厚率减低，而正常部位收缩期增厚率正常或增强。心脏整体收缩功能正常或增强，EF 值多正常或增加。晚期心功能不全时，EF 值下降。室间隔部的肥厚心肌向左室流出道凸出可造成左室流出道梗阻，此时于双口位电影 MRI 可见收缩期二尖瓣前叶向室间隔的前向运动，即超声心动图检查中的收缩期前向运动（SAM 征），进一步加重流出道梗阻。收缩期于左室流出道至主动脉腔内可见条带状低信号喷射血流，左房内可见由二尖瓣反流引起的反流低信号。⑤心肌灌注及心肌活性检查，病变部位心肌纤维化并常伴局部小冠状动脉损害，可造成负荷心肌灌注减低，提示心肌缺血。心肌活性检查时，部分病变部位可出现点片状高信号，反映灶性纤维化（图 6-8）。

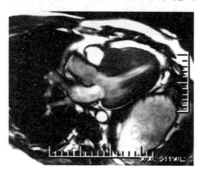

图 6-8　肥厚型心肌病

注：电影 MRI 双口层面见室间隔肥厚并向左室流出道突出

（三）鉴别诊断

本病需与高血压性心脏病引起的心肌肥厚相鉴别。高血压性心脏病的左室肥厚均匀，无左心室流出道狭窄，无二尖瓣反向运动，收缩期室壁增厚率正常，不难鉴别。

三、限制型心肌病

限制型心肌病在国内相当少见，指因心肌顺应性降低，两侧心室或某一心室舒张期容积减小，致心室充盈功能受限。根据受累心室不同可分为右室型、左室型及双室型，以右室型最常见。

（一）临床表现与病理特征

轻者常无临床症状。右房压升高时出现全身水肿、颈静脉怒张、肝淤血及腹水等右心功能不全的症状。左房压升高时出现左心功能不全表现。有时表现为心悸、胸痛及栓塞症等。心电图表现无特征性，最常见异常 Q 波、心房颤动等心房异常。

病理表现缺乏特异性。可有病变区域结缔组织和弹力纤维增生、心肌细胞肥大、错综排列、心内膜增厚等。由于心室舒张功能受限及心室容积减少，心室舒张末期压力升高，进而导致受累心室心功能不全，甚至全心衰。

(二)MRI 表现

MRI 征象包括：①右心室型，黑血及亮血 MRI 显示水平面右心室流入道缩短、变形，心尖部闭塞或圆隆，流出道扩张；心室壁厚薄不均，以心内膜增厚为主；心内膜面凹凸不平；右心房明显扩大，上下腔静脉扩张；电影 MRI 可见三尖瓣反流及右心室室壁运动幅度减低；SE 序列 MRI 常可见心包积液和(或)胸腔积液。②左心室型，表现为以心内膜增厚为主的心室壁不均匀增厚，左室腔变形，心尖圆钝；心内膜面凹凸不平，有钙化时可见极低信号；左心房明显扩大；电影 MRI 可见二尖瓣反流。③双心室型，兼有上述两者的征象，一般右心室征象更明显(图 6-9)。

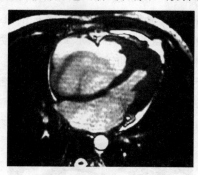

图 6-9　限制型心肌病

注：true FISP 亮血序列显示右室心尖部闭塞并室壁增厚，心内膜面凹凸不平

(三)鉴别诊断

该病有时需与缩窄性心包炎、先天性心脏病三尖瓣下移畸形相鉴别。缩窄性心包炎时，MRI 显示心包局限或广泛性增厚。限制型心肌病可见特征性的心尖变形、闭塞及心室壁不均匀增厚，与其他疾病鉴别不难。

第四节　先天性心脏病的 MR 诊断

先天性心脏病是儿童最常见的心脏疾病，每年新增病例约 20 万人。长期以来，心血管造影是先天性心脏病诊断的"金标准"，但存在有创性、受对比剂剂量和投照体位限制，以及解剖结构的影像重叠等问题。目前，无创性影像学检查方法如超声心动图已可完成大多数较为简单的先天性心脏病的诊断。多排螺旋 CT 及高场强 MRI 心脏专用机的出现，使先天性心脏病的诊断有了突破性进展。心脏 MRI 较之多排螺旋 CT 具有无 X 射线辐射、无严重对比剂反应的优势，正在成为最佳的先天性心脏病无创性检查技术。

一、房间隔缺损

房间隔缺损(atrial septal defect，ASD)是指由胚胎期原始房间隔发育、融合、吸收异常导致的房间孔残留。发病率占先天性心脏病的 12 %～22 %。

（一）临床表现与病理特征

ASD 早期可无症状，活动量也无明显变化。部分患儿发育缓慢，心慌气短，并易患呼吸道感染。青少年期逐渐形成肺动脉高压，随着肺动脉压力的逐步增高，可出现心房水平右向左分流，发展为艾森曼格综合征，可出现发绀、咯血及活动后昏厥等症状。听诊于胸骨左缘 2～3 肋间可闻及 2～3 级收缩期吹风样杂音，肺动脉第二音亢进。心电图示 P 波高尖，电轴右偏。

ASD 可分为 Ⅰ 孔型（也可称原发孔型，属于部分型心内膜垫缺损）和 Ⅱ 孔型（也称继发孔型）。Ⅱ 孔型 ASD 为胚胎发育第四周时，原始第一房间隔吸收过度和（或）第二房间隔发育不良所导致的房间孔残留。根据发生部位可分为中央型（缺损位于房间隔中央卵圆窝处）、下腔型（缺损位于房间隔后下方，与下腔静脉相延续）、上腔型（缺损位于房间隔后上方）及混合型（常为巨大缺损），以中央型最为常见，约占 75 %。由于左房平均压（8～10 mmHg）高于右房平均压（4～5 mmHg），ASD 时出现房水平左向右分流，使右心房、室及肺动脉内血流量增加，右心房室因容量负荷增加而增大，肺动脉增粗。

（二）MRI 表现

MRI 表现为房间隔的连续性中断，但因房间隔结构菲薄，黑血序列或常规 SE 序列受容积效应的影响，常不能明确诊断且容易漏诊。在亮血序列水平面或垂直于房间隔的心室长轴位（四腔位）可明确缺损的类型及大小，是显示 ASD 的最佳体位和序列。还可在薄层（以 3～5 mm 为宜）的心脏短轴像和冠状面显示 ASD 与腔静脉的关系，并确定 ASD 大小。其他征象包括继发的右心房室增大、右室壁增厚及主肺动脉扩张（图 6-10）。

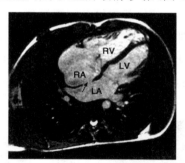

图 6-10　房间隔缺损

注：true FISP 亮血序列四腔心 MRI，箭头指示 RA 和 LA 之间的房间隔信号连续性中断，右心房及右心室增大

（三）鉴别诊断

本病病理改变相对简单，只要扫描层面适当，采用具备 GRE 亮血序列的高场强 MRI 设备可准确诊断。

二、室间隔缺损

室间隔缺损（ventricular septal defect，VSD）是指胚胎第 8 周，心室间隔发育不全或停滞，从而形成左、右心室间的异常交通，占先天性心脏病的 20 %～25 %。

（一）临床表现与病理特征

患儿发育差，心悸、气短、易感冒、易发生肺内感染。听诊于胸骨左缘 3～4 肋间可闻及收缩期杂音,部分病例心前区可触及收缩期震颤,心电图示双室肥厚。发生肺动脉高压后,肺动脉瓣区第二心音亢进、分裂,患儿活动后口唇、指趾发绀。

VSD分类方法较多,根据病理解剖并结合外科治疗实际,可分为三型。①漏斗部VSD,可分为:干下型,位置较高,紧邻肺动脉瓣环,缺损上缘无肌组织,缺损在左室面位于主动脉右窦下方,易合并右瓣脱垂,造成主动脉瓣关闭不全;嵴内型,位于室上嵴内,与肺动脉瓣环之间有肌肉相隔。②膜周部VSD,根据缺损累及范围可分为:嵴下型,缺损累及膜部和一部分室上嵴;单纯膜部缺损,缺损仅限于膜部室间隔,周边为纤维组织,缺损较小;隔瓣后型,位置较嵴下型更靠后,被三尖瓣隔瓣所覆盖,又称流入道型缺损。③肌部VSD,可位于肌部室间隔的任何部位,靠近心尖者为多,部分为多发。

正常生理状态下,右心室内压力约为左心室内压力的1/4。VSD时,由于存在左右心室间巨大的压力阶差,即产生心室水平的左向右分流,致使左、右心室容量负荷增大,心腔扩大。分流所造成的肺循环血量增加使肺血管内阻力升高,血管内膜及中层增厚,使肺动脉及右心室压力逐渐升高,造成肺动脉高压。当右心室压力接近左心室压力时,心室水平即出现双向分流,甚至以右向左分流为主,患者出现发绀,即艾森曼格综合征。

(二)MRI表现

MRI可直接显示VSD及其缺损大小和部位,并可对并发于不同类型VSD的主动脉瓣脱垂及膜部瘤等做出诊断。连续水平面扫描是显示VSD大小、部位的基本体位。根据缺损类型,还可辅以其他体位,以更好地显示缺损形态,判断缺损的扩展方向。例如:隔瓣后VSD于四腔位显示最佳;干下型及嵴内型VSD若加做左室短轴位扫描,对显示缺损最为有利,同时还应行左心室双口位电影扫描以判断是否并发主动脉瓣脱垂所造成的主动脉瓣关闭不全;而斜矢状面扫描有助于判断肺动脉根部下方有无室上嵴肌性结构的存在,是鉴别膜周部和嵴上型缺损的重要方法。此外,MRI还可显示左右心室腔扩大、室壁肥厚、主肺动脉扩张等间接征象(图6-11)。

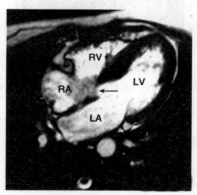

图6-11 室间隔缺损

注:true FISP亮血序列四腔心位MRI,箭头指示室间隔连续性中断,右心房及右心室增大

(三)鉴别诊断

绝大多数单纯VSD只要按上述检查方法扫描,即可实现定性、定位诊断。但VSD常与其

他先天性心血管畸形形成复合畸形,或者构成复杂畸形的组成部分。此时判断是单纯 VSD 还是合并其他畸形,或是复杂心血管畸形,有赖于更为全面的磁共振检查(包括 MRA),以及诊断医师对先天性心脏病的理解及经验。

三、动脉导管未闭

动脉导管由胚胎左侧第六主动脉弓的背部发育演变而来,胎儿期为连接主动脉与肺动脉的正常血管结构。胎儿肺脏处于不张状态,肺动脉内血液经动脉导管流入主动脉完成全身血液循环。动脉导管中层为弹力纤维结构,胎儿出生后肺膨胀、肺血管床阻力下降,肺循环形成,动脉导管即开始收缩并逐渐闭锁,退化为动脉韧带。动脉导管绝大多数于半年内闭锁,少数可延迟至一年,持续不闭锁者即为动脉导管未闭(patent ductus arteriosus,PDA)。本病可单发,也可与 VSD、三尖瓣闭锁、主动脉弓缩窄等合并发生,是主动脉弓离断的必要组成部分。PDA 的发病率占先天性心脏病的 12 %～15 %,男女比例约为1：3。

(一)临床表现与病理特征

在动脉导管管径较细,主-肺动脉间分流量较少时,患儿可无明显临床症状。在动脉导管管径粗,分流量大时,可出现活动后心悸、气短,以及反复的呼吸道感染。大多数患儿听诊于胸骨左缘 2～3 肋间可闻及双期粗糙的连续性杂音,并可触及震颤,心电图示左室肥厚、双室肥厚。合并肺动脉高压时杂音常不典型,甚至无杂音,但肺动脉第二音亢进明显,并可出现分界性发绀及杵状指。

动脉导管位于主动脉峡部的小弯侧与主肺动脉远端近分叉部之间。根据导管形态,一般分为四型:①管型,动脉导管的主动脉端与肺动脉端粗细基本相等,也可称圆柱型;②漏斗型,动脉导管的主动脉端粗大扩张,而肺动脉端逐渐移行变细,呈漏斗状,此型最为常见;③缺损型,动脉导管甚短或无长度,状如缺损,也称窗型;④动脉瘤型,此型甚为少见,动脉导管如动脉瘤样扩张膨大,考虑与动脉导管中层弹力纤维发育不良有关。

正常情况下,主动脉与肺动脉间存在着相当悬殊的压力阶差。PDA 时,体循环血液将通过未闭之动脉导管持续向肺循环分流,致使左心室容量负荷增加,导致左心室肥厚扩张。长期的肺循环血流量增加将引起广泛肺小动脉的器质性改变,造成肺动脉压力进行性升高,右心室因阻力负荷增加而肥厚扩张。当肺动脉压接近甚至超过主动脉压时,将出现双向或右向左分流为主的双向分流,此时临床上出现发绀,往往以分界性发绀(下肢发绀更重)更为常见。

(二)MRI 表现

黑血序列水平面及左斜矢状面可显示主动脉峡部与左肺动脉起始部间经动脉导管直接连通。亮血序列显示动脉导管更敏感,对于细小或管状扭曲的动脉导管,可薄层(3～5 mm)扫描后逐层观察。心脏 MRI 电影可显示分流方向,并粗略估计分流量。3D CE-MRA 可清晰显示动脉导管形态,明确分型,测量动脉导管主动脉端及肺动脉端的径线。此外,水平面 MRI 还可显示左心房室增大,升主动脉、主肺动脉及左、右肺动脉扩张等间接征象(图 6-12)。

(三)鉴别诊断

PDA 的 MRI 检查方法多样,综合使用可对该病做出明确诊断,不存在过多鉴别诊断问题。

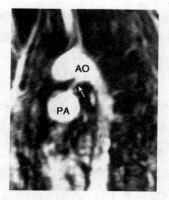

图 6-12　动脉导管未闭

注:CE-MRA 斜矢状面重组图像,箭头显示主肺动脉远端与主动脉弓降部间呈漏斗形之未闭动脉导管

四、心内膜垫缺损

心内膜垫缺损(endocardial cushion defect;ECD)亦称房室通道畸形,是由胚胎期腹背侧心内膜垫融合不全,原发孔房间隔发育停顿或吸收过多和室间孔持久存在所致的一组先天性心内复杂畸形群,包括原发孔 ASD 及室间隔膜部、二尖瓣前瓣、三尖瓣隔瓣的发育异常。发病率占先天性心脏病的 0.9 %～6 %。

(一)临床表现与病理特征

患儿一般发育差,心悸气短,易患呼吸道感染。胸骨左缘 3～4 肋间闻及 3 级收缩期杂音,可出现肺动脉瓣区第二音亢进,大部分病例心尖二尖瓣听诊区亦可闻及 3 级全收缩期杂音。心电图有较为特异性表现,多为一度房室传导阻滞,P-R 间期延长,或右束支传导阻滞。

根据病理特征,ECD 一般分型如下:①部分型 ECD,Ⅰ孔型 ASD 合并不同程度的房室瓣断裂,房室瓣环下移,二、三尖瓣均直接附着在室间隔上,瓣下无 VSD;②完全型 ECD,Ⅰ孔型 ASD,房室瓣完全断裂,左右断裂的房室瓣形成前共瓣及后共瓣,前后共瓣不附着于室间隔而是形成漂浮瓣叶,以腱索与室间隔相连,瓣下有 VSD;③过渡型 ECD,介于部分型和完全型之间,房室瓣部分直接附着、部分借腱索附着于室间隔上,瓣下只有很小的 VSD;④心内膜垫型VSD,包括左室右房通道及心内膜垫型 VSD。

ECD 是由心内膜垫发育异常所致的一系列心内复合畸形。病理改变不同,血流动力学改变也不同。单纯Ⅰ孔型 ASD 的临床表现与Ⅱ孔型 ASD 大致相同,而完全型 ECD 则会因房室间隔缺损及共同房室瓣关闭不全造成严重的肺循环高压,进而导致心力衰竭。

(二)MRI 表现

亮血序列水平面或四腔位 MRI 显示房间隔下部连续性中断(Ⅰ孔型 ASD),缺损无下缘,直抵房室瓣环。二尖瓣前叶下移,左室流出道狭长。完全型 ECD 表现为十字交叉消失,左右房室瓣环融为一体,形成一共同房室瓣,其上为Ⅰ孔型 ASD,其下为膜部 VSD。左室-右房通道则表现为左室、右房间直接相通。间接征象包括以右心房室增大为主的全心扩大、右心室壁增厚、中心肺动脉扩张等。MRI 电影显示房室瓣区异常反流信号(图 6-13)。

（三）鉴别诊断

表现为单纯Ⅰ孔型 ASD 的部分型 ECD 应与Ⅱ孔型 ASD 鉴别。掌握两型 ASD 的发生部位,则不难鉴别。

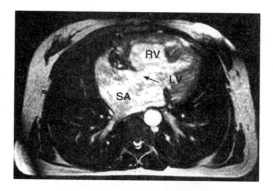

图 6-13　心内膜垫缺损(合并单心房)

注:true FISP 序列水平面亮血图像,显示心脏十字交叉结构消失,房间隔缺如,左右房室瓣融合为共同大瓣(该病例房间隔完全缺如,为单心房 SA)

五、先天性肺动脉狭窄

先天性肺动脉狭窄(pulmonary stenosis,PS)甚为常见,占先天性心脏病的 10 %～18 %,居第四位。

（一）临床表现与病理特征

轻度至中度狭窄患儿,早期并无临床症状。常在体检时发现杂音进而做出诊断。随着年龄增长可逐渐出现运动后心悸气短等症状。重度狭窄者早期即可出现上述症状,伴卵圆孔未闭者可出现活动后发绀。听诊于胸骨左缘 2～3 肋间肺动脉瓣听诊区可闻及收缩期喷射状杂音,可伴震颤,肺动脉第二音减弱或消失。心电图呈右心室肥厚改变,三尖瓣关闭不全时伴右心房扩大。

PS 根据狭窄部位不同可分为四型:①瓣膜型狭窄,最为常见,约占先天性心脏病的 10 %。瓣膜在交界处融合成圆锥状,向肺动脉内凸出,中心为圆形或不规则形瓣口。瓣膜增厚,瓣口处显著。瓣叶多为3个,少数为 2 个。漏斗部正常或因心肌肥厚造成继发狭窄,肺动脉主干有不同程度的狭窄后扩张。部分病例可有瓣膜及瓣环发育不全,表现为瓣环小,瓣叶僵硬、发育不全,常合并 ASD、VSD、PDA 等。②瓣下型狭窄,单纯瓣下型狭窄即漏斗部狭窄较为少见,可分为隔膜型狭窄和管状狭窄。前者表现为边缘增厚的纤维内膜,常在漏斗部下方形成纤维环或膜状狭窄;后者由右室室上嵴及壁束肌肥厚形成,常合并心内膜纤维硬化。③瓣上型狭窄,可累及肺动脉干、左右肺动脉及其分支,单发或多发。占先天性心脏病的2 %～4 %。半数以上病例合并间隔缺损、PDA 等其他畸形。④混合型狭窄,上述类型并存,以肺动脉瓣狭窄合并漏斗部狭窄常见。

肺动脉的狭窄导致右心系统排血受阻,右心室阻力负荷增大,右心室压增高,右心室肥厚。轻至中度狭窄病例通常不影响心排出量。重度狭窄心排出量下降,肺血流量减少。重症病例由于右心室压力增高,右心室肥厚,顺应性下降,继而三尖瓣关闭不全,右心房压力增高,伴有卵圆孔时即可出现心房水平右向左分流。

(二)MRI 表现

黑血及亮血序列水平面、斜冠状面和左前斜垂直室间隔心室短轴像可显示右室流出道、主肺动脉、左右肺动脉主干的狭窄部位、程度和累及长度。单纯瓣膜狭窄时可见主肺动脉的狭窄后扩张。电影 MRI 可显示肺动脉瓣环发育情况、瓣叶数量及狭窄程度,可见与心血管造影表现相似的粘连的瓣口开放受限形成的"圆顶"征及低信号血流喷射征。CE-MRA 不仅可直接显示右室流出道,测量中心肺动脉狭窄程度,还可通过重组图像逐一显示段级以上周围肺动脉狭窄,其评价肺动脉发育情况的能力已接近传统的心血管造影(图 6-14)。

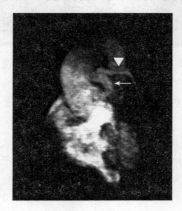

图 6-14　先天性肺动脉狭窄

注:CE-MRA 后 MIP 重组正面观,显示肺动脉瓣环、主肺动脉及左肺动脉

重度狭窄,长箭头所指为主肺动脉,短箭头所指为左肺动脉

(三)鉴别诊断

MRI 可做出准确的分型诊断并评估病变的严重程度,还可显示并发畸形,是诊断本病最有效的无创性检查手段,一般不存在过多的鉴别诊断。

六、法洛四联症

法洛四联症(tetralogy of Fallot,TOF)是最常见的发绀,属先天性心脏病,占先天性心脏病的12 %～14 %。该病属于圆锥动脉干的发育畸形,为圆锥动脉干分隔、旋转异常及圆锥间隔与窦部室间隔对合不良所致。法洛(Fallot)于 1898 年首先对其病理解剖及临床特征进行了系统阐述,故该病称法洛四联症。

(一)临床表现与病理特征

患儿出生半年内即表现发绀、气促、喜蹲踞,好发肺内炎症。重症者活动后缺氧昏厥。查体见杵状指趾,听诊于胸骨左缘 2～4 肋间可闻及较响亮的收缩期杂音,胸前区可触及震颤,肺动脉第二音明显减弱,心电图示右心室肥厚。

TOF 包括四种畸形。①肺动脉狭窄:本病均有漏斗部狭窄,并以漏斗部并肺动脉瓣狭窄常见,还可出现肺动脉瓣上狭窄、主肺动脉干发育不全及左右肺动脉分叉部狭窄。漏斗部狭窄常较局限,严重者形成纤维环状漏斗口,其与肺动脉瓣间可形成大小不等的第三心室,有时漏斗部弥漫狭窄呈管状。瓣膜狭窄表现为瓣膜的融合粘连,成人患者瓣膜增厚,可有钙化及赘生物。半数以上患者肺动脉瓣为二瓣畸形,瓣叶冗长。②高位 VSD:TOF 的 VSD 有两种类型。第一种最常见,占 90 %以上,是在圆锥动脉干发育较好,漏斗部形态完整的情况下,由胚胎发育时圆锥间隔前移与窦部室间隔对合不良所致,缺损位于室上嵴下方,为嵴下型 VSD;第二种为肺动脉圆锥的重度发育不良,造成漏斗部间隔部分缺如,形成漏斗部 VSD,缺损还可位于肺动脉瓣下,形成干下型 VSD。③主动脉骑跨:主动脉根部向前、向右方移位造成主动脉骑跨于 VSD 上方,但主动脉与二尖瓣前叶间仍存在纤维联系。骑跨一般为轻至中度,不超过75 %。④右心室肥厚:为 VSD 及肺动脉瓣狭窄的继发改变,肥厚程度超过左心室。卵圆孔未闭合Ⅱ孔型 ASD 是 TOF 最常见的并发畸形,发生率为 60 %～90 %。此外,约 30 %的患者合并右位主动脉弓及右位降主动脉,头臂动脉呈镜面型,部分病例合并永存左上腔静脉和 PDA。

本病的 VSD 一般较大,因此左右心室内压力接近。肺动脉狭窄造成的右心室排血受阻是心室水平右向左分流、体循环血氧饱和度下降及肺动脉内血流量减少等血流动力学异常的根本原因。肺动脉狭窄越重,肺血流量越少,右向左分流量越大,右心室肥厚越重。

（二）MRI 表现

水平面和斜冠状面黑血、亮血 MRI,结合 MRI 电影可显示右室漏斗部及肺动脉瓣,并观察肺动脉瓣环、主肺动脉及左右肺动脉起始部的发育情况。水平面、四腔心黑血、亮血 MRI 可观察高位 VSD 的大小和部位,判断右心室壁肥厚的程度,薄层扫描可观察并存的肌部小 VSD。水平面和心室短轴像可显示升主动脉扩张,判断主动脉骑跨程度。此外,CE-MRA 重组图像可直观显示两大动脉的空间关系,包括主肺动脉、左右肺动脉主干及分支的发育情况和狭窄程度(图 6-15)。

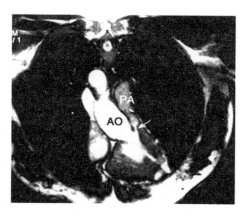

图 6-15　法洛四联症

注:电影 MRI 斜水平面,显示右室流出道、肺动脉瓣环及瓣上重度狭窄,右心室肥厚

（三）鉴别诊断

本病主动脉骑跨程度较大时,应与经典的右室双出口鉴别。此时应在垂直室间隔流出道的左室长轴位(左室双口位)扫描亮血 MRI 或电影 MRI,以确定主动脉窦与二尖瓣前叶之间

是否存在纤维连接。

七、完全型大动脉错位

完全型大动脉错位(complete transposition of great arteries,TGA)是常见的发绀,属先天性心脏病之一,常引起婴幼儿早期死亡,约占先天性心脏病的 8 %。

(一)临床表现与病理特征

该病以出生后重度发绀、气促和早期发生心力衰竭为临床特征。出生后半年几乎所有病例发生杵状指(趾)。听诊肺动脉第二音亢进,合并 VSD 的病例胸骨左缘下部可闻及收缩期杂音。心电图表现为左、右心室肥厚或双心室肥厚。

TGA 为胚胎早期圆锥部旋转和吸收异常所致的大动脉起始部畸形。其胚胎学基础是在主动脉下圆锥保留,肺动脉下圆锥吸收,以及与正常方向相反的圆锥逆向旋转形成的房室连接相适应情况下(右、左心房分别与右、左心室连接),主动脉和肺动脉分别起自形态学的右和左心室,即心室与大动脉连接不相适应。主动脉瓣及瓣下圆锥向前上方旋转移动,肺动脉瓣口向后下方移动,使主动脉位于肺动脉前方。根据旋转程度不同,主动脉位于肺动脉右前方者形成右位型异位(约占 60 %),主动脉位于肺动脉左前方者则形成左位型异位(约占 40 %)。

由于 TGA 表现为心房与心室间的相适应连接,以及心室与大动脉间的不相适应连接(接受回心体静脉血液的右心室发出主动脉,接受氧合肺静脉血的左心室发出肺动脉),所以体、肺循环形成两个相互隔绝的循环系统。因无氧合血液供应心、脑、肾等脏器,出生后必然伴有体、肺循环间的分流通道,如 VSD、ASD、卵圆孔未闭及 PDA 等维持生命。因全身各器官均严重缺氧,心排量增大,心脏负荷加重,心脏增大,心力衰竭发生较早。

根据并存畸形及临床特点,该病分为两型:①单纯 TGA,占 1/2 左右。室间隔完整,体、肺循环借助卵圆孔未闭或 ASD、PDA 沟通。患儿低氧血症严重,大部分夭亡。②合并 VSD 的TGA。VSD 大小不一,约 1/3 为小 VSD,此时体、肺循环仍主要借助卵圆孔未闭或 ASD、PDA沟通,患者多夭折。大 VSD 可发生于膜周部、嵴上内或肌部室间隔(常为多发)。约 5 %合并肺动脉瓣或瓣下狭窄,还可合并肺动脉瓣和肺动脉发育不全,少数病例合并 ECD。

(二)MRI 表现

MRI 诊断的关键在于明确两大动脉的空间位置关系及其与左右心室的连接关系。MRI可显示心内细微解剖结构,因此可依据左、右心室的形态特征判断与主、肺动脉相连接者是否为解剖学的右心室及左心室,再通过 MRI 所显示的左、右心房形态特征判断房室间是否为相适应连接,并明确房室位置关系。

心脏各房室的 MRI 判断标准如下:右心室,肌小梁粗糙,存在肌性流出道;左心室,肌小梁细腻光滑,无肌性流出道;右心房,其右心耳呈基底宽大的钝三角形,梳状肌结构多且明显;左心房,其左心耳狭长呈拇指状,形态较不规则。此外,无其他心内畸形时也可根据腔静脉与右心房连接、肺静脉与左心房相连参考判定左右心房。

黑血及亮血 MRI 标准水平面,结合冠状面、矢状面 MRI 为基本观察层面,可以显示两大动脉与左右心室的连接异常及相适应的房室连接,并判断主动脉瓣下的肌性流出道及肺动脉瓣与二尖瓣前叶的纤维连接。此外,四腔位可明确显示并存的房、室间隔缺损,CE-MRA 可显示并存的 PDA。MRI 电影可显示缺损大小、位置、血流方向以及是否并存肺动脉狭窄,并进行心功能评价(图 6-16)。

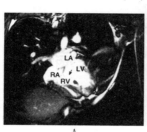 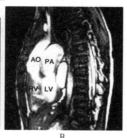

A   B

A.true FISP 亮血序列四腔心层面显示房室连接关系正常,箭头显示室间隔缺损;

B.主动脉与右心室连接,位于前方,肺动脉与左心室连接,位于后方

图 6-16 完全型大动脉错位

(三)鉴别诊断

MRI 可明确诊断本病。充分显示各种解剖畸形后,一般无过多的鉴别诊断。

第七章　泌尿生殖系统疾病的 MR 诊断

第一节　泌尿系统常见疾病的 MR 诊断

一、肾脏先天性发育异常

（一）肾缺如

肾缺如指输尿管芽穿过后肾中胚层时失败导致的早期肾收集小管不能正常建立而形成肾单位缺如，分为单侧和双侧缺如，以单侧为多见。单侧肾缺如又称为孤立肾，是指一侧肾脏包括其血管、输尿管等完全缺如。

1. 临床表现与病理特征

肾缺如常合并其他畸形，如同侧肾上腺缺如，同侧的膀胱三角区也可不发育。本病多见于男性，如果对侧肾脏正常时可无临床症状，也可因为对侧肾脏代偿性肥大而就诊。双侧肾缺如罕见，患者一般在新生儿期死亡。

2. MR 表现

MR 检查主要表现为肾窝内无肾组织结构信号，亦无肾动静脉。空肾窝内多代之为胰腺、肠管结构或脂肪信号，单侧肾缺如常伴有对侧肾代偿性肥大。

3. 鉴别诊断

肾缺如必须先排除先天性位置异常，包括游走肾和异位肾。

（1）游走肾：由于具有较长的肾异常血管，肾在腹腔内有较大的活动度。MR 检查可见腹内异常位置的肾脏及有可能并发的肾盂积水，变化体位检查可显示肾在腹腔内有很大的活动范围，同时具有上下及左右方向的活动。磁共振尿路成像（MRU）可显示其输尿管正常。

（2）异位肾：MR 检查盆腔、下腹部、膈下或胸腔内可见肿块影，其有肾窦及皮、髓质分界，信号及增强时强化形式和程度与正常肾相同。空肾窝内常被结肠占据。MRU 显示其输尿管过长或过短。

游走肾和异位肾都没有对侧肾代偿性肥大。

（二）肾发育不全

肾发育不全指胚胎期输尿管芽分支和后肾基数量不足，肾叶数量和每叶所含肾单元数量减少而肾单元及导管分化正常，导致肾实质总量小，体积比正常小。

1. 临床表现与病理特征

肾发育不全又称为侏儒肾，一般为单侧，可位于正常肾窝或盆腔内，常伴有输尿管异位开口。可因对侧肾代偿性肥大而维持正常肾功能，不出现明显临床症状。如伴有输尿管异位开口可有尿失禁、感染等症状。

2.MR 表现

MR 检查可见肾窝内或盆腔内小肾结构,小肾轮廓光整,肾盏、肾乳头数量少于 5 个,肾盂发育不良,同时伴有肾动脉、静脉显示细小,与肾脏体积缩小成比例。对侧肾代偿性肥大。

3.鉴别诊断

(1)后天性萎缩:如慢性萎缩性肾盂肾炎,其肾轮廓凹凸不平,肾动脉、静脉比较粗,与肾脏体积缩小不成比例,肾功能较差。肾发育不全,肾脏外形及功能尚正常,肾血管与肾实质体积为一致性改变。

(2)先天性肾动脉狭窄:肾轮廓光整,体积较小,但程度不及肾发育不良,肾盏、肾乳头数量无明显减少,肾动脉明显狭窄,临床常有高血压,内科治疗效果不佳。

(三)融合肾

融合肾由早期肾胚上升时发生异常融合所致,常合并肾旋转异常。

1.临床表现与病理特征

融合肾是指两个或多个肾脏互相连接、融合。马蹄肾是最常见的类型,其特点为两侧肾脏上或下极于脊柱前方通过纤维桥或肾实质相连,肾轴向尾侧集中,肾盂仍位于腹侧。马蹄肾可压迫血管,容易造成肾盂积水,并发结石和感染。

2.MR 表现

MR 检查可清楚地显示马蹄肾形态及构造,尤其是连接部。两肾上极距离可正常,下极融合,其位于腹部大血管前方,且信号与正常肾实质信号相同(图 7-1)。肾脏交叉异位伴融合畸形是指一侧肾脏越过中线,与另一侧肾脏相互融合,异位肾脏的输尿管也同时越过中线到对侧,常伴有不同程度的旋转异常。MR 检查可清楚显示旋转异常。

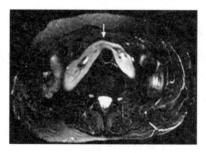

图 7-1　马蹄肾

注:水平面脂肪抑制 T_2WI,双肾下极融合,连接部位于腹主动脉前方

3.鉴别诊断

马蹄肾常合并肾旋转异常,需和单纯肾旋转异常鉴别。前者旋转异常的双肾上或下极于脊柱前方通过纤维桥或肾实质相连。

(四)肾旋转异常

肾旋转异常指沿肾脏长轴发生的旋转畸形,包括旋转不良和旋转过度。常合并肾脏其他畸形,如融合肾、肾脏异位等。

1.临床表现与病理特征

在正常发育过程中,肾脏应该沿中线方向旋转约 90°。若旋转不足 90°,称为旋转不良,肾盂指向前方;若旋转超过90°,称为旋转过度,肾盂指向后方。肾旋转异常有时可在腹部扪及肿块,有并发症时,则出现相应临床表现,如肾积水。

2.MR 表现

MR 检查由于为断面成像,克服了前后组织结构重叠的缺陷,非常容易判断旋转的类型。其可以显示肾门的朝向异常:若旋转不足90°,肾门指向后内侧、后侧或后外侧,肾血管位于肾的后方;若旋转超过90°,肾门向外,肾血管位于肾的前方。MR 检查也可见合并的其他畸形。

3.鉴别诊断

肾旋转异常一般比较容易诊断,注意合并的其他畸形。

(五)异位肾

若肾脏形成后没有位于正常的位置,则称为异位肾。

1.临床表现与病理特征

异位肾为胎儿肾脏自盆腔上升和旋转过程中的发育障碍,表现为成熟的肾脏未能达到肾窝内。根据不同的部位,称为盆肾、髂肾、腹肾或胸肾。本病女性多见,可伴有输尿管区绞痛、感染或腹部包块。

2.MR 表现

MR 检查盆腔、下腹部、膈下或胸腔,可见肿块影,有肾窦及皮、髓质分界,信号及增强时强化形式和程度与正常肾相同。异位肾多较小,空肾窝内常被结肠占据。MRU 可显示输尿管过长或过短,还可见可能并发的肾盂积水。

3.鉴别诊断

(1)游走肾:由于具有较长的肾异常血管,又被异常的腹膜包裹,所以肾在腹腔内有较大的活动度。变化体位检查可显示肾在腹腔内有很大的活动范围,同时具有上下及左右方向的活动。MRU 可显示其输尿管正常。

(2)胸肾:需要和后纵隔肿物鉴别,胸肾有肾的结构,信号及增强时强化形式和程度与正常肾相同。

二、输尿管先天性异常

(一)重复肾

重复肾由胚胎期输尿管芽分支过早形成所致。

1.临床表现与病理特征

重复肾以女性多见,为一个肾脏分为上下两个部分,各有一套肾盂输尿管,上段肾体积多较小,常伴积水和发育不良。重复肾伴有重复输尿管,可分为不完全性和完全性,以不完全性重复输尿管多见。肾盂输尿管重复畸形因引流不畅可造成尿路梗阻扩张,易并发感染。

2.MR 表现

MR 检查有时可见重复肾上下两个部分之间的浅沟及重复的输尿管,由肾盂移行出的输尿管如扩张可追寻到膀胱,以判断输尿管的重复是完全性的还是不完全性的。MRU 能很好地显示这一畸形,可显示重复肾全貌和尿路梗阻扩张情况。

3.鉴别诊断

当上肾盂发育不良,而下肾盂发育较好,并向外下方移位,同时肾盏数量无明显减少时,常不能排除肾上部占位或肾外占位压迫上部,结合 MRU 可以明确诊断。

(二)输尿管口囊肿

输尿管口囊肿又称输尿管膨出,指输尿管开口处结缔组织和肌肉结构发育不全或先天性狭窄造成的输尿管壁内段突入膀胱形成囊性扩张。

1.临床表现与病理特征

输尿管口囊肿外层为膀胱黏膜覆盖,内层为输尿管黏膜,其间有肌纤维和结缔组织。常伴有其他发育异常,如重复肾盂输尿管、输尿管异位开口。女性多见,大部分患者无明显的临床表现,部分患者合并上尿路扩张、积水。

2.MR 表现

MR 检查膀胱三角区内可见薄壁圆形结构,其内为尿液信号,而壁的信号特征类似于膀胱壁。增强检查后可见囊肿在充满对比剂的膀胱内形成充盈缺损。MRU 可显示充满尿液的囊肿与扩张的输尿管相连,并且可以显示膀胱颈部的梗阻,也可显示积水的肾盂、肾盏。

3.鉴别诊断

(1)膀胱良性肿瘤边缘不如输尿管口囊肿光滑完整,膀胱恶性肿瘤边缘不规则,壁常因癌肿浸润而僵硬。输尿管口囊肿与上述肿瘤相比,边缘光滑完整,多伴有重复肾,临床多以尿路梗阻、感染为主,而膀胱恶性肿瘤多以血尿为主。

(2)膀胱阴性结石也显示膀胱内充盈缺损,但结石不与膀胱后壁相连,变化体位可以移动。

(三)先天性输尿管狭窄

先天性输尿管狭窄是小儿泌尿道最常见的先天性疾病,在临床上均表现为肾积水。

1.临床表现与病理特征

先天性输尿管狭窄常累及两侧,但多为一侧较严重。常见于肾盂输尿管移行处和输尿管膀胱连接处,中段极少见。狭窄由该处肌肉增厚和纤维组织增生所致,还可见于迷走血管压迫,以及神经肌肉先天发育缺陷。临床上常由于肾盂积水产生腹部包块而就诊,同时可有腹痛、泌尿系统感染。

2.MR 表现

MR 检查可以清楚地显示肾盂输尿管移行处或输尿管膀胱连接处梗阻的形态,梗阻端呈锥形。梗阻以上肾盂、肾盏明显积水扩张,以肾盂扩张更为显著,严重时为囊袋状扩张。极度扩张的肾盂可以掩盖肾盂输尿管移行处或输尿管膀胱连接处梗阻端。长期的梗阻扩张压迫肾实质可导致肾实质萎缩。

MRU 可见细线状高信号尿液通过输尿管及肾积水。

3.鉴别诊断

(1)先天性输尿管狭窄与外在的压迫不同,后者可见外在性条状或弧形压迫影。

(2)输尿管痉挛引起的狭窄段的长短和形态都不均匀,其上段尿路积水多较轻。

(四)先天性巨输尿管

本病又称非反流非梗阻原发性巨输尿管,是一种先天性输尿管扩张。

1.临床表现与病理特征

先天性巨输尿管是在膀胱出口以下的机械性梗阻及反流,可能是输尿管远端节段性神经节缺乏,引起输尿管远端蠕动消失及近端输尿管异常扩张所致。一般可分为儿童型和成人型,儿童型易合并尿路感染、发热等,成人型主要是腰痛等症状,有时可有尿急、血尿等。

2.MR表现

MR检查可见输尿管明显扩张和肾积水。MRU见输尿管明显扩张,邻近膀胱的输尿管呈漏斗样移行,逐渐变窄如鸟嘴状,有时输尿管全程扩张,邻近膀胱的输尿管下端不显影。肾盂、肾盏扩张,但不如输尿管扩张明显。

3.鉴别诊断

梗阻性巨输尿管可见输尿管较为伸长和扭曲,可见明显狭窄段,扩张一直延伸到输尿管开口,输尿管扩张比较轻,与肾积水成比例,输尿管蠕动减弱或消失。而先天性巨输尿管可见输尿管扩张呈广泛性,扩张一直终止于输尿管膀胱区上方,末端呈锥形,与并存的肾积水不成比例,且有蠕动。

(五)腔静脉后输尿管

腔静脉后输尿管由下腔静脉发育异常所致,多见于右侧输尿管。

1.临床表现与病理特征

解剖学上,正常的输尿管上1/3环行于下腔静脉之后,在腔静脉与腹主动脉之间环绕,并绕过下腔静脉前方,然后按正常通路进入膀胱。而腔静脉后输尿管时可见输尿管异常走行,分为低襻型和高襻型,临床症状表现为腔静脉对输尿管压迫所致的上尿路梗阻,主要依靠影像学检查诊断。

2.MR表现

MR检查尤其是MRU,可以很好地观察腔静脉与输尿管的关系。腔静脉后输尿管低襻型可见输尿管呈"S"形,受压上方输尿管扩张,并有肾积水。肾盂输尿管交界处受压狭窄,狭窄以上肾盂、肾盏扩张,输尿管向中线移位呈鱼钩状。高襻型可见腔静脉后输尿管部分和肾盂几乎在同一水平呈"镰刀"状,输尿管受压狭窄,合并有肾积水。

3.鉴别诊断

腹膜后肿瘤引起的输尿管改变多为输尿管移位且有局部压迹,而不是腔静脉后输尿管的扭曲。

三、膀胱先天性异常

(一)重复膀胱

重复膀胱分为完全性重复膀胱和不完全性重复膀胱两种。

1.临床表现与病理特征

重复膀胱为胚胎5~7周膀胱开始发育时,黏膜皱襞过多并融合所致。重复的膀胱都有正常的膀胱壁结构。完全性重复膀胱同时有两个输尿管及两个尿道。不完全性重复膀胱被一隔分为两个腔,其远端相互交通并合并为一个尿道。重复膀胱常合并其他尿路畸形,也可能继发感染或结石。

2.MR表现

MR及MRU检查充满尿液的膀胱为长T_1、长T_2信号。完全性重复膀胱,两个膀胱完全分开,有两个尿道。不完全性重复膀胱,膀胱中部变窄为葫芦状,内可见分隔,远端只有一个尿道。

3.鉴别诊断

膀胱憩室有时和不完全性重复膀胱不易鉴别,二者都有膀胱变形,排尿过程膀胱缩小而憩室增大有助于区别膀胱憩室。

(二)膀胱憩室

膀胱憩室由先天或获得性原因引起膀胱壁薄弱或黏膜自逼尿肌纤维之间向外突出而形成。

1.临床表现与病理特征

膀胱憩室可分为真憩室和假憩室,真憩室由膀胱壁全层膨出所致,假憩室是膀胱黏膜通过肌层而形成的突出。膀胱憩室可并发结石、感染或肿瘤。临床表现为膀胱刺激症状或血尿。

2.MR 表现

MR 显示膀胱局限性向腔外突出的囊袋影,呈乳头状或葫芦状,其信号与膀胱内信号一致。憩室内合并结石时,在 T_1WI、T_2WI 都为低信号。合并肿瘤时,可见软组织信号影。

3.鉴别诊断

(1)先天性和获得性膀胱憩室原因不同,后者多由梗阻造成,多伴有膀胱小梁增生。

(2)当脐尿管闭合不全时,膀胱侧残端与膀胱顶部相连,形成憩室样改变,发病部位与膀胱憩室可以鉴别。

(三)脐尿管囊肿

脐尿管为胚胎时期尿囊与膀胱之间的连接管道,出生后应该完全闭合,如闭合不全可导致脐尿管先天畸形,如脐尿管憩室、脐尿管窦、脐尿管囊肿、脐尿管开放等。

1.临床表现与病理特征

脐尿管囊肿两端闭合、中段开放,由管壁上皮分泌液积储扩张而成。其位于脐下正中的腹壁深处,多发生于脐尿管下端邻近膀胱处。囊肿小时无症状,较大时脐下可触及包块并压迫腹部器官,继发感染时,可出现腹痛、发热等。

2.MR 表现

MR 检查尤其是矢状面成像可明确显示囊肿部位、大小。囊肿常位于脐下前中线部位,向脐部扩展,甚至贴于前腹壁,可压迫膀胱顶部形成弧形压迹。囊肿 T_1WI 为均匀低信号,T_2WI 为均匀高信号。囊肿壁光滑,增强后无强化,与膀胱不相通。

3.鉴别诊断

脐尿管囊肿有时需要和盆腔内其他囊性包块鉴别,如膀胱憩室。脐尿管囊肿发病部位特殊,可资鉴别。与膀胱巨大憩室鉴别困难时,需行逆行膀胱造影,脐尿管囊肿不与膀胱相通。

四、肾盂肾炎

肾盂肾炎是肾脏最常见的疾病,是由细菌侵犯肾盂、髓质、皮质引起的一种肾间质性炎症。

(一)临床表现与病理特征

肾盂肾炎有两种感染途径:一种是上行性感染,细菌经尿路进入肾盂,再进入肾髓质、皮质;另一种为血行感染。

肾盂肾炎分为急性和慢性两种类型。急性肾盂肾炎肾脏有不同程度的肿大,皮、髓质分界不清,其内有白细胞浸润,肾实质可见小脓肿出现,进一步发展为肾脓肿。患者常有发热、腹部及肾区疼痛、脓尿和菌尿等,还可以合并膀胱炎,引起尿频和排尿困难。慢性肾盂肾炎主要包括肾间质纤维化、间质炎性细胞浸润、肾小管萎缩和肾小球硬化、不规则分布的纤维瘢痕伴残留的肾组织增生,肾脏出现萎缩和变形,并可最终导致慢性肾衰竭。慢性肾盂肾炎发作时可有乏力、低热、食欲缺乏、体重减轻、腰部酸痛不适、间歇性尿频、排尿不适,当肾实质严重受损时,则可有面部、眼睑水肿等肾功能不全的表现。

(二)MR 表现

急性肾盂肾炎 MR 检查可见肾体积增大,实质增厚,皮、髓质分界不清,肾实质内感染区呈单发或多发楔形或圆形长 T_1、长 T_2 信号,肾周脂肪水肿,肾筋膜增厚。肾周间隙炎性积液,肾盂可见非梗阻性积水扩张。

慢性肾盂肾炎肾体积缩小,轮廓凹凸不平,肾实质不规则变薄,集合系统扩张,瘢痕组织在 T_1WI、T_2WI 均为低信号。增强扫描可见肾内瘢痕与萎缩凹陷的肾皮质缘相连,瘢痕内残留的肾组织可增生,呈"假肿瘤"状。

(三)鉴别诊断

(1)慢性肾盂肾炎影像学表现需与肾发育不全、其他原因引起的肾体积缩小相鉴别。若为肾发育不全,肾外形更小,但边缘光滑规则,肾盂、输尿管呈同比例的细小。肾血管狭窄引起的肾萎缩多为单侧,临床有明显的高血压,肾动脉造影可明确诊断。

(2)肾结核也可引起肾萎缩,但其可发现肾小盏边缘有虫蚀样破坏,还可见空洞、钙化。

五、肾脓肿

肾脓肿常继发于体内的感染病灶,是一种化脓性炎症。

(一)临床表现与病理特征

肾脓肿最常见的病因是金黄色葡萄球菌感染。早期微小脓肿局限于肾皮质,后融合成较大脓肿,如破入肾被膜可累及肾周组织而形成肾周脓肿。患者有寒战、高热或菌血症,尿液内可发现脓细胞。

(二)MR 表现

患肾增大,局部突出肾轮廓外,肾脏皮、髓质分界不清,整个肾脏 T_1WI 信号减低,T_2WI 信号增高,进一步形成多发的小坏死灶,后融合成较大脓肿。肾脓肿边界尚清楚,为长 T_1、长 T_2 信号,中央为坏死灶,呈更长 T_2 信号。脓肿壁为等 T_1、等或短 T_2 信号。肾周筋膜增厚,T_1WI、T_2WI 均为低信号。肾脓肿可延伸到周围组织,形成肾周脓肿。如果脓肿中见 T_1WI、T_2WI 均为极低信号的气体影,则可明确诊断。增强检查肾脓肿壁明显强化,中央坏死区不强化。

(三)鉴别诊断

(1)肾肿瘤有时也可见中央坏死,和肾脓肿不易鉴别。肾脓肿可延伸到周围组织,形成肾周脓肿,经过治疗后的肾脓肿病灶多有吸收和纤维化,病灶周围组织增生,最后形成厚壁脓肿。

(2)肾囊肿常为多发,壁虽然也有增厚,但和肾脓肿相比,肾囊肿壁仍然比较薄,临床症状也不如肾脓肿明显。

六、泌尿系统结核

泌尿系统结核多由肺结核血行播散而来。

(一)临床表现与病理特征

泌尿系统结核多见于青壮年,以男性多见,主要表现为两方面:一为实质感染,引起实质内脓肿、空洞、肉芽肿、钙化等改变;二为集合系统、输尿管和膀胱感染,导致肾盂、肾盏、输尿管狭窄和积水。结核分枝杆菌多经血行播散到肾小球周围毛细血管,常先在皮质形成结核结节,可自愈。当患者抵抗力下降时,病灶扩大,甚至延伸到乳头和髓质,发生干酪样坏死,进入肾盂、肾盏、输尿管和膀胱,坏死物排出后形成空洞。

输尿管结核起初表现为多发黏膜结节和溃疡,继而管壁纤维化,使之僵硬、狭窄,并可引起肾积水。病变广泛时可引起输尿管缩短、僵硬、狭窄和钙化。

膀胱结核的表现最初也为黏膜充血、水肿、结核结节形成,然后发生溃疡、肉芽肿、纤维化,严重者病变可深达肌层,导致纤维组织增生、瘢痕收缩或膀胱挛缩。病变严重可引起膀胱阴道瘘或膀胱直肠瘘。

临床上,肾结核早期发病缓慢,多无明显症状,当感染波及肾盂、输尿管和膀胱时,出现尿频、尿痛、脓尿和血尿。此外,还可伴有全身症状,如消瘦、乏力、低热等。

(二)MR 表现

MR 对显示早期肾内结核浸润灶很敏感,表现为局灶或弥漫性长 T_1、长 T_2 信号。随着病情的发展,结核干酪性病变多发生于肾外围部位,为边缘模糊的长 T_1、长 T_2 信号,与之相连的肾盏出现不同程度的变形。干酪性病变坏死形成空洞,空洞为长 T_1、长 T_2 液体性信号,洞壁呈等 T_1、等或短 T_2 信号。洞壁钙化多为短 T_1、短 T_2 信号。病变突破肾被膜时,可见肾周脂肪层信号变化,肾周筋膜增厚。若有肾积水存在,MRU 可见扩张的肾盂、肾盏及输尿管(图 7-2)。晚期肾体积变小,肾皮质菲薄。

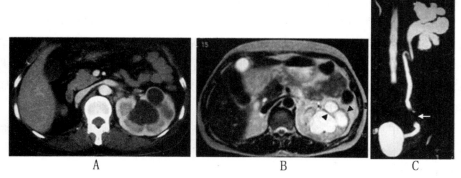

女,45 岁,右肾结核手术后 4 年,因血尿、尿频、尿痛就诊。A.增强 CT 显示左肾多发类圆形低密度囊性病灶,边界清楚;B.水平面 T_2WI 显示左肾多发类圆形高信号病灶,边界清楚,囊壁呈低信号(箭头),肾皮质变薄;C.MRU,左侧肾盏破坏、扩大、积水,形态失常,边缘毛糙,肾盂、输尿管扩张,输尿管下段局部中断(箭头)为子宫内金属节育环的磁化率伪影造成,右肾已切除,肾盂、输尿管未显示

图 7-2　左肾结核 MR 和 MRU 表现

MR 对输尿管结核显示不良,有时可见输尿管管壁增厚及其周围的渗出物。当合并集合系统和输尿管狭窄、积水时,水成像可以显示输尿管僵硬、不规则,呈多发相间的狭窄和扩张,

还可以显示积水的部位和程度。

膀胱结核可见膀胱壁内缘不规则,并可见膀胱壁增厚和膀胱腔变小。

(三)鉴别诊断

1.肾结核需要和肾肿瘤鉴别

肾肿瘤除肾盏被破坏外,还可以出现肾盏变形移位,肾盏破坏的边界多较结核清楚。

2.晚期肾结核需要和先天性肾发育不良鉴别

后者边缘光滑且规则,肾盏与肾大小成比例细小,而肾结核可见肾盏、肾盂牵拉变形。

3.输尿管结核需要和囊性输尿管炎鉴别

囊性输尿管炎主要由慢性炎症引起,输尿管内可见小圆形的充盈缺损,若病变较小,输尿管边缘的轮廓呈虫蚀样,与输尿管结核不易鉴别,若输尿管管腔内出现多发小气泡影,可资鉴别。

4.膀胱结核需要和非特异性炎症鉴别

膀胱炎症急性期黏膜充血、水肿、出血和溃疡,溃疡一般比较小。慢性期肌层有不同程度的增生和纤维化,膀胱容量减小,但程度一般不如结核严重。

七、泌尿系统结石

泌尿系统结石是引起尿路梗阻的最常见原因,包括肾、输尿管、膀胱及尿道结石。结石一般在肾和膀胱内形成,输尿管和尿道内的结石绝大多数由结石排出过程中停留其内所致。

(一)临床表现与病理特征

泌尿系统结石的形成与全身代谢性因素和泌尿系统局部因素(感染、尿路淤滞、多囊性病变、肾盏憩室)有关。

结石位于肾乳头者,称为肾实质结石,位于集合系统者,称为肾结石。结石可引起肾盂、肾盏损伤、感染和梗阻。最常见于 20～40 岁青壮年,男性多于女性。多数患者有典型的肾绞痛、血尿、脓尿、晶体尿等表现,若合并有发热、腹部或肾区疼痛,说明可能合并肾盂肾炎。

输尿管结石大多数为肾结石落入输尿管后不能顺利下行所致,少数在输尿管内形成。自肾脱落的较大结石常停留在输尿管上段,较小的结石常停留在输尿管中下段,更小的结石则多位于输尿管膀胱入口处。三个生理狭窄区是输尿管结石常发生的部位。输尿管结石的形状多为长圆形或梭形;其长轴与输尿管走行一致。病理上为输尿管梗阻,黏膜擦伤出血,局部水肿感染,肾积水及肾实质损伤。主要症状为疼痛和血尿。

膀胱结石多见于男性,主要症状为疼痛、排尿中断、血尿及膀胱刺激征。疼痛常向阴茎和会阴部放射。病理上为继发性炎症、溃疡及出血,长期阻塞出口可致膀胱小梁形成。

(二)MR 表现

MR 对肾盏的小结石常显示不清楚。肾盂的较大结石,多表现为长 T_1、短 T_2 信号,尤其以脂肪抑制序列显示清楚。肾盏、肾盂积水扩张表现为长 T_1、长 T_2 信号。

输尿管、膀胱结石 T_1WI、T_2WI 都表现为极低信号。T_1WI 由于与尿液信号相近,常显示不清楚。T_2WI 尿液为高信号,可以显示低信号的结石影。

MRU 对大多数泌尿系统结石的部位和结石上下的尿路梗阻扩张情况可进行诊断。MRU 显示集合系统全貌,结石为低或无信号病灶,结石上端扩张的尿路含有尿液,在结石顶端或周围包绕形成高信号区显示输尿管梗阻和扩张,梗阻端呈杯口状。

(三)鉴别诊断

泌尿系统结石需要和钙化鉴别。髓质海绵肾钙质沉着于扩张的肾收集管的乳头尖。输尿管结石常位于狭窄处,输尿管结核也有钙化,但同时合并输尿管管壁僵硬、不规则。膀胱结石随体位改变而移动。

八、肾脏囊性病变

肾脏囊性病变是肾实质内各段肾小管及集合管发育异常,继而发生扩张造成的。

(一)单纯性肾囊肿

单纯性肾囊肿是最常见的肾脏囊性病变,可能为肾实质内继发性肾小管阻塞扩张或肾盏憩室阻塞所致,也可为退行性改变。

1.临床表现与病理特征

单纯性肾囊肿多位于皮质,囊菲薄,囊内含有透明浆液,浆液内可含有蛋白,外周有被囊与肾实质分隔,如有感染,囊壁可增厚、纤维化或钙化。多见于中老年人,多无明显症状。囊肿较大时可压迫邻近的脏器引起相应的症状。囊肿破裂时可出现血尿、腹痛及腹部包块。

2.MR 表现

肾囊肿的表现与囊液成分有关,一般呈圆形或椭圆形均匀长 T_1、长 T_2 信号,与尿液信号相同,肾实质界面光滑锐利(图 7-3)。当囊肿突出于肾轮廓外,其壁显示不清楚。合并出血的肾囊肿 T_1WI 可以为高信号,T_2WI 有时可因为其内部有含铁血黄素而呈现边缘低信号。单纯性肾囊肿无强化,当有感染时可有壁强化。

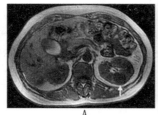

A.SPGR 序列同相位 T_1WI,左肾皮质区见圆形低信号(箭头),边界清晰;

B.水平面脂肪抑制 T_2WI,左肾皮质区见圆形高信号(箭头)

图 7-3　左肾单纯性肾囊肿

3.鉴别诊断

囊性肾癌与正常肾分界不清,壁多不规则,明显较肾囊肿厚,囊变区有不规则的分隔或囊内有实质成分存在,在增强扫描时更为明显。若能发现假膜,即可诊断肾癌。肾囊肿壁薄且光滑,多为弧形。

(二)多囊肾

多囊肾属于染色体遗传性肾脏疾病,分成婴儿型和成人型,以成人型多见。

1.临床表现与病理特征

多囊肾表现为双肾不对称性增大,肾皮、髓质布满大小不等的囊性病灶,囊肿之间为正常肾组织。肾实质受压萎缩。本病常合并肝脏、胰腺、脾、肺的先天性囊肿,以及颅内血管瘤。多见于 40~60 岁人群,儿童少见。临床上可出现腹痛、腹部肿块及无痛性血尿。可合并感染、结石、肿瘤及破裂出血。部分患者有高血压及肾功能不全表现。

2.MR 表现

多囊肾肾脏形态早期正常,双肾布满大小不等的圆形或卵圆形囊性病灶,呈长 T_1、长 T_2 液性信号。随着病变进展,囊肿增大且数量增多,甚至突出肾外。肾的体积增大,边缘呈分叶状(图 7-4)。有时囊肿信号不均匀,在 T_1WI 为高信号,还可在囊肿内形成液-液平面,为囊内出血或感染。增强检查病变无强化,合并感染时可有壁强化。

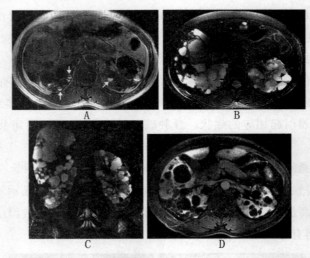

A.水平面 T_1WI,双侧肾区多发低信号囊肿病变,部分囊肿内有出血高信号(箭头);B.水平面脂肪抑制 T_2WI,肝肾区多发高信号囊肿病变;C.冠状面脂肪抑制 T_2WI,多囊肾清晰显示,双肾体积增大,囊性病灶大小不一,信号高低混杂,部分囊性病灶突出肾外;D.SPGR 增强扫描实质期图像,囊性病灶未见强化,残存肾实质不均匀强化

图 7-4 多囊肾

3.鉴别诊断

(1)与肾多房性囊肿鉴别:肾多房性囊肿是一种肾脏发育畸形,病变常为多房囊性,残余肾组织在囊肿包膜外,其结构基本正常,囊肿之间无分泌成熟的肾组织。而多囊肾囊肿之间为正常肾组织。

(2)与多发性单纯性肾囊肿鉴别:多囊肾常伴有肾外的囊性病变或颅内血管瘤。

九、肾脏血管平滑肌脂肪瘤

肾脏血管平滑肌脂肪瘤为一种错构瘤,是肾脏最常见的良性肿瘤。

(一)临床表现与病理特征

肾脏 HAML 内有脂肪、肌肉和血管组织三种成分,含量差别很大,多数以脂肪成分为主,少数以平滑肌成分为主。肿瘤呈膨胀性生长,肾盂、肾盏常受压移位,肿瘤内或肾周围常有出血。可发生于任何年龄,以年轻女性多见,部分可合并结节性硬化。临床一般无症状,常于影像学检查时偶然发现。

（二）MR 表现

MR 检查肾脏 HAML 常位于肾脏包膜下或突出于肾周围，呈圆形、椭圆形或不规则分叶状，边界清楚。肿瘤 MR 表现取决于其内脂肪与非脂肪成分的比例。MR 检查对肿瘤内的脂肪成分非常敏感。肿瘤内脂肪成分较高时，在 T_1WI 呈不均匀高信号，在 T_2WI 呈高或等信号。肿瘤内脂肪成分不高时，在 T_1WI、T_2WI 均呈混杂信号。有时瘤内可见出血，随时间演变产生不同的信号特点。脂肪抑制序列肿瘤内的脂肪成分被抑制为低信号，对本病诊断具有较大意义，也有利于和肿瘤内出血鉴别。若肿瘤以平滑肌成分为主，与实质肿瘤不易鉴别。增强检查脂肪成分不强化，与明显强化的肾实质分界清楚（图 7-5）。

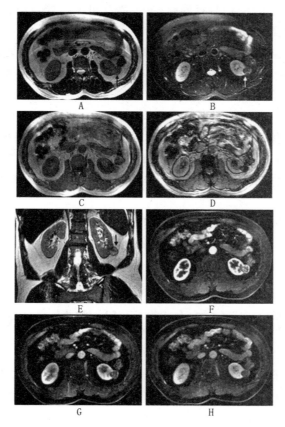

A.水平面 T_2WI，左肾下部外侧可见类圆形软组织肿块，突出于肾脏轮廓，呈中等不均匀信号（箭头）；B.水平面脂肪抑制 T_2WI，病灶信号明显降低，低于肾实质信号（箭头）；C.同相位 T_1WI，病灶内可见结节状高信号；D.反相位 T_1WI，病灶信号强度明显降低；E.冠状面 T_2WI，左肾下部外侧病灶清晰显示（箭头）；F～H.SPGR 序列动态增强扫描系列图像：F.动脉期，病灶明显不均匀强化；G.静脉期，病灶强化信号下降，低于肾实质；H.实质期，病灶强化信号明显下降，边界清楚

图 7-5　肾脏 HAML 的 MR 表现

（三）鉴别诊断

肾脏 HAML 主要与肾癌相鉴别。前者肿瘤较小时位于肾实质轮廓线内，肿瘤较大时，肿瘤主体的三分之一甚至二分之一位于轮廓线外，而肾癌一般大部分位于肾轮廓线之内。肾脏

HAML 轮廓光整,与肾实质交界面显示清晰,部分病例与肾实质交界平直,而肾癌则常呈较完整的圆形或类圆形。肾脏 HAML 无液化坏死,肾癌则常发生液化坏死。肾脏 HAML 脂肪抑制 T_2WI 时呈低信号,这是区别于肾癌最具特征性的征象,而肾癌通常呈不均匀高信号。

十、肾母细胞瘤

肾母细胞瘤是一种恶性胚胎性混合瘤。

(一)临床表现与病理特征

肾母细胞瘤大多数始于肾包膜下实质。肿瘤呈不规则结节状生长,体积较大,早期就可以出现中央出血坏死,部分瘤内部可有钙化,周围可见假包膜。肿瘤周围正常的肾实质常因为压迫而萎缩。肾脏周围脂肪可受侵犯,肾静脉、下腔静脉可见瘤栓。常合并其他先天性异常,如泌尿生殖系统畸形、神经纤维瘤病。

肾母细胞瘤为儿童腹部最常见的肿瘤,主要见于 7 岁以下儿童,尤其以 6 个月～3 岁儿童多见,偶见于成年人。主要临床表现为腹部肿块,早期肿块位于上腹部一侧,肿瘤可迅速长大,甚至越过中线使腹部膨隆,还可出现气促、畏食、恶病质、腹痛,晚期可见血尿。

(二)MR 表现

MR 检查可见肿瘤体积较大,导致患肾体积也增大。肿瘤呈圆形或类圆形,T_1WI 低信号、T_2WI 高信号,内部可出血、坏死、囊变和钙化,致使信号不均匀。周围可见假包膜为长 T_1、长 T_2 信号影。有时可见腹膜后淋巴结肿大,肾静脉、下腔静脉可有瘤栓。

(三)鉴别诊断

肾母细胞瘤主要和神经母细胞瘤鉴别。肾母细胞瘤为肾脏肿瘤,肿瘤中心在肾内,内部信号不均匀,多见肺转移。神经母细胞瘤患儿年龄较大,为肾脏外肿瘤,肿瘤中心靠近脊柱,内部信号较均匀,大多数肿瘤内部有钙化,多见纵隔转移。

第二节　子宫内膜异位症的 MR 诊断

当具有生长功能的子宫内膜组织出现在子宫腔被覆黏膜以外的部位时,称子宫内膜异位症。异位的子宫内膜虽可生长在远离子宫的部位,但绝大多数病变出现在盆腔生殖器官和邻近器官的腹膜面,故临床常称为盆腔子宫内膜异位症。当子宫内膜出现和生长在子宫肌层时,称为子宫腺肌病。

子宫内膜异位症的主要病理变化为异位内膜随卵巢激素的变化而发生周期性出血,伴有周围纤维组织增生和粘连形成,以致在病变区出现紫色斑点或小泡,最后发展成为大小不等的紫蓝色实质结节。卵巢是子宫内膜异位症的最常见部位,约 80 % 的病变累及一侧卵巢,双侧卵巢同时波及者约占 50 %。卵巢内的异位内膜反复出血,形成单个或多个囊肿,但以单个多见,囊内含暗褐色黏糊状陈旧血,状似巧克力液体。囊肿大小不一,直径多为 5～6 cm,由于后期囊肿内出血增多,囊腔内压力升高,囊壁可出现小的裂隙并有少量血液渗漏到卵巢表面,但裂隙随即被漏出物引起的腹膜局部炎性反应和组织纤维化闭合。因此,卵巢与周围器官或组织紧密粘连是卵巢子宫内膜异位症的临床特征之一,借此有助于与其他出血性卵巢囊肿鉴别。

此外,宫骶韧带、直肠子宫陷凹和子宫后壁下段等部位处于盆腔后部较低处,也是子宫内膜异位症的好发部位。

一、主要临床表现

痛经和持续下腹痛,伴月经失调、不孕是主要表现。盆腔检查可见盆腔内有触痛性结节或子宫旁有不活动的囊性包块。此外,子宫内膜异位症的血清 CA125 值可能升高,但一般不超过 200 $\mu g/mL$,腹腔镜检查是目前诊断子宫内膜异位症的最佳方法。

二、MR 主要表现

一侧或双侧卵巢单囊或多囊影,由于囊肿反复出血及渗漏,在大囊肿周围常伴有小的囊肿,呈"卫星囊"改变。

囊内血液可呈以下改变。

(1)T_1WI 为高信号,T_2WI 为低信号。

(2)T_1WI 及 T_2WI 均为高信号。

(3)T_1WI 和 T_2WI 均为混杂信号。

囊肿边界可清楚,也可有粘连。

三、鉴别诊断

(一)卵巢恶性肿瘤

病情进展快,多为混合性包块,腹水常见。

(二)盆腔炎性包块

以往多有急性盆腔感染和反复感染发作史,不但在经期疼痛,平时也有腹痛,抗感染治疗有效。MR 可见输卵管、卵巢粘连成团及多房性肿块,与周围肠曲及腹膜边界不清,易与子宫内膜异位症混淆。

第三节　子宫疾病的 MR 诊断

一、子宫肌瘤

(一)病理特点与临床

子宫肌瘤为子宫最常见的良性肿瘤,30 岁以后妇女发病率为 20 %以上,40～50 岁最常见,但一般不发生于绝经后。

根据肿瘤的生长部位可分为 3 类。

1.肌壁间肌瘤

肌壁间肌瘤最常见,约占全部子宫肌瘤的 62 %。

2.黏膜下肌瘤

黏膜下肌瘤约占 21 %,由肌壁间肌瘤向宫腔内生长而成。

3.浆膜下肌瘤

浆膜下肌瘤约占 17 %,为肌壁间肌瘤向浆膜面突出而形成,肿瘤多为广基,也可形成蒂,后者可使肿瘤脱离子宫而游离,并粘着大网膜而形成寄生性肿瘤。如突向阔韧带,可埋入深部形成腹膜后肿瘤。

肿瘤单发或多发,大小不等,小如米粒,大如胎儿头。光镜下显示以平滑肌索为主,排列方向不同,呈漩涡状或栅栏状,肌束间存在不同量的纤维组织。

子宫肌瘤可合并:①透明变性,最常见,多呈散在灶状分布。②液化坏死,形成大小不等的腔隙或小囊。③钙化。④间质脂肪化生。

腹膜播散性平滑肌瘤病,是指肌瘤在腹腔内呈弥散性生长,结节小于 1 cm,可累及子宫、卵巢、圆韧带和胃肠道浆膜面、大网膜等,酷似恶性肿瘤的种植。本病预后好,双侧附件与全子宫切除后,病灶可发生退变。子宫肌瘤可无明显临床症状,也可表现为月经过多、失调或不规则阴道流血。

(二)MR 表现(图 7-6、图 7-7)

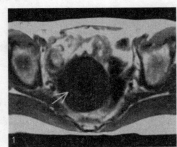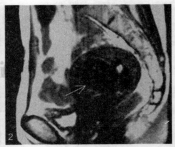

图 7-6　子宫前壁肌瘤突入宫腔内圆形影

注:在 T_2WI 像上为低信号,高信号子宫内膜受压向后移位,病理证实为黏膜下肌瘤

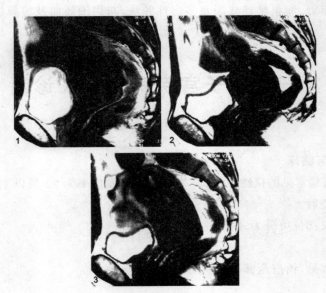

图 7-7　子宫颈部圆形软组织肿块

在 T_1WI 像上呈略低信号,在 T_2WI 像上呈低信号,边界清楚,增强扫描肿块明显强化,手术证实为肌瘤子宫体积增大,外形不规则,壁间肌瘤呈分叶状增大,浆膜下肌瘤为向浆膜面突出的肿块,单发或多发,黏膜下肌瘤表现为向宫腔、阴道或宫颈管突出,阔韧带肌瘤在冠状或横

断面上可见子宫旁肿块。子宫肌瘤在 T_1WI 及 T_2WI 一般呈低信号,信号均匀或不均匀,T_2WI 有时可见瘤周因淋巴管及静脉扩张形成环状高信号。增强扫描后有强化,但不如周围肌层明显。肌瘤产生玻璃样变性时,T_1WI 为等信号,T_2WI 为低信号,无强化;肌瘤产生红色变性时,T_1WI 为不被脂肪抑制序列抑制的高信号,T_2WI 为低或高信号;肌瘤脂肪变性时,T_1WI 为高信号,但可被脂肪抑制序列抑制。

一般认为,T_2WI 为显示子宫肌瘤最敏感的方法,可以发现约 3 mm 的微小肌瘤,为高信号。

二、子宫腺肌病

子宫腺肌病曾称为内在性子宫内膜异位症,是指子宫内膜向子宫肌层内的良性侵入,伴有平滑肌增生。肌束间有大小不一的小腔隙,内有暗红色液体(陈旧血液)。少数子宫内膜在子宫肌层中呈局限性生长,形成结节或团块,类似肌壁间肌瘤,称子宫腺肌瘤。腺肌瘤不同于肌瘤之处在于其周围无包膜存在,故与四周的肌层无明显分界,可分为弥漫性腺肌瘤和局限性腺肌瘤。

主要临床表现为子宫增大、月经过多及痛经。

(一)MR 表现

子宫多呈均匀性增大,但很少超过 12 周妊娠子宫的大小,弥漫性生长(弥漫性腺肌瘤多累及后壁,故后壁较前壁厚;局限性腺肌瘤表现为局限性结节或团块)。病灶在 T_2WI 上表现为低信号的肌层内有散在、边界模糊的高信号灶,并有含铁血黄素沉着;也可表示为子宫肌层均匀性增厚及 T_2WI 信号普遍轻中度升高;T_1WI 多为低信号,也可为高信号。增强扫描后肌层有明显强化,病灶相对呈低信号。

(二)诊断与鉴别诊断

子宫腺肌病多见于 30~50 岁的经产妇,约半数患者同时合并子宫肌瘤,15 ％的患者合并子宫内膜异位症。约 30 ％的患者可无任何临床症状。凡 30 岁以上经产妇,出现经量增多、经期延长和逐年加剧的进行性痛经,子宫均匀性增大或局限性隆起,应首先考虑子宫腺肌病的可能。MR 显示肌层内见到种植内膜及反复出血引起的斑点、片状、结节状信号改变,可提示子宫腺肌病的诊断。本病需与多发性子宫肌瘤鉴别,后者多有假包膜,边界清楚,呈球形,而前者无假包膜,呈散在灶状分布。

三、宫颈癌

宫颈癌为最常见的妇科恶性肿瘤。患者年龄分布呈双峰状,35~39 岁和60~64 岁,一般认为与过早性生活、早育、多产和不洁性交有关。近年来,国内外均已普遍开展宫颈细胞防癌涂片检查,使宫颈癌的死亡率不断下降(图 7-8)。

(一)临床与病理

1.分型

宫颈癌大致可以分为原位癌、早期浸润癌(浸润深度≤3 mm)和浸润癌(指癌灶浸润深度距基膜 5 mm 直至扩展或转移至宫颈外组织者)。90 ％~95 ％为鳞癌,5 ％~10 ％为腺癌。

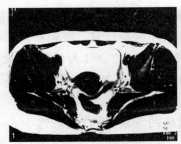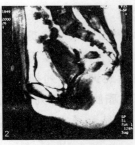

图 7-8　宫颈癌使宫颈不对称增厚

注:宫颈内被不均匀略高信号影充填,基质低信号环显示不清楚

宫颈癌具体有 4 种生长类型。

(1)外生型:最常见,癌灶向外生长,如菜花状、息肉状或乳头状。

(2)内生型:癌灶向宫颈深部组织浸润,使宫颈扩张并侵犯子宫峡部。

(3)溃疡型:癌组织坏死脱落形成凹陷性溃疡或空洞。

(4)颈管型:癌灶发生在宫颈外口内,隐蔽在宫颈管。

2.转移途径

直接蔓延最常见;宫颈癌淋巴结转移分一级组(包括宫旁、宫颈旁或输尿管旁、闭孔、髂内外淋巴结)、二级组(包括髂总、腹股沟深浅及腹主动脉旁淋巴结)。血行转移较少见。

3.临床表现

临床上早期表现为接触性出血,晚期表现为阴道不规则出血,白带增加。

(二)MR 表现

MR 检查的主要目的是对肿瘤进行分期。早期浸润癌的 MR 表现可无阳性发现。只有当肿瘤发展到Ⅰb(浸润深度>5 mm,宽度>7 mm)以上,MR 才会有异常表现:宫颈增大,不对称增厚或有结节状突起,T_2WI 为不均匀信号增高。T_2WI 横断像上显示宫颈基质低信号环是否保持完整,是宫颈癌Ⅰ期和Ⅱ期的分界标志,如低信号的基质环被高信号的肿瘤破坏,出现中断或已突破,提示肿瘤已进入Ⅱ期(癌灶已超出宫颈,但未达盆壁)。Ⅲ期指癌灶侵犯盆壁或阴道下段 1/3,表现为阴道不规则增厚,边缘模糊,肿瘤与盆壁粘连。Ⅳ期指肿瘤侵犯膀胱和直肠壁,使之分界不清,肠壁增厚,盆壁肌肉间脂肪层消失,肌肉形态异常。

(三)MR 诊断与鉴别诊断

宫颈刮片细胞学检查或活检是确诊宫颈癌的主要手段。宫颈糜烂或宫颈息肉均可引起接触性出血,故难与宫颈癌鉴别,做宫颈刮片、阴道镜、荧光检查或活检是主要诊断手段。宫颈乳头状瘤多见于妊娠期,表现为接触性出血和白带增多,外观呈乳头状,行宫颈活检方可诊断。子宫内膜异位也可有宫颈溃疡或乳头状肿块,需活检方可确诊。

四、子宫内膜癌

子宫内膜癌又称宫体癌,是指子宫内膜发生的癌,绝大多数为腺癌,好发高峰为 58~61 岁,低于 40 岁者仅占 2 %~5 %。

(一)病理与临床

病变多发生于宫体部及后壁,一般有两种生长形式。

1.弥漫性

肿瘤呈弥漫性息肉样生长,累及大部分或全部宫腔内膜,表面可伴坏死和溃疡。当病变浸润肌层后,可在肌层内形成结节状病灶。可扩张到宫颈管,一旦癌灶阻塞宫颈管则导致宫腔积脓。

2.局限性

肿瘤局限于宫腔的某一区域,呈小息肉或颗粒状生长,也可有肌层浸润。多见于宫底部或宫角部。

(1)组织学类型有以下几类:①内膜样腺癌,占 90 ％;②腺癌伴鳞状上皮分化;③透亮细胞癌;④浆液乳头状癌;⑤鳞形细胞癌。

(2)转移途径有以下几种:①直接蔓延,癌灶初期沿子宫内膜蔓延,向上经宫角至输卵管,向下至宫颈管,并继续蔓延至阴道。②淋巴转移,为主要转移途径。当癌肿浸润至深肌层或扩散至宫颈管时,易发生淋巴转移。

(3)临床表现:大多数早期无症状,晚期为绝经后阴道流血或排液增多。

(二)MR 表现(图 7-9、图 7-10)

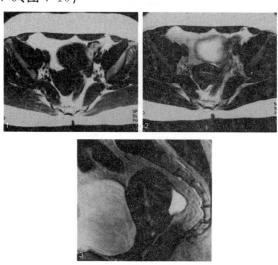

图 7-9　局限性早期子宫内膜癌

注:T_1WI 为中等信号(图 1),T_2WI 像上子宫底部内膜厚薄不均,且可见颗粒状充盈缺损影,低信号结合带欠光滑(图 2、图 3)

子宫内膜癌的早期诊断方法为分段刮宫,MR 的作用在于估计肿瘤的侵犯深度和进行合理分期。

子宫内膜癌最常见的 MR 表现为子宫内膜增厚(生育期妇女正常内膜厚度小于 1.3 cm,绝经期小于 9 mm),宫腔增宽,T_1WI 为中等信号,T_2WI 为中等、略高或高信号,呈颗粒状或片状增厚,注射Gd-DTPA后轻中度强化。

结合带在 T_2WI 显示为低信号,结合带中断或被肿瘤跨越提示肿瘤已侵犯肌层。动态增强扫描时,子宫内膜与肌层之间在正常时可见一完整强化带,该强化带有无破坏也是判断肌层是否受侵的另一重要指标。宫颈管受侵时表现为宫颈管狭窄或闭塞,宫颈信号异常,常伴宫腔积液和积血。

子宫浆膜面受侵表现为浆膜面毛糙,边缘不规则,子宫周围脂肪界面模糊。

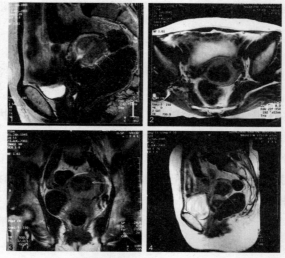

图 7-10　子宫内膜癌

注:子宫壁受侵厚薄不均,在 T_2WI 像上子宫腔内可见不规则高信号,低信号结合带消失(图 1);增强扫描后
子宫腔内可见轻中度强化影(图 2~图 4)

(三)MR 诊断与鉴别诊断

围绝经期妇女月经紊乱或绝经后再现不规则阴道流血,应考虑子宫内膜癌。绝经后妇女阴道流血约 10 % 由子宫内膜癌所致。

1.子宫内膜息肉

子宫内膜息肉是指子宫内膜腺体及间质所组成的肿块、带蒂,向宫腔内突出,可单个或多个,小者1~2 cm,大者可充满整个宫腔,主要引起月经过多、绝经后阴道不规则流血。MR 表现为突入腔内的结节,T_1WI 为低或中等信号,T_2WI 为比正常内膜略低信号,有低信号的条索状影及高信号的小囊状结构,无强化或轻度强化。影像学上与子宫内膜癌不易区分,子宫镜检查及分段刮宫检查为主要的鉴别手段。

2.老年性子宫内膜炎合并宫腔积脓(图 7-11)

老年性子宫内膜炎合并宫腔积脓常表现为阴道排液增多,呈浆液性、脓性或脓血性,子宫可增大。MR 显示宫腔扩大及积液。子宫内膜较规则及轻度强化,不侵入基底层,但有时与子宫内膜癌不易区分,一般采用扩张宫颈管和诊刮即可明确诊断,扩张宫颈管后即可见脓液或脓血液流出,刮出物见炎性细胞,但无癌细胞。

3.宫颈管癌

宫颈管癌也表现为不规则阴道流血及排液增多。宫颈管癌的病变仅位于宫颈管内,宫颈活检仍为主要的鉴别手段。

4.子宫内膜增生过长

子宫内膜增生过长是由持续过高的雌激素作用引起的,病理上可分四种类型。

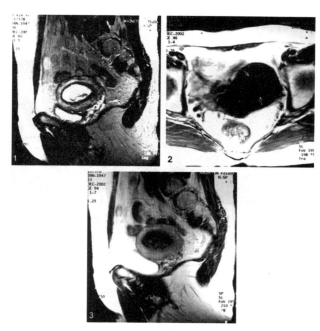

图 7-11　宫颈管炎并子宫腔内积液

注：在 T_2WI 像上，子宫内膜高信号带明显增厚加宽（图 1），T_1WI 像上呈均匀低信号，结合带低信号环仍保持完整光滑（图 2），增强扫描后宫腔内可见条网状强化（图 3）。诊断刮宫证实为宫颈管炎并子宫腔内积液

（1）轻度增生过长：又称单纯性增生过长，多见于无排卵患者（青春期或更年期）。

（2）腺囊型增生过长：子宫内膜增厚，可在 2 cm 以上，表面可呈息肉样，多见于更年期月经失调者。

（3）腺瘤型增生过长：又称重度腺型增生过长，子宫内膜增厚，呈息肉状。

（4）不典型增生过长。

上述四种类型的子宫内膜增生过长，在 MR 均表现为子宫内膜增厚，也可出现息肉样改变，但与子宫内膜癌的区别要点是子宫壁上的内膜界线清楚，无侵犯肌层现象。腺囊型增生在内膜与肌层之间可见小囊状影，有一定特点。确诊常需要依赖诊断性刮宫。

5.绝经过渡期功能失调性子宫出血

绝经过渡期功能失调性子宫出血主要表现为月经紊乱，如经量增多、经期延长、经间期不规则出血等，与子宫内膜癌的症状和体征相似。MR 显示无子宫内膜增厚，确诊仍主张先行分段刮宫检查。

第四节　卵巢囊性病变的 MR 诊断

一、病理

卵巢囊性肿瘤或肿瘤样病变，包括非赘生性囊肿和赘生性囊肿两大类。前者包括滤泡囊肿、黄体囊肿、黄素囊肿、多囊卵巢、巧克力囊肿等，后者包括浆液性囊腺癌或腺瘤、黏液性囊腺瘤、皮样囊肿等。本节主要介绍卵巢非赘生性病变。

(一)滤泡来源的囊肿(图 7-12)

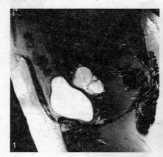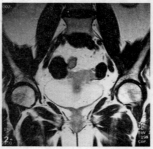

图 7-12　双侧卵巢滤泡囊肿

注:双侧卵巢均可见边缘光滑,多发长 T_1、长 T_2 囊状影,壁薄,大小不一

1.滤泡囊肿

正常生理过程中,滤泡(卵泡)发育成生长滤泡和成熟滤泡,其直径一般不超过 2 cm,如直径为 2～2.5 cm 称囊状滤泡。而滤泡囊肿是卵巢不成熟、成熟不排卵或无排卵黄素化等使卵泡(滤泡)内液积聚过多而形成的,也可认为是一种卵巢生理性潴留囊肿,直径一般大于等于2.5 cm,但最大不超过 5 cm。多数囊肿在1～6 个月自行吸收或破裂消失,常为单发。

2.滤泡(卵泡)血肿

滤泡(卵泡)血肿是指滤泡囊肿内的积血。正常滤泡周围的卵泡膜层往往充血,这些充血的毛细血管破裂后形成滤泡血肿,体积较小。但需与子宫内膜异位引起的出血相鉴别,后者所衬托的上皮为子宫内膜上皮。

(二)黄体来源的囊肿

排卵后,卵泡液流出,卵泡腔内压下降,卵泡壁塌陷,形成许多皱襞,卵泡壁的卵泡颗粒细胞和内膜细胞向内侵入,周围由结缔组织的卵泡外膜包围,共同形成黄体。

1.囊性黄体

它是正常黄体的一种类型,即在发育正常的黄体腔内有过多液体,或因黄体出血、血液被吸收而形成,直径一般小于 2 cm。

2.黄体囊肿

黄体囊肿指黄体内血肿出血量多时形成的囊肿,直径大于 2.5 cm。

3.白体来源囊肿

黄体在排卵后 9～10 日开始退化,退化时黄体细胞逐渐萎缩变小,周围的结缔组织及成纤维细胞侵入黄体,逐渐代替黄体,组织纤维化,外观色白,称白体。

黄体囊肿退化形成白体来源囊肿。视囊肿大小可分为囊状黄体及黄体囊肿,前者直径小于 2 cm,而后者大于 3 cm。

(三)黄素囊肿

黄素囊肿又称滤泡囊肿黄素化,是绒毛膜促性腺激素刺激卵泡使之过度黄素化所致,可与葡萄胎、绒毛膜癌等滋养层细胞肿瘤伴发。卵巢常呈双侧多房性囊肿,直径多大于 2 cm,大者可为 10～15 cm,壁薄,有多房性分隔。当葡萄胎或绒毛膜癌治疗后,囊肿可自行缩小消退。除偶可引起扭转、出血和破裂外,一般无明显临床症状。

(四)卵巢表面上皮来源囊肿

1.生发上皮包涵囊肿

生发上皮包涵囊肿是指因卵巢表面上皮向皮质、间质凹陷而形成的囊肿,多见于绝经期或老年期,囊肿一般很小。

2.卵巢巧克力囊肿

卵巢巧克力囊肿为子宫内膜腺体和间质异位形成的囊肿,囊内及周围间质内可有陈旧性出血,周围往往有纤维组织增生及含铁血黄素巨噬细胞。囊肿直径一般为 5～6 cm,大者可超过 10 cm。由于反复腔内出血使囊内压升高,囊壁出现小裂隙并有微量血液渗出,造成卵巢与周围组织器官紧密粘连,固定在盆腔内。50 %以上累及双侧卵巢,卵巢表面散在许多紫色小囊肿,以 30～40 岁最常见,临床主要表现为痛经并随月经周期加重。

(五)多囊卵巢综合征

多囊卵巢综合征(polycystic ovarian syndrome,PCOS)1935 年由斯坦(Stein)首先报道,又称 Stein-Leventhal 综合征,其临床特征为雄激素过多和持续无排卵。临床表现为闭经、不孕、肥胖、黑棘皮等。

(六)畸胎瘤

成熟畸胎瘤又称皮样囊肿,为最常见的卵巢肿瘤,占卵巢肿瘤的 10 %～20 %,以 20～40 岁多见。多为单侧,切面为单房,腔内充满油脂和毛发、牙齿和骨质,囊壁上常见小丘样隆起向腔内突出,称头节。儿童畸胎瘤与成人不同,囊内大部分为浆液,脂肪的成分很少。

(七)卵巢囊性肿瘤样病变

1.浆液性囊腺瘤

浆液性囊腺瘤为卵巢常见的良性肿瘤之一,多见于生育期妇女。多为单侧性,可分为以下两种类型。

(1)单纯性浆液性囊腺瘤:为单房性,囊壁光滑。

(2)浆液性乳头状囊腺瘤:常为多房性;内有乳头,呈多灶性;囊壁为纤维结缔组织,内衬单层立方或柱状上皮,间质内可见砂粒体(钙盐沉积)。

有时乳头穿过囊壁向囊外生长甚至破裂,或种植于盆腔,虽形态上为良性,但其生物学行为已超过良性范围,应视为交界性浆液性囊腺瘤。

2.浆液性囊腺癌

浆液性囊腺癌为最常见的卵巢恶性肿瘤,占 40 %～50 %,多为双侧性,体积大,半实质性,多见于40～60岁妇女。瘤组织多呈结节状或分叶状,切面为多房,腔内充满乳头,质脆,常伴出血坏死,囊液混浊,瘤细胞为立方或柱形,细胞异型性明显,并向间质浸润。5 年存活率为20 %～30 %,常伴有腹腔内种植。

3.黏液性囊腺瘤

黏液性囊腺瘤多见于生育期妇女,多数为单侧性,5 %为双侧性,呈圆形或卵圆形,表面光滑,切面为多房,房大小不一,细小者如蜂窝状,单房囊肿很少见。囊腔内充满胶冻样黏液,含有黏蛋白和糖蛋白,囊内很少有乳头生长,囊壁为纤维结缔组织,内衬高柱状上皮,产生黏液。有时囊内压增高,以致薄壁子房的间隔破裂,黏液性上皮种植在腹膜上,连续生长并分泌黏液,在腹膜表面形成许多胶冻样黏液团块,称腹膜黏液瘤。

临界恶性黏液性囊腺瘤:体积较大,表面光滑,常为多房,少数为双侧。特点是囊壁较厚,由实质区和乳头形成。

4.黏液性囊腺癌

肿瘤呈实性或囊实性,单侧,体积中等,有乳头生长,囊液多为血性,包膜有浸润或与周围粘连。

二、MR 表现与鉴别诊断
(一)功能性卵巢囊肿

功能性卵巢囊肿包括滤泡(卵泡)囊肿、黄体囊肿和黄素囊肿。一般而言,囊壁薄而均匀、边缘光整、无分房、可自行吸收、不必治疗是其特点。滤泡囊肿和黄体囊肿的体积较小,一般直径小于等于 2 cm,边界清楚锐利,囊内呈水样信号,T_1WI 为低信号,而 T_2WI 为高信号;滤泡血肿和囊状黄体在 T_1WI 为高信号,T_2WI 为低信号或高信号,增强后无强化;黄体囊肿呈中等 T_1 及长 T_2 改变,也可在 T_1WI 及 T_2WI 均呈高信号,直径多大于 2 cm,但小于 4 cm,由于黄体囊肿的囊壁富于血管,注射 Gd-DTPA 后囊壁有强化;黄素囊肿一般为双侧性受累、多发、大小不一的囊性病变,常见于葡萄胎或绒毛膜癌患者。黄素囊肿中,30 %~50 %合并葡萄胎,表现为妊娠后胎盘绒毛滋养细胞异常增生,终末绒毛转变为水疱,水疱间相连成串,MR 表现为子宫增大,腔内充满大小不一的囊状结构。绒毛膜癌多发生在子宫,形成单个或多个宫壁肿瘤,直径为2~10 cm,卵巢可合并黄素囊肿。凡流产、分娩、异位妊娠后出现阴道流血、腹痛等症状,或肺、脑、肝、阴道转移灶,并有人绒毛膜促性腺激素(HCG)升高,可考虑为绒毛膜癌;葡萄胎流产后 1 年以上发病者,也可考虑为绒毛膜癌。

(二)卵巢上皮包涵囊肿

卵巢上皮包涵囊肿多见于绝经期及老年人,囊肿一般体积较小,直径小于 3 cm,呈长 T_1、长 T_2 改变,壁薄光滑,总体上缺乏特征性。

(三)卵巢巧克力囊肿(图 7-13)

卵巢巧克力囊肿表现为附件区大小不一的囊肿,为圆形、类圆形或不规则形。由于反复出血,囊腔内压力过大,大囊肿穿破后新的出血被重新包裹,从而在大囊肿外形成小囊肿,即大囊周边伴小囊为其特点,囊壁多与邻近结构粘连或分界不清,囊内纤维组织增生及分隔形成。

囊内信号有下列几种情况。

(1)T_1WI 及 T_2WI 均为高信号,不被脂肪抑制序列抑制。

(2)T_1WI 为高信号,T_2WI 为低信号。

(3)T_1WI 及 T_2WI 均为混杂信号。

(4)陈旧性出血:上部高信号,下部低信号,周边为低信号含铁血黄素环。

子宫内膜异位引起的卵巢囊肿上缘一般不超过子宫上界,相反,功能性卵巢囊肿可超过子宫上缘。囊肿长轴与同侧骨盆平行也是卵巢巧克力囊肿的特点之一。此外,卵巢巧克力囊肿的壁多较厚。卵巢巧克力囊肿信号与卵泡血肿相似,但卵泡血肿直径小于 2.5 cm,可自行吸收消失,无周围粘连。

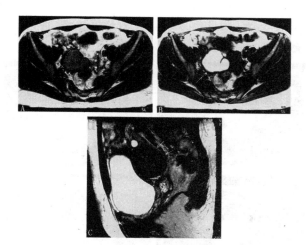

图 7-13　右侧附件区分叶状囊性肿块影

注:手术证实为卵巢巧克力囊肿,在 T_1WI 像上呈高信号(图 B),T_2WI 像上呈略高信号(图 A、图 C),肿块边缘可见短 T_1、长 T_2 包膜

(四)多囊性卵巢

多囊性卵巢表现为双侧卵巢增大,为正常卵巢的 2～3 倍,多呈椭圆形,卵巢包膜增厚,每侧卵巢包膜下的小囊一般在 10 个以上,呈车轮状排列,小囊直径小于 1 cm。虽然卵巢多发囊性改变是多囊卵巢综合征的表现之一,但要确立此诊断需要充分结合临床表现及内分泌测定(雄激素过多和 LH/FSH 失常是主要变化)。

多囊性卵巢需与下列疾病鉴别。

(1)多卵泡卵巢:双侧卵巢大小正常或仅轻微增大,卵巢内可见 4～10 个卵泡,直径 4～10 mm,不再继续生长,也不会排卵,但排列整齐,无子宫内膜增厚、增宽及内分泌指标异常。

(2)小卵泡黄素化:双侧卵巢无增大,无卵巢包膜增厚,卵巢内有排列不整齐的小卵泡,直径4～6 mm,这是促黄体素(LH)早期偏高影响卵泡发育所致。

(五)卵巢皮样囊肿(图 7-14、图 7-15)

卵巢皮样囊肿又称卵巢畸胎瘤,是最常见的卵巢肿瘤之一。多发生于年轻妇女,直径 5～10 cm,呈圆形或卵圆形,为单房或分房性结构,囊肿多表现为含脂肪或脂液平面的囊性肿块,瘤体为囊性或囊实性。(囊内)实质部分呈圆形、不规则形,称 Rokitansky 结节,由骨、软骨、毛发等组成,呈不均匀信号。脂液平面由下沉的细胞碎屑和漂浮的脂类物质组成,T_1WI 上方为高信号,下方为低信号,T_2WI 上则相反,上方信号低于下方,患者改变体位后,脂液平面会移动。

(六)卵巢囊性肿瘤

卵巢滤泡囊肿和黄体囊肿是最常见的囊性病变,直径小于 5 cm,壁薄,一般不急于手术处理,定期观察或口服避孕药后,2 个月内多自行消失;若持续存在或增大,应注意卵巢肿瘤的可能。

卵巢浆液性囊腺瘤占卵巢良性病变的 25 %,以单侧多见,15 % 为双侧。浆液性囊腺瘤可分为单纯性和乳头状两种:前者多为单房性,直径5~10 cm,壁薄而光滑,少数可为多房性,囊内可见多个带状分隔,囊液T_1WI为低信号,T_2WI为高信号;后者囊壁较厚,有少数乳头状突起,乳头状突起间可见砂粒体,黏液性囊腺瘤无此现象。

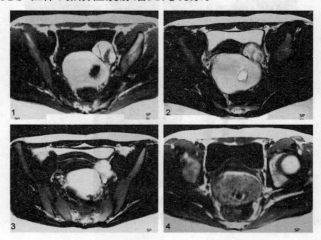

图7-14　盆腔内见两个类圆形肿块

注:手术证实为卵巢畸胎瘤,在T_1WI像上呈高信号,大肿块内可见结节状低信号影,在T_2WI像上为高信号,增强扫描后肿块略有强化

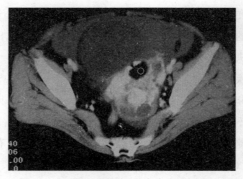

图7-15　盆腔内软组织肿块斑片状强化
注:CT示其内可见局灶性低密度的脂肪,手术病理证实为卵巢畸胎瘤

浆液性囊腺癌的体积常更大,可在10 cm以上,为一侧或双侧受累,囊壁不均匀增厚及有明显乳头状突起,囊壁可钙化及强化。肿瘤可沿腹膜种植,形成肠管粘连及大量腹水。

黏液性囊腺瘤常为单侧性多房结构,各房大小不一,肿瘤较浆液性囊腺瘤更大(>10 cm),较少有乳头状突起。黏液性囊腺瘤的囊液内含蛋白量较高,因而T_1WI及T_2WI信号均较浆液性囊腺瘤高。

黏液性囊腺癌则呈囊实性肿块,囊壁厚而不规则,囊腔内有不均匀的带状分隔,囊壁多有周围浸润、伴腹膜侵犯或有腹水形成。

良恶性囊腺瘤的鉴别如下。

(1)肿瘤囊壁或分隔厚度大于3 mm,厚薄不均或有结节状突起。

(2)肿块内实性部分占的比例越多,恶性可能性越大,恶性囊腺瘤更易出血及坏死。

（3）肿瘤边界不清，包膜不完整，有腹水、腹膜种植或浸润生长。

（4）增强时实性成分有不规则强化。

浆液性与黏液性囊腺瘤的区分要点是：浆液性囊腺瘤多为单囊，1/3 可见砂粒体钙化；而黏液性囊腺瘤多为多房囊性肿块，少见钙化。

第五节　卵巢实质性肿瘤的 MR 诊断

卵巢实质性肿瘤较囊性肿瘤少见，但种类较多，分为良性和恶性两种，实质性肿瘤多数为恶性，仅少数为良性。

一、卵巢良性实质性肿瘤

卵巢良性实质性肿瘤有纤维瘤、平滑肌瘤、纤维上皮瘤、卵泡膜细胞瘤等，最常见的是纤维瘤。纤维瘤多为单侧，多见于绝经期和中年妇女，呈球形或分叶状，直径为 5～10 cm，主要成分为梭形成纤维细胞和纤维细胞，组织排列呈漩涡状。约 15 ％的纤维瘤可伴胸腔积液、腹水，称梅格斯综合征，肿瘤切除后胸腔积液、腹水消失。MR 表现为卵巢区实质性肿块，T_1WI 为低信号，T_2WI 为中等信号。包膜完整，无明显强化（图 7-16）。

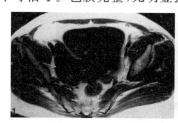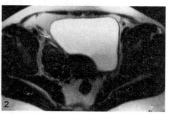

图 7-16　卵巢纤维瘤

注：右侧附件区卵圆形实质性肿块，T_1WI 为中等信号，T_2WI 为不均匀低信号，有低信号包膜，手术证实为卵巢纤维瘤

纤维瘤应注意与浆膜下子宫肌瘤鉴别：纤维瘤多偏于一侧，一般无月经改变，多角度观察能与子宫分开，而浆膜下子宫肌瘤有蒂与子宫相连，注射 Gd-DTPA 后子宫肌瘤的强化较纤维瘤明显。

二、卵巢恶性实质性肿瘤

常见的有卵巢囊腺癌、颗粒细胞癌、无性细胞瘤、内胚窦瘤、肉瘤、绒毛膜上皮癌等。共同特点是肿瘤生长迅速，短期内出现腹胀、腹部包块和腹水，肿块多不规则，易有囊变、出血和坏死（图 7-17～图 7-19）。

盆腔后部见不规则囊实性肿块，边界不清，向周围组织浸润，呈长 T_1 和不均匀长 T_2 信号，盆腔内可见结节状肿大淋巴结。

卵巢恶性肿瘤的转移特点：外观局限的肿瘤，却在腹膜、大网膜、腹膜后淋巴结、横膈有转移，腹腔种植及直接蔓延是主要转移途径。

淋巴道也是重要的转移途径，有 3 种方式：①沿卵巢血管走行，从卵巢淋巴管向上达腹主动脉旁淋巴结;②从卵巢门淋巴管达髂内、外淋巴结,经髂总至腹主动脉旁淋巴结;③沿圆韧带入髂外及腹股沟淋巴结,血行转移少见。

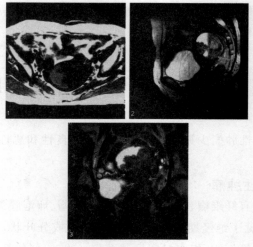

图 7-17 卵巢内膜样癌

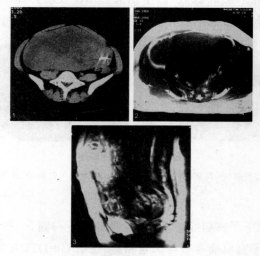

图 7-18 卵巢内膜样癌

注:CT 见盆腔内巨大水样密度肿块(图 1),且向下腹部浸润,T_1WI 像上呈低信号,在 T_2WI 像上为不均匀高信号,子宫受压左移且边界不清,增强扫描时有明显强化

(一)MR 表现

卵巢内有实质性不均匀肿块,伴囊变和坏死,T_1WI 为略低信号,T_2WI 为不均匀高信号,有不均匀强化;肿瘤往往呈双侧性,常伴腹水。

下列特点有助于提示为卵巢恶性实质性肿瘤。

(1)囊实性、不规则状或分叶状肿块,有较明显强化。

(2)易沿腹膜扩散,引起腹水、腹膜增厚及小斑点或结节形成,大网膜肿胀、肠管模糊、肠系膜混浊,盆壁及后腹膜有肿大淋巴结。

大网膜肿胀呈"网膜饼"状,腹水是卵巢恶性肿瘤腹膜转移的标志,多数为大量腹水,有的卵巢癌以腹水为主要表现,原发灶很小。

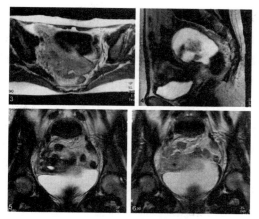

图 7-19　交界性右侧卵巢囊腺瘤

注:右侧附件区可见边界不清的类圆形肿块影,在 T_1WI 像上为不均匀低信号,在 T_2WI 像上为不均匀高信号,增强扫描肿块实性部分有明显强化

(二)诊断和鉴别诊断

1.诊断

恶性卵巢肿瘤早期无症状,起病隐匿,约 3/4 发现时属晚期。颗粒细胞癌约 3/4 有雌激素活性,引起内分泌紊乱,好发年龄为 40～50 岁;未成熟畸胎瘤体积大,临床多有 AFP 升高;无性细胞瘤好发于 10～20 岁,对射线敏感;内胚窦瘤 40 岁以上少见,生长迅速,有 AFP 升高。

2.鉴别诊断

卵巢肿瘤需与下列疾病鉴别。

(1)**卵巢转移性肿瘤**:体内任何部位的原发性肿瘤均可转移到卵巢,常见原发性癌有乳腺、肠、胃、生殖道、泌尿道等,占卵巢肿瘤的 5 %～10 %。库肯勃瘤(Krukenberg tumor)是一种特殊的转移性腺癌,原发部位为胃肠道,双侧性,中等大小,多保持卵巢原形或呈肾形,一般无粘连,切面为实性,内有小囊腔,囊内充满黏液,多伴腹水。MR 显示双侧卵巢有略长 T_1、长 T_2 信号改变。

(2)**输卵管病变**:卵巢和输卵管统称为附件,但两者疾病有很大区别,卵巢疾病以肿瘤常见,而输卵管病变以炎性病变常见,异位妊娠次之,肿瘤最少见。因二者位置很近,所以当子宫外有肿块时,称为附件包块,但这不够严谨,认真区分这两个部位有助于疾病的定性诊断。

输卵管炎的主要病理改变为双侧输卵管增粗,管腔扩张或呈腊肠形。与卵巢肿瘤的鉴别要点是:卵巢肿瘤多呈球形,单侧更多见;而输卵管炎或积液多为双侧性,表现为子宫角与卵巢之间长 T_1、长 T_2 液性囊肿样物。

(3)**异位妊娠**:受精卵于子宫体腔以外着床,称为异位妊娠,习惯上称宫外孕。异位妊娠包括输卵管妊娠、卵巢妊娠、腹腔妊娠和阔韧带妊娠等。异位妊娠的发生率近年呈上升趋势,其中输卵管妊娠最常见,占异位妊娠的 95 %。①输卵管妊娠发展到一定程度后,有输卵管妊娠流产、输卵管妊娠破裂、继发性腹腔妊娠等结局。②主要临床表现有以下几项:停经,多有6～8

周停经,但有 20 ％～30 ％无明显停经史;腹痛,发生在输卵管流产或破裂时,突然一侧下腹部疼痛;阴道流血、晕厥和休克;测血中 β-HCG 升高,阴道后穹隆穿刺抽出不凝固红色血液;MR 显示盆腔内混杂信号肿块,其中可见 T_1WI 高信号及液性区,T_2WI 为不均匀高、低混杂信号。

(4)盆腔炎性包块:女性内生殖器及其周围结缔组织的炎症和盆、腹腔炎症,称盆腔炎。急性盆腔炎包括急性子宫内膜炎、子宫肌炎、急性输卵管炎、卵巢炎、急性盆腔结缔组织炎和盆腔腹膜炎。共同临床特点是高热、寒战、下腹痛、白带多、双侧附件肿胀。慢性盆腔炎表现为下腹痛、肛门坠胀、白带多、低热、全身不适。一般都有急性盆腔炎病史和不育史。MR 显示盆腔内脂肪界面模糊、炎性粘连性团块、子宫直肠陷凹或盆腔内多房包裹性积液。

(5)结核性腹膜炎:由盆、腹腔内粘连性肿块构成,常伴腹水,多发生于年轻不孕妇女。多有肺结核史,全身症状有消瘦、乏力、低热、盗汗、月经稀少,妇科检查肿块的位置较高,形状不规则,边界不清。生殖器结核的潜伏期很长,可为 1～10 年,多数患者在日后发现生殖器结核时,其原发灶已愈合。生殖器结核中,90 ％以上为输卵管结核,双侧性居多,有并发腹水型结核性腹膜炎,或盆腔腹膜、肠管表面和卵巢表面布满结节,输卵管增粗、僵直,内有干酪性物质,子宫内膜结核及卵巢结核多由输卵管结核蔓延而来。输卵管结核的表现多不典型,易与卵巢癌及子宫内膜异位症混淆。对于未婚女性,有低热、盗汗、盆腔炎及腹水时,应考虑到本病的可能。结核菌素试验阳性、白细胞计数不高有助于本病的诊断,必要时行腹腔镜检查。

第六节　膀胱癌的 MR 诊断

膀胱癌为最常见的泌尿系恶性肿瘤;好发年龄为 50～70 岁,男性多于女性,主要临床表现为无痛性肉眼血尿,少数为镜下血尿和间歇性全程血尿。膀胱镜检是诊断膀胱癌的主要方法。

一、病理特点

(一)膀胱移行细胞癌

膀胱癌多发生于膀胱三角区及输尿管开口处,表面呈绒毛状或细乳头状,直径多为 1～2 cm,有蒂或基底部较宽,单个或多灶性,可伴坏死灶。

肿瘤具有一定的侵袭性,常分为三级:Ⅰ级,肿瘤乳头尚规则,但表面的移行细胞层次增加,细胞密集、核大,染色质丰富,有异型性,侵袭性少见;Ⅱ级,肿瘤细胞异型性大,核分裂象多见,排列呈乳头状,但分布不均,常形成巢团状,有侵袭性;Ⅲ级,肿瘤细胞呈高度异型性或未分化,核分裂象多见,肿瘤坏死明显,常浸润深层组织,乳头中央为纤细的纤维血管组织。

根据国际抗癌联合会提出的方案,肿瘤的分期如下。

0 期:非浸润性(原位癌)。

Ⅰ期:肿瘤限于固有膜。

Ⅱ期:肿瘤浸润浅肌层。

Ⅲ期:肿瘤浸润深肌层或膀胱周围组织。

Ⅳ期:肿瘤浸润前列腺或其他膀胱外结构。

（二）鳞癌

鳞癌可能发生于膀胱黏膜移行上皮发生的鳞形化生的基础上，只占膀胱癌的 5 ％左右。多呈典型的结节状，无蒂，呈浸润性生长，并有溃疡形成和坏死灶。

（三）腺癌

腺癌甚少见。在确定本肿瘤之前，必须先除外膀胱邻近器官腺癌对膀胱壁的浸润。

（四）胎性肉瘤

胎性肉瘤又称葡萄胎簇肉瘤或横纹肌肉瘤，起源于膀胱底部、前列腺、精囊腺、输尿管下端及女性阴道穹隆部的中胚层组织，是儿童最常见的膀胱恶性肿瘤，多见于 4 岁以下男孩。

（五）膀胱淋巴瘤

膀胱淋巴瘤为膀胱非上皮性恶性肿瘤中第二位常见肿瘤，多发生于中老年人。病变可为单个或多个，表面光滑，呈实心状，有时呈半球状向膀胱内突出，黏膜上皮光滑完整，血管壁周围浸润十分多见。

二、MR 表现

原位癌及小于 0.5 cm 的膀胱癌有时不能被显示。肿块多表现为膀胱壁局限性增厚并突入膀胱内，呈乳头状或边缘不规则的菜花状，T_1WI 为中等略高信号，T_2WI 为高于肌肉信号，坏死灶呈更高信号。肿块好发于膀胱底部三角区及侧后壁，注射对比剂后明显强化。

膀胱癌浸润深肌层时，在 T_2WI 表现为中等偏低的膀胱壁影出现中断；侵犯周围脂肪层时，周围脂肪组织的高信号中出现中等信号肿块；累及前列腺和精囊时，T_2WI 上精囊腺高信号区内出现较低信号；盆壁肌肉受累时，表现为肌肉的肿胀及信号异常。正常盆壁淋巴结 MR 多难以显示，一旦显示，多提示有盆腔淋巴结转移。

膀胱癌术后常合并瘢痕，导致膀胱局限性变形及增厚，与术后复发时不易区分。鉴别要点是增强后局部复发者多有强化，而瘢痕组织无强化或强化不明显。

三、MR 诊断与鉴别诊断

膀胱癌需与下列疾病鉴别。

（一）膀胱结核

膀胱结核多继发于肾及输尿管结核，膀胱挛缩，轮廓毛糙，但无附壁的强化结节；有些结核仅局限于膀胱三角区，使三角区膀胱壁增厚、钙化。

（二）膀胱憩室

膀胱憩室指膀胱自分离的逼尿肌之间向外呈袋状膨出，多发生于膀胱三角区输尿管开口附近。表现为膀胱侧壁或后壁囊袋状或圆形突起，多突出于膀胱腔外，憩室的大小变化较大，排尿后可缩小，可合并结石或肿瘤，注射 Gd-DTPA 后于排泄期可见造影剂经缺口进入囊内。

（三）膀胱肌层囊肿

囊性病变位于膀胱肌层内，直径为 1～2 cm，突向膀胱腔内，排尿后大小无变化，囊肿具有长 T_1、长 T_2 特性，无强化，排泄于膀胱内的造影剂也不能进入囊内。

（四）输尿管口囊肿

病变位于膀胱三角区，突向膀胱腔内，直径为 0.6～6 cm，为液体信号，呈梭形或圆形，与输尿管延续，囊内有时可并发结石，膀胱排尿对囊肿的大小无影响，动态观察或 B 型超声波检查可见囊肿膨大与缩小有节律性变化。

(五)膀胱内血块

患者有血尿史,血块呈扁圆状、条状、絮状或不规则状,可随体位改变而移动,无强化。

(六)前列腺增生与前列腺癌

前列腺增生和前列腺癌多见于老年人,前列腺肉瘤多见于儿童。增大的前列腺从膀胱底部向膀胱腔内凸入,凸起物较光滑,与膀胱癌呈乳头状或菜花状不同,向下与前列腺相连续,通过冠状及矢状切面一般显示膀胱壁虽受压凸入膀胱底部,但无膀胱壁增厚。

(七)慢性膀胱炎

膀胱炎很常见,多由大肠杆菌、葡萄球菌引起,主要表现为尿频、尿急、尿痛、全程血尿。

特殊类型的慢性膀胱炎包括以下几种。

1.腺性膀胱炎

病理改变为膀胱黏膜移行上皮细胞变性、化生,并向黏膜下生长、增生而形成细胞巢(Brunn 巢),可见腺体或腺管形成,腔内有分泌物,部分腺体呈瘤样增大或囊状扩张。

2.嗜酸性膀胱炎

病理改变为膀胱黏膜内大量嗜酸性细胞浸润。

3.增殖性膀胱炎

病理上表现为膀胱黏膜上皮向表面或向下生长,毛细血管扩张充血,成纤维细胞增生,各类炎性细胞浸润,常合并盆腔脂肪过多症是其较重要的特征。

4.间质性膀胱炎

病理上表现为黏膜充血,微小浅溃疡累及膀胱各层,单发或多发,多见于前壁及顶部,女性多见,膀胱膨胀时有剧痛。

上述各型膀胱炎可导致膀胱壁非均匀性增厚,毛糙并僵硬,需与膀胱癌鉴别。一般来说,浸润性膀胱癌多见于 60 岁以上男性,膀胱壁局限增厚,但无膀胱容量改变。而慢性膀胱炎多见于女性,病程较长,病变范围广泛,有膀胱容量减少,黏膜面粗糙增厚,使局部呈扁平状隆起,基底部较宽,好发于膀胱三角区,T_2WI 膀胱壁为低信号,增强扫描后膀胱黏膜层强化,呈线状,而非膀胱肌层强化。其中,嗜酸性膀胱炎尿中可见嗜酸性细胞,腺性囊性膀胱炎及间质性膀胱炎均未见细菌生长及脓细胞减少,可有间断性血尿,与浸润性膀胱癌往往不易区分,需借助膀胱镜及病理学检查方可确诊。

(八)神经源性膀胱

由于长期尿路梗阻,膀胱壁明显增厚(>5 mm),膀胱多呈宝塔状,小梁很粗,形成多发假性憩室,T_2WI 为低信号,仅黏膜线状强化。

(九)膀胱良性肿瘤

膀胱良性肿瘤包括以下几种。

1.内翻性乳头状瘤

内翻性乳头状瘤又称 Brunn 腺瘤,是 Brunn 巢发展起来的良性肿瘤,多见于中老年男性,膀胱三角区、膀胱颈为好发部位,大体上呈蘑菇状,具有宽广的柄或半球状隆起,本病占膀胱肿瘤的 2 %~3 %。病理上属良性,但易复发和恶变。MR 与膀胱癌表现相似,区分十分困难。

2.嗜铬细胞瘤

嗜铬细胞瘤属来源于肾上腺髓质的肿瘤。膀胱壁在胚胎时期可遗留一些嗜铬细胞,排尿时血压升高为主要的临床特征,本病占膀胱肿瘤的 1 %。T_1WI 为中等信号,而 T_2WI 为显著高信号,与膀胱癌信号不同,但同样呈显著强化。

3.血管瘤

血管瘤通常为海绵状血管瘤,儿童相对多见,表现为膀胱壁分叶状团块或不规则增厚,T_2WI 为明亮高信号是其特点,有持久的明显强化。

4.平滑肌瘤

平滑肌瘤好发于女性,以膀胱三角区多发,可表现为腔内、腔外及壁内病灶,MR 上肿瘤呈圆形,边界清楚,与膀胱癌形态不同。

5.其他

绒毛样腺瘤呈绒毛结节状,光镜下由高柱状上皮被覆的腺样和乳头状结构组成。中肾管腺瘤呈乳头状和息肉状,可单发,20 %为多灶性发生,常与腺性膀胱炎及伴发慢性炎症、结石、长期置导尿管刺激移行上皮化生有关。上述两种肿瘤结节与膀胱癌相似,区分十分困难。

6.膀胱结石

膀胱结石多发于老年男性,占 90 %,单发为主,主要为磷酸盐结石。T_1WI 及 T_2WI 均为低信号,边界光滑,增强后无强化。

第七节　睾丸和附睾疾病的 MR 诊断

一、睾丸肿瘤

原发性睾丸肿瘤绝大多数为恶性,约占男性恶性肿瘤的 1 %,任何年龄均可发生,但以20～40岁多见,以右侧多见,双侧同时累及者罕见。可能与睾丸下降异常、输精管发育异常、遗传因素、内分泌失调、外伤和感染等有关。

(一)生殖细胞瘤

该类肿瘤常见,其中又以精原细胞瘤最常见,98 %为单侧,仅 2 %为双侧,最常见于30～50 岁,青春期前及 50 岁以后很少发生。生殖细胞瘤可发生于生殖腺外,如纵隔、腹膜后、垂体、松果体区。睾丸常肿大,部分患者睾丸大小可正常。切面呈灰白色,实性鱼肉状,可见灶状坏死及出血,经放疗后则可见明显广泛坏死和纤维化。

精原细胞瘤在 T_1WI 为均匀中等信号,在 T_2WI 上肿瘤组织信号较正常睾丸信号低。出血坏死灶少见,有轻度强化。侵及邻近组织后可引起睾丸鞘膜积液。瘤周可见假包膜,肿瘤转移至后腹膜形成广泛淋巴结肿大,左侧睾丸肿瘤首先播散到左肾水平的主动脉旁淋巴结,而右侧睾丸肿瘤首先转移到低位主动脉旁及腔静脉前淋巴结。

精母细胞性精原细胞瘤占各种精原细胞瘤的 3.5 %～9 %,多见于 50 岁以上的男性,大体解剖与其他类型精原细胞瘤相同,但可见水肿及黏胶样,T_2WI 信号略高。

睾丸卵黄囊瘤又称睾丸内胚窦瘤,为婴儿及儿童最常见的睾丸恶性肿瘤,好发于 3.5 岁以下儿童,睾丸明显增大,肿瘤可部分或全部取代睾丸组织。MR 表现与精原细胞瘤相似。

（二）非精原细胞瘤

非精原细胞瘤少见,仅占睾丸肿瘤的 3.5 %,主要是纤维瘤、纤维肉瘤、平滑肌瘤、平滑肌肉瘤、血管瘤和淋巴肉瘤。转移性淋巴肉瘤和白血病累及睾丸时,常使双侧睾丸同时受累。此类肿瘤与精原细胞瘤的最大区别是组织出血、坏死明显,T_1WI 及 T_2WI 信号不均匀。

二、睾丸附睾炎

睾丸炎少见,多为流行性腮腺炎的并发症,少数为睾丸梅毒所致。流行性腮腺炎并发的睾丸炎起病急,睾丸迅速肿大、疼痛;而由梅毒所致者睾丸缓慢肿大,呈球形。睾丸炎单独存在者少见,常合并附睾炎。急性附睾炎表现为附睾肿大,T_2WI 信号增高,精索增粗;慢性附睾炎由于纤维增生,附睾硬化;附睾结核主要为干酪样变和纤维化,在 T_1WI 为低信号,在 T_2WI 为混杂信号。

三、睾丸血肿

睾丸血肿常由外伤所致,睾丸损伤均在白膜内出血而形成血肿,有剧烈疼痛,常伴鞘膜积血,在 T_1WI 为略高或高信号,在 T_2WI 为不均匀低或高信号。血肿可位于内膜下、阴囊纵隔、鞘膜内或鞘膜旁,可表现为阴囊内渗血为主或囊内较大血肿。

四、睾丸扭转

睾丸扭转或精索扭转多见于青少年,也可见于新生儿,本病有两种类型:一种是鞘膜内型,占绝大多数;另一种是鞘膜外型,少见。常在新生儿或 1 岁以内婴儿发病,临床表现为急剧疼痛和绞痛,如果扭转不能在 12 小时内解除,将发生睾丸梗死或坏死。

MR 可显示扭转点的形成呈低信号结节状,由此扭转点可见漩涡状结构,由血管、淋巴管、输精管和脂肪组织扭转而成,呈混杂信号,位于阴囊后上方区多见。扭转点和漩涡征为睾丸精索扭转的特征性改变。伴有附睾肿胀,精索虽增粗,但无血管增多,与附睾炎不同。

五、精索静脉曲张

精索静脉曲张系精索静脉血流淤积,而导致精索蔓状静脉丛迂曲扩张。左侧精索静脉呈直角进入左肾静脉,血流阻力大,故较右侧更易发生曲张。

MR 表现为腹股沟管内环至睾丸的精索结构,精索增粗,可见众多迂曲扩张的管状结构,血流缓慢,在 T_2WI 上可见曲张血管呈高信号。

六、隐睾

隐睾为先天性疾病。睾丸下降途中停留于腹膜后、腹股沟管或阴囊入口而未降至阴囊内称隐睾。未下降的睾丸 70 %位于腹股沟部,25 %位于腹膜后,5 %位于阴囊上部及其他部位。有 50 %合并腹股沟疝。隐睾常发育不全,体积小,易恶变,睾丸肿瘤中 15 %可发生于隐睾。术前睾丸定位将对指导手术有重要帮助。

考虑到隐睾的发生部位,在检查时可先重点检查腹股沟环区,然后对腹膜后(高于肾门水平)及阴囊内进行观察。有时隐睾可异位分布于前腹壁、股三角、会阴等区。

（一）MR 表现

(1)阴囊内一侧或双侧睾丸缺如。

(2)腹股沟部隐睾,可在腹股沟管内或内环附近显示长轴与腹股沟管一致的椭圆形影;附睾无萎缩时,信号与正常睾丸相同,发生萎缩后有纤维化改变,在 T_2WI 为低信号,一般隐睾的体积小于正常睾丸,形态呈椭圆状,边界清楚,边缘光滑。腹膜后隐睾常因位置深和部分肠管干扰,不易显示。

(二)鉴别诊断

1.腹股沟淋巴结

腹股沟淋巴结呈圆形,与隐睾的椭圆形不同,在 T_2WI 为略高信号或低于脂肪,而隐睾信号高于脂肪。

2.腹股沟疝

斜疝的疝囊从腹壁下动脉之外的腹股沟管内环突出,向内、向下、向前斜行出腹股沟管外环进入阴囊。斜疝内容物常有大网膜、小肠、盲肠、乙状结肠等。直疝位于腹部下动脉内侧,常见于年老体弱者,疝囊颈较宽大,疝块可于平卧时消失,不伸入阴囊内,疝内容物为小肠或大网膜。MR 特点为腹股沟或阴囊内肿物,上方与腹腔内容物连通,疝出物可见肠内气体或呈高信号的脂肪。

3.精索肿瘤与精索囊肿

精索肿瘤较少见,多为脂肪瘤,发生在精索近附睾处,结节状,质地较韧;精索囊肿多为梭形,壁薄,有长 T_1、长 T_2 特性。

七、睾丸鞘膜积液

睾丸周围的鞘膜囊内存在过多的液体时,称为鞘膜积液。鞘膜积液的类型与鞘状突是否闭锁密切相关。小儿睾丸鞘膜的淋巴系统发育较晚,若睾丸与腹腔之间的鞘状突过早闭合,则鞘膜囊内的分泌液不完全吸收,可形成先天性鞘膜积液;继发性鞘膜积液的原发病有急性睾丸炎、附睾炎、精索炎等。原发积液为清亮黄色,出血为棕色,感染则为脓性,鞘膜壁常有纤维化或钙化。

MR 可表现如下。

(一)睾丸鞘膜积液

睾丸鞘膜积液发生于睾丸部鞘膜囊中,形成球形囊状肿物。

(二)精索鞘膜积液

精索鞘膜积液又称精索囊肿,表现为精索区椭圆柱状囊状物。

(三)睾丸精索鞘膜积液

睾丸精索鞘膜积液为婴儿型鞘膜积液,显示阴囊内及精索区积液。

(四)交通型鞘膜积液

交通型鞘膜积液显示阴囊内积液,大小与体位有关。

上述积液在 T_1WI 为低信号,在 T_2WI 为高信号,睾丸白膜增厚,可有强化。

八、附睾疾病

(一)附睾炎

附睾炎多见于青壮年,多继发于后尿道炎、前列腺炎及精囊炎,致病菌经输精管逆行而进入附睾。

急性附睾炎表现为附睾弥漫或局限性增大,MR 信号正常或 T_2WI 略高信号;慢性附睾炎表现为 MR 信号减弱,病变多为单侧。

(二)附睾结核

附睾结核多来自前列腺、精囊腺和输精管的感染,病程较缓慢,一般从附睾尾部开始,呈干酪样变、脓肿或纤维化,然后逐渐发展到整个附睾,输精管增粗呈串珠状。

MR 表现为附睾尾部及头部结节,T_1WI 低信号,T_2WI 以低或等信号为主,内部信号不均,呈斑点状高信号。一般伴有鞘膜积液。

(三)附睾精液囊肿

附睾精液囊肿一般无症状,可分为先天性和后天性两种。前者主要由附睾上旁导管和下旁导管发展而成,后者由输精管或附睾导管炎性阻塞所致。MR 表现为附睾头部 $1\sim2$ cm 含液囊,T_1WI 多为低信号,也可为高信号,T_2WI 为高强信号,囊壁光滑。

第八章 呼吸系统疾病的 X 射线诊断

第一节 呼吸系统基本病变的 X 射线诊断

一、支气管病变

（一）阻塞性肺气肿

肺气肿是指肺组织过度充气而膨胀的一种病理状态，包括小叶性肺气肿或泡性肺气肿。多数肺泡破裂合并而成的较大含气空腔称肺大泡，表现为肺野透亮度增高，肺纹理减少或消失。一侧性肺气肿常见异物或肿瘤，导致一侧主支气管狭窄和不全阻塞。

X 射线表现：呼气相患侧肺野透亮度增高。"纵隔摆动"征象，表现为吸气时纵隔居中，呼气时纵隔向健侧移位。

双侧弥漫性肺气肿兼有桶状胸、纵隔变狭长、肺大泡。

（二）阻塞性肺不张

支气管完全阻塞可引起阻塞性肺不张，肺组织因无气而萎陷，体积缩小。

X 射线表现如下。

（1）患侧肺野均匀性密度增高。

（2）纵隔向患侧移位，患侧横膈上移，肋间隙变窄。

（3）健侧肺野呈代偿性肺气肿。

二、肺部改变

（一）渗出

渗出物内有浆液、炎性细胞、纤维素等，渗出液可替代空气，形成肺实变。

X 射线表现如下。

（1）片状密度增高阴影，密度均匀，边缘模糊。

（2）病变可相互融合。

（3）渗出性病变的密度高低与渗出液的成分有关。

（4）大片实变阴影中常可见到含气支气管的透亮影，称"空气支气管征"。

（二）增殖

病理基础为肺泡内肉芽组织增生。

X 射线表现如下。

（1）数毫米大小的结节状阴影，密度较高，边缘清楚。

（2）多个结节堆积组合，病灶之间不发生融合。

（三）纤维化

纤维化是指肉芽组织被纤维组织包绕或替代。

X 射线表现如下。

(1)局限性纤维化。

(2)较广泛纤维化。

(3)弥漫性纤维化。

(四)钙化

钙化是肺组织退变或坏死后钙盐沉积所致,是病变愈合的表现。

1.X 射线表现

X 射线表现为大小不等、形态不一、边缘清晰锐利的高密度阴影。

2.常见的钙化形式

(1)单发性钙化。

(2)多发性钙化。

(3)肿块内钙化。

(4)环状钙化。

(五)空洞

空洞为肺组织部分性坏死液化,经支气管排出后形成。

X 射线表现分为 3 类。

(1)虫蚀样空洞。

(2)厚壁空洞。

(3)薄壁空洞。

(六)肿块

X 射线表现如下。

(1)瘤性肿块:良性肿瘤边缘呈清晰锐利的圆形、椭圆形致密阴影;恶性肿瘤的肿块边缘凹凸不平,可见分叶和细短毛刺;继发性肿瘤呈多数大小不等的球形阴影。

(2)非瘤性肿块:炎性假瘤密度可不均匀,多有长毛刺影。

结核瘤可见颗粒状钙化等。含液囊肿,透视下深呼吸或做瓦尔萨尔瓦动作(Valsalva maneuver)可见大小形态发生改变。

三、肺门改变

(一)肺门增大

肺门增大可为单侧性增大或双侧性增大,常由肺门淋巴结肿大、肺门血管扩张或支气管壁增厚等原因引起。X 射线表现为肺门增大,肺门密度增高。肺门阴影增大常合并阻塞性肺炎、阻塞性肺气肿或肺不张。

(二)肺门缩小

肺门缩小由导致肺血减少的先天性心脏病引起。

X 射线表现为肺门阴影缩小,搏动减弱,同时伴肺纹理纤细稀疏。

四、肺纹理改变

(一)肺纹理增强

肺纹理增强常由支气管、肺血管和淋巴管的病变引起。

1.支气管性肺纹理增强

支气管性肺纹理增强常见于慢性支气管炎、支气管扩张等。X 射线表现为血管纹理以外见到增粗、增浓或粗细不均的纹理,有时增厚硬化的支气管壁在腔内气体衬托下显示为两条平行的致密影,呈现所谓的"双轨征",多见于两下肺野。

2.血管性肺纹理增强

血管性肺纹理增强由肺充血或肺淤血引起。肺充血所致者 X 射线表现为肺纹理增粗、增浓、边缘清楚,自肺门向外延伸,保持动脉血管分支特征;肺淤血所致者 X 射线表现为肺纹理增粗,边缘模糊,肺野透亮度减低,双肺门上方可见"鹿角"状改变。

3.淋巴管性肺纹理增强

淋巴管性肺纹理增强由淋巴管炎症、阻塞或癌细胞浸润所致,见于肺尘埃沉着病、恶性肺肿瘤肺内淋巴管转移等。X 射线表现为肺纹理增多、紊乱,呈纤细的线状或网状影。同时可见原发疾病的 X 射线表现。

(二)肺纹理减少

肺纹理减少可由肺缺血、肺气肿或肺动脉高压等引起。

X 射线表现如下。

(1)肺纹理普遍减少,肺门血管影缩小。

(2)肺野透亮度增加。

(3)肺动脉高压时,肺纹理减少主要发生在周围肺野,表现为肺门血管扩大,而外围血管纹理突然变细,呈"截断"征象。

五、胸膜改变

(一)胸腔积液

病理情况下胸膜腔内液体增多即为胸腔积液。胸腔积液可分为游离性胸腔积液和局限性胸腔积液两种。

1.游离性胸腔积液

患侧肋膈角变钝,积液上缘可呈外高内低的斜弧线,肋间隙增宽,纵隔向健侧移位。患侧中下肺野被遮盖,呈均匀致密影。

2.局限性胸腔积液

正面观呈密度增高的片状阴影。切线位呈半圆形或梭形均匀致密影,基底紧贴胸壁。

(二)气胸和液气胸

1.气胸

气胸由胸膜破裂空气进入胸膜腔所致。

X 射线表现:患侧胸部高度透明气腔,其内无肺纹理;肺组织受压,向肺门处萎陷;患侧肋间隙增宽,横膈下降,纵隔向健侧移位。

2.液气胸

胸腔内积气积液并存。

X 射线表现:立位见横贯患侧胸腔的液平面,上方为透亮气带及被压缩的肺组织,下方为致密的液体影。

六、纵隔改变

(一)位置的改变

纵隔的位置决定于两侧胸腔压力,两侧压力失衡,可发生纵隔移位、纵隔摆动及纵隔疝。

X 射线表现如下。

(1)纵隔移位:一侧性胸腔积液、气胸、肺气肿、胸内巨大肿瘤等可推压纵隔,使其向健侧移位;一侧性肺不张、肺广泛纤维化、广泛胸膜增厚均可牵拉纵隔,使其向患侧移位。

(2)纵隔摆动:一侧主支气管不完全性阻塞,于深呼吸时可见纵隔左右移动,透视观察较为清楚且方便。

(二)形态的改变

纵隔形态改变主要指纵隔阴影的增宽与变窄。

七、横膈改变

(一)位置的改变

X 射线表现:可见单侧或双侧横膈位置的升高或降低。

(二)形态的改变

X 射线表现如下。

(1)天幕状隆起。

(2)肋膈角变钝。

(3)局限性隆起。

(4)膈面模糊。

(三)运动度的改变

X 射线表现如下。

(1)膈肌活动幅度减弱乃至消失。

(2)膈矛盾运动:表现为患膈升高,活动幅度减弱或消失。吸气时健侧膈肌下降,患膈反而升高;呼气时健侧膈肌上升,患膈反而下降。

第二节　呼吸系统常见疾病的 X 射线诊断

一、气管、支气管异物

病理主要为异物引起的机械性阻塞、刺激性损伤和继发性感染等。

X 射线表现如下。

(一)直接征象

金属类阻光异物,可直接显示其形态、大小。

(二)间接征象

(1)气管内异物:两肺透亮度高且呼吸两相无明显变化;深呼气时,心影较正常变小。

(2)支气管内异物:①纵隔摆动。②肺野透亮度改变,呼气相患侧肺野透亮度增高或吸气相患侧肺野透亮度减低。③阻塞性肺炎、肺不张。

二、慢性支气管炎

病理为支气管黏膜细胞增生、腺肥大,分泌物增多,支气管壁破坏,纤维组织增生,管腔狭窄、阻塞、扩张。可继发肺源性心脏病。慢性支气管炎的临床诊断标准是慢性进行性咳嗽连续两年以上,每年连续咳嗽、咳痰至少三个月,并排除全身性或肺部其他疾病。

X 射线表现如下。

(1)肺纹理增多、增粗、扭曲、紊乱,以两肺中下野为主。

(2)合并肺气肿。

(3)合并弥漫性间质纤维化。

(4)合并感染。

(5)可见到肺动脉高压和肺源性心脏病的 X 射线征象。

三、支气管扩张

(一)病理改变

因感染、阻塞、牵引等因素造成支气管壁弹力组织、肌层、软骨等的破坏而出现局限性扩张。根据其形态,可分为囊状、柱状和混合型扩张。

(二)X 射线表现

1.平片表现

(1)囊状或蜂窝状阴影:囊状支气管扩张于平片上的特征性表现。

(2)肺纹理改变:显示肺纹理增多、增粗、紊乱,可见"双轨征"及杵状纹理。

(3)继发肺不张。

(4)继发感染。

2.支气管造影表现

(1)囊状扩张。

(2)柱状扩张。

(3)混合型扩张。

四、大叶性肺炎

(一)病理

大叶性肺炎病理改变分四期。

(1)充血期。

(2)红色肝样变期。

(3)灰色肝样变期。

(4)吸收消散期。

(二)X 射线表现

1.充血期

充血期仅可见到病变部位局限性肺纹理增强或极淡薄的云雾状阴影。

2.实变期

大片状均匀一致的密度增高阴影,其形态和范围与受累肺叶或肺段一致。大片阴影中可见空气支气管征。受累肺体积多与正常相同或略大。

3.消散期

原大片阴影逐渐密度减低、密度不均、范围变小,直至完全消散。

五、支气管肺炎

(一)病理

细支气管、呼吸性细支气管和肺泡的炎症,好发于两肺下叶,常导致小叶性肺气肿、小叶性肺不张和小叶性脓肿。

(二)X射线表现

(1)两肺中下野内中带沿肺纹理分布的斑点状或小片状阴影,密度不均,边缘模糊,病变融合可形成大片状阴影。

(2)合并小叶性肺气肿或小叶性肺不张时,分别呈泡性透亮区和小三角形或斑片状致密影。

(3)合并间质感染,可见肺门密度增浓,肺纹理增粗,边缘模糊。

六、化脓性肺炎

(一)病理

支气管源性化脓性肺炎,病变特点为小叶性出血性实变和肺气囊形成。因支气管的活瓣性阻塞,使肺泡过度膨胀进而破裂,形成大小不等的含气空腔,即肺气囊。

血源性化脓性肺炎是由身体其他部位的金黄色葡萄球菌感染引起的脓毒败血症所致。

(二)X射线表现

(1)片状阴影。

(2)肺气囊。

(3)结节状阴影。

(4)并发脓胸、气胸、脓气胸和胸腔积液、心包积液、化脓性心包炎等。

七、肺脓肿

肺脓肿是化脓性菌引起的肺实质化脓性炎症。

(一)病理

急性期以肺组织坏死、液化、空洞形成为特点。慢性期周围有较多纤维组织增生,脓液向四周蔓延,形成多个窦道及多房性脓肿。

(二)X射线表现

1.急性肺脓肿

(1)大片状阴影。

(2)厚壁空洞是急性肺脓肿的典型X射线征象。

2.慢性肺脓肿

(1)内外壁均较清楚的厚壁空洞。

(2)团块状致密阴影。

(3)条索状阴影。

(4)常可见到胸膜肥厚、脓胸或脓气胸。

(5)支气管造影:多腔相通、多支引流、多叶蔓延。

八、肺结核

肺结核是由结核杆菌引起的慢性传染病。

(一)病理

病理特征是渗出、增殖和变质。结核结节和干酪性坏死是结核病的病理特征。

(二)结核病的分类

(1)原发性肺结核(Ⅰ型)。

(2)血行播散型肺结核(Ⅱ型)。

(3)继发性肺结核(Ⅲ型)。

(4)结核性胸膜炎(Ⅳ型)。

(5)其他肺外结核(Ⅴ型)。

(三)X 射线表现

1.原发性肺结核

(1)原发复合征:由原发病灶、淋巴管炎、淋巴结炎三者组成。

(2)胸内淋巴结结核:表现为炎症型、结节型。

2.血行播散型肺结核

(1)急性粟粒型肺结核:两肺野布满1~2 mm 大小的粟粒状结节阴影,并具有"三均匀"的特点。

(2)亚急性及慢性血行播散型肺结核:病灶多位于两肺上中野,具有"三不均"的特点。

3.继发性肺结核

(1)浸润为主型。

(2)干酪为主型、结核球、干酪性肺炎。

(3)空洞为主型。

4.结核性胸膜炎

(1)干性胸膜炎。

(2)渗出性胸膜炎。

九、支气管肺癌

支气管肺癌简称肺癌。

(一)病理改变

支气管肺癌起源于支气管的黏膜上皮和肺泡上皮,按发生部位可分为中心型、周围型和细支气管肺泡癌三型。

(二)X 射线表现

1.中心型肺癌

(1)阻塞性改变:阻塞性肺气肿、阻塞性肺不张和阻塞性肺炎,是中心型肺癌的间接征象。

(2)肺门肿块:肺门增浓,肺门增大,最终呈现肺门肿块。

2.周围型肺癌

(1)早期直径在 2 cm 以下,呈密度浅淡不均、边缘较模糊的结节状或小片状阴影,其中可见"小泡征"。

179

（2）肺野肿块呈圆形、椭圆形或不规则形，均匀致密，轮廓清楚，可见分叶征、脐凹征和短细毛刺。

（3）癌性空洞。

（4）胸膜凹陷征。

3.细支气管肺泡癌

早期可呈孤立结节或肺炎样浸润影。晚期表现为一肺或两肺见多数粟粒样、结节状或斑片状阴影，分布不均，以中下肺野内中带较多，可逐渐增大、融合。

十、肺转移瘤

肺部转移性肿瘤较常见。人体许多部位的恶性肿瘤可经血行和淋巴转移至肺。

X射线表现如下。

（一）血行转移

（1）多发性结节：密度均匀、轮廓较清、大小不等的圆形或椭圆形结节，以两肺中下野分布较多。

（2）单发结节：动态观察数目增多对诊断有帮助。

（3）粟粒型：病变数目多，直径在 3～4 mm，轮廓清楚，密度均匀，中下肺野较多。

（二）淋巴转移

（1）肺门和纵隔淋巴结肿大。

（2）肺野内出现细线状、网状及小结节状阴影。

十一、纵隔肿瘤

（一）畸胎类肿瘤

1.病理

病理学一般分为两个类型：一是囊性畸胎瘤，二是实质性畸胎瘤。

2.X射线表现

绝大多数位于前纵隔中下部。多向纵隔的一侧凸出，以右侧居多，少数也可凸向两侧。肿块多呈圆形或椭圆形，轻度波浪状，多房性囊肿可呈分叶状，边缘光滑锐利。肿块内牙齿和骨质影为畸胎瘤的特征性表现；囊壁可示弧形或环形钙化；肿块内含脂肪组织较多处密度较低，囊性畸胎瘤（皮样囊肿）可显示分层征象。

（二）恶性淋巴瘤

1.病理学

病理学包括淋巴肉瘤、霍奇金病、网状细胞肉瘤。

2.X射线表现

一般以气管旁淋巴结肿大为主，且多为双侧对称性。早期在正位片上表现为上纵隔阴影增宽，使上纵隔向两侧显著增宽，轮廓清楚呈波浪状，密度高而均匀。侧位胸片见肿瘤位于中纵隔上、中部和气管及肺门区，肿块的边界一般不甚清楚，有时尚可见前纵隔或后纵隔淋巴结肿大。

第九章 肌肉骨骼系统疾病的 X 射线诊断

第一节 骨关节病变的基本 X 射线诊断

一、骨骼病变

(一)骨质疏松

骨质疏松是指单位体积内骨量减少,即有机质和无机质都减少,但骨内两者比例仍正常。骨质疏松的 X 射线表现主要是骨密度减低。

(二)骨质软化

骨质软化是指单位体积内骨组织有机成分正常而钙化不足。

X 射线表现:骨密度减低,骨小梁模糊、变细,骨皮质变薄,可见假骨折线。

(三)骨质破坏

骨质破坏是指原有骨结构被病理组织所取代而造成骨组织缺失。

X 射线表现:溶骨性破坏区内见透亮区;炎症骨破坏区边缘常有硬化环围绕。

(四)骨质增生硬化

骨质增生硬化是指单位体积内骨量增多。骨皮质增厚,骨小梁增多、增粗,是成骨活动增加或破骨活动减少或两者同时存在所致。

X 射线表现为骨质密度增高,伴有或不伴有骨骼的变形,在关节面、脊椎的边缘见骨性赘生物(骨刺、骨桥、骨唇),等等。

(五)骨膜反应

骨膜反应又称骨膜增生,是指因骨膜受到刺激,骨膜内层的成骨细胞活动增加产生骨膜新生骨。

X 射线表现为一段长短不等、与骨皮质平行的致密线,它同骨皮质间有 1～2 mm 宽的透亮间隙。常见的有层状或葱皮状、花边状、针状或放射状。

(六)骨质坏死

因骨组织局部代谢停止而坏死的骨质称为死骨。

X 射线表现为骨质局限性密度增高。

二、关节基本病变的 X 射线表现

(一)关节破坏

关节破坏表现为关节间隙变窄、骨破坏和缺损。严重时可致关节脱位、半脱位和畸形。

(二)关节退行性改变

基本病理变化为软骨变性、坏死和溶解,逐渐为纤维组织或纤维软骨所代替。骨性关节面骨质增生硬化,关节面凹凸不平,关节边缘骨赘形成。

(三)关节强直

关节强直表现为关节间隙显著狭窄或消失,骨小梁通过关节间隙连接两侧骨端。

第二节　骨关节创伤的 X 射线诊断

一、骨折

骨折是指骨结构连续性和完整性的中断。儿童骨骺分离亦属骨折。

(一)骨折的基本 X 射线表现

骨折的断端多表现为边缘锐利而不规则的透亮裂隙,称为骨折线;嵌入性或压缩性骨折断端多呈高密度致密带;儿童青枝骨折表现为骨小梁扭曲或骨皮质部分断裂;骨骺分离表现为骺线增宽,骨骺与干骺端对位异常。

(二)骨折的类型

骨折可分为创伤性骨折、病理性骨折和疲劳性骨折。

1.创伤性骨折

创伤性骨折即直接或间接暴力引起正常骨的骨折。根据骨折的程度分为完全性骨折和不完全性骨折;还可根据骨折的时间分为新鲜骨折和陈旧骨折。

2.病理性骨折

在已有的骨病基础上发生的骨折称病理性骨折。

X 射线上除有骨折征象外还具有原病变引起的骨质改变。

3.疲劳性骨折

长期、反复的外力作用于骨的某一部位,可逐渐发生慢性骨折,称为疲劳性骨折或应力性骨折。好发部位为跖骨、胫腓骨。

X 射线显示骨折线光滑整齐,多发生于一侧骨皮质而不贯穿整个骨干。骨折周围有骨膜反应、皮质增厚、髓腔硬化。

(三)骨折的愈合

1.肉芽组织修复期

骨折后数小时,骨折断端及周围软组织出血并形成血肿。骨折后 2～3 天,新生的毛细血管侵入血肿,开始机化,形成纤维性骨痂,在此基础上,成骨细胞活动形成大量的骨样组织,即骨样骨痂。

X 射线表现骨折线仍清晰可见并稍增宽,但不似新鲜骨折线锐利。

2.骨痂形成期

骨折 1 周后,骨样组织逐渐骨化,形成骨性骨痂。此期骨折断端密度较高,骨折线模糊,断端周围有致密的、无定形的骨质。

3.骨性愈合期

骨性骨痂逐渐缩小增浓,骨小梁逐渐增加,骨髓腔为骨痂所堵塞。骨折断端间形成骨性联合。

X 射线表现为骨痂体积变小、致密、边缘清楚,骨折线消失,断端间有骨小梁通过。骨性愈合期在骨折后 3～12 个月。

4.塑形期

在肢体负重运动后,骨小梁重新按受力线方向排列。不需要的骨痂通过破骨细胞而吸收,骨痂不足的部位则经骨膜化骨而增生填补。最后,骨折的痕迹完全或接近完全消失,恢复原来的骨形态。儿童完成塑形需 1～2 年,成人则需 2～4 年。

(四)骨折的并发症和后遗症

1.延迟愈合或不愈合

骨折超过正常愈合时间仍未愈合,但未达到不愈合的程度称延迟愈合,经适当处理后仍有愈合的可能。X 射线表现为骨折线增宽,骨痂量少,骨折断端骨质明显疏松。

骨折已半年以上,骨折断端仍有异常活动,X 射线表现为骨折断端吸收、萎缩、变细,局部硬化、光滑,即为骨不愈合。骨折间隙明显增宽,有假关节形成。

2.外伤后骨质疏松

外伤后骨质疏松可引起失用性骨质疏松;而骨质疏松可以延缓骨折的愈合。

X 射线表现为骨密度减低,皮质变薄,骨小梁减少,严重者可有骨折远端骨萎缩。

3.缺血性骨坏死

骨折时由于骨营养血管断裂,没有建立有效的侧支循环,致断骨一端的血液供应障碍,而发生缺血性坏死。

X 射线表现为坏死骨的密度增高,周围正常骨组织相对疏松。

4.创伤性关节炎

骨折累及关节时,损伤并破坏关节软骨和软骨下骨质,形成创伤性关节炎。

X 射线表现为关节间隙变窄,关节面增生硬化,边缘骨赘形成,周围韧带骨化。

5.骨化性肌炎

骨创伤常伴骨膜撕脱剥离,肌腱韧带损伤,骨膜下血肿,在此基础上可形成钙化或骨化。

X 射线表现为骨的附近或软组织中,出现不规则条片状致密影,数目和大小不一。

6.骨折畸形愈合

骨折断端复位不佳,可造成畸形愈合。

7.血管、神经损伤

骨创伤常伴有邻近血管和神经的损伤。例如:颅骨骨折容易损伤颅内动脉,造成颅内血肿;肱骨髁上骨折可造成肱动脉和正中神经损伤;等等。

(五)常见的几种骨折

1.柯莱斯骨折(Colles fracture)

柯莱斯骨折是指桡骨远端,距离远侧关节面 2～3 cm 的骨折。骨折远端向背侧移位和向掌侧成角,桡骨前倾角减小或呈负角,使手呈银叉状畸形,常伴有尺、桡骨远端关节脱位及尺骨茎突骨折。与柯莱斯骨折的作用力相反,跌倒时手腕掌屈手背触地,使骨折远端向掌侧移位和向背侧成角,称史密斯骨折(Smith fracture)或反柯莱斯骨折。

2.股骨颈骨折

(1)内收型(错位型、不稳定型)。

(2)外展型(嵌入型、稳定型),该型较少见。

3.踝部骨折

骨折形态常为斜形或撕脱骨折,强大暴力可造成粉碎性骨折,骨折线可通过关节或并发踝关节半脱位。

4.脊柱骨折

脊柱骨折表现为椎体呈楔状变形,前缘皮质断裂、凹陷或凸出,椎体中央因骨小梁相互压缩而出现横行致密线,有时在椎体前上角可见分离的碎骨片。

二、关节脱位

(1)肩关节脱位。

(2)肘关节脱位。

(3)髋关节脱位。①后脱位:最常见。X射线正位片显示股骨头脱出髋臼之外,股骨头上移与髋臼上部重叠。②前脱位:较少见。X射线正位片显示股骨头下移于髋臼下方对向闭孔,与坐骨结节重叠。

第三节　骨关节化脓性感染的 X 射线诊断

一、化脓性骨髓炎

化脓性骨髓炎是骨髓、骨和骨膜的化脓性炎症。

(一)急性化脓性骨髓炎

致病菌经骨营养血管进入骨髓腔,表现为充血、水肿、中性粒细胞浸润、骨质破坏,脓肿形成。骨干失去来自骨膜的血液供应而形成死骨。

X射线表现如下。

(1)软组织肿胀。

(2)骨质破坏。

(3)骨膜反应。

(4)死骨。

(二)慢性化脓性骨髓炎

急性化脓性骨髓炎如果治疗不及时可转变为慢性,其特征为排脓窦道经久不愈,反复发作。

X射线表现:广泛的骨质增生及硬化,骨髓腔变窄或闭塞;在增生硬化的骨质中可见残存的破坏区,其中可有大小不等的死骨。

二、化脓性关节炎

病变初期表现为滑膜充血、水肿,关节腔内积液,引起关节面破坏和关节间隙狭窄,关节面的破坏愈合时可发生纤维性强直或骨性强直。

X 射线表现：早期关节周围软组织肿胀，关节囊增大，关节间隙增宽。局部骨质疏松。晚期可出现骨性强直或纤维性强直。

第四节 慢性骨关节病的 X 射线诊断

一、类风湿性关节炎

（一）病理

滑膜充血、水肿和炎细胞浸润；关节内渗出液增多；滑膜逐渐增厚，表面形成血管翳。关节软骨及软骨下骨质被破坏，形成纤维性强直或骨性强直。

（二）X 射线表现

（1）关节周围软组织肿胀。

（2）关节邻近骨质疏松。

（3）关节边缘侵蚀及软骨下囊性变。

（4）关节间隙变窄。

（5）关节畸形和强直。

二、强直性脊柱炎

（一）病理

滑膜炎症和血管翳可造成关节软骨和软骨下骨质破坏，脊柱韧带、关节突、关节囊及椎间盘发生广泛钙化、骨化，呈"竹节"状脊柱。

（二）X 射线表现

1. 骶髂关节的改变

病变首先侵犯骶髂关节，双侧对称性受累为其特征，是诊断的主要依据。骶髂关节面模糊，出现虫蚀样破坏，骨质增生硬化，关节间隙变窄，骨性融合。

2. 脊柱的改变

病变常由脊椎下部开始，向上逐渐累及全部脊柱。早期骨质疏松。脊椎小关节面模糊，关节间隙消失。椎体前缘的凹面变直。由于椎间盘纤维环连同椎旁韧带的广泛钙化、骨化，脊柱呈竹节状。

3. 周围关节的改变

周围关节的改变表现为关节间隙变窄、关节面侵蚀、关节面下囊性变、骨赘增生及骨性强直。

三、退行性骨关节病

X 射线表现如下。

（1）关节间隙狭窄。

（2）关节软骨下硬化及假囊肿：关节软骨下广泛密度增高。囊变表现为圆形、类圆形透亮区，边缘清楚，常有硬化边。

（3）关节腔内游离体。

(4)脊柱退行性改变:脊柱生理曲度变直、侧弯。椎间隙变窄,椎体终板骨质增生硬化,边缘骨赘增生,重者可连成骨桥。颈椎椎体后缘、椎小关节及钩椎关节(luschka关节)增生变锐压迫和刺激颈丛神经根、脊髓、颈动脉及交感神经等组织而产生一系列临床症状,称颈椎病。

第五节 骨关节肿瘤的 X 射线诊断

骨关节肿瘤分类方法较多,可以分为原发性肿瘤与继发性肿瘤、良性肿瘤与恶性肿瘤等。

一、X 射线表现

(一)发病部位

不同的肿瘤有其一定的好发部位。

(二)病变数目

原发性肿瘤多为单发,而骨髓瘤和继发性肿瘤常为多发。

(三)骨质变化

骨质破坏,肿瘤骨形成。

(四)骨膜反应

骨膜反应呈平行状、花边状、葱皮状、放射状及三角状等。肿瘤向骨外发展时,肿瘤突破处的骨膜遭破坏,其残端呈三角形,称 Codman 三角。

(五)周围软组织变化

软组织密度增高,内可有瘤骨及瘤软骨,亦可有不规则钙化或不连续的壳状钙化。

二、良性与恶性骨关节肿瘤的鉴别

(一)生长情况

1.良性

生长缓慢,不侵及邻近组织,但可引起邻近组织压迫移位;无转移。

2.恶性

生长迅速,易侵及邻近组织、器官;可有转移。

(二)局部骨质变化

1.良性

膨胀性骨质破坏,与正常骨界限清晰,边缘锐利,骨皮质变薄、膨胀,保持其连续性。

2.恶性

浸润性骨质破坏,病变区与正常骨界限模糊,边缘不整。

(三)骨膜反应

1.良性

一般无骨膜反应,病理骨折后可有少量骨膜反应,并不被破坏。

2.恶性

可出现不同形式的骨膜反应,并可被肿瘤侵犯破坏。

(四)周围软组织变化

1.良性

多无肿胀或肿块影,如有肿块,其边缘清楚。

2.恶性

常有软组织肿块,与周围组织分界不清,其内可见钙化或瘤骨。

第十章　循环系统疾病的超声诊断

第一节　先天性心脏病的超声诊断

先天性心脏病可分为发绀型和非发绀型两类,超声检测是诊断的必要手段,主要观测心脏方位、各房室有无增大、心内结构有无中断、房室连接及大动脉与心室连接是否异常、腔室有无异常结构、心脏内部血流是否异常。以下介绍最常见的几种先天性心脏病。

一、房间隔缺损

房间隔缺损是常见的先天性心脏病之一,其发病率占先天性心脏病的 16 %～22 %。根据缺损部位不同,房间隔缺损可分为五型。①继发孔型房间隔缺损:最为常见,约占房间隔缺损的 70 %,缺损位于房间隔中部卵圆窝部位,男女比例约为 1 : 2。卵圆窝部位结构菲薄,在发育过程中,其上可出现多个小孔,形成所谓的筛孔样房间隔缺损。②原发孔型房间隔缺损:占房间隔缺损的 15 %～25 %,男女发病率相近,缺损位于卵圆窝的下前方与室间隔相连的部位,可伴有房室瓣叶裂。③静脉窦型房间隔缺损:分为上腔静脉型和下腔静脉型两种,占 4 %～10 %,缺损位于上腔静脉或下腔静脉开口处,常伴有肺静脉异位引流。④冠状窦型房间隔缺损:缺损位于冠状静脉窦顶部及左房后壁,发病率低于 1 %。⑤混合型房间隔缺损:具有上述两种以上的巨大缺损。

房间隔缺损患者,左房压力高于右房压力,故产生心房水平的由左向右分流,右心容量负荷增加,使右房右室扩大。后期,肺动脉压力升高,右心压力大于左心压力时,则可出现心房水平的右向左分流。单纯房间隔缺损时,于胸骨左缘第 2、3 肋间可闻及收缩期喷射性杂音,肺动脉瓣区第二心音固定性分裂。

(一)超声表现

胸骨旁心底短轴观、胸骨旁四腔心观、剑突下四腔心观及剑突下腔静脉长轴观是诊断房间隔缺损的常用切面。

1.二维及 M 型超声心动图

(1)房间隔回声中断是诊断房间隔缺损的直接征象,表现为正常房间隔线状回声带不连续。继发孔型房间隔缺损回声中断位于房间隔中部,其四周见房间隔回声;原发孔型房间隔缺损回声中断位于房间隔下部靠近十字交叉处;静脉窦型房间隔缺损在剑突下腔静脉长轴观显示最清晰,于上腔静脉或下腔静脉开口处房间隔回声中断。大多数缺损处断端回声增强(图10-1)。在所有的观察切面中,剑突下四腔心观对观察和判断房间隔回声中断最具可靠性。

(2)右房、右室扩大,右室流出道增宽,肺动脉内径增宽,室间隔与左室后壁呈同向运动,这是诊断房间隔缺损的间接征象。

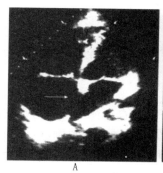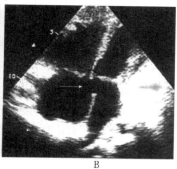

A.继发孔缺损；B.原发孔缺损

图 10-1　房间隔缺损

2.多普勒超声心动图

彩色多普勒显示房间隔中断处以红色为主的中央为亮黄色的穿隔血流。频谱多普勒于房间隔中断处右房侧，显示来源于左房的湍流频谱，其分流速度较低，占据收缩期和舒张期。当合并肺动脉高压时，若左、右房压力相等则在房间隔中断处无分流。当右房压力大于左房压力时，缺损处显示从右向左的以蓝色为主的穿隔血流。此外，声学造影和经食管超声检测对房间隔缺损诊断有重要意义。

（二）探测要点

房间隔缺损超声图像上常常出现假阳性。心尖四腔心观房间隔因与声束平行而产生回声中断，可应用胸骨旁四腔心观或剑突下四腔心观扫查避免误诊。另外，彩色多普勒血流显像心房水平见红色的穿隔血流，可能是切面中显示冠状静脉窦造成的假象，可多切面扫查是否在其他切面出现，并观察右心是否扩大，上述两条都出现时才能确定房间隔缺损。

二、室间隔缺损

室间隔缺损是常见的先天性心脏病，其发病率约占先天性心脏病的 20 ％。室间隔缺损可单独存在，亦可为复杂的心血管畸形的组成部分。室间隔由膜部和肌部组成，膜部室间隔靠近主动脉瓣、二尖瓣前叶、三尖瓣隔叶与前叶的部分，肌部室间隔是由肌组织构成的部分。

通常情况下，左室收缩压明显高于右室收缩压，两者间存在压差。因此，室间隔缺损时，左室的部分血流可在收缩期由缺损处进入右心室，产生左向右分流。分流量的大小取决于缺损的大小和两心室间压力差的大小。由于左向右分流，右心容量负荷增加，肺血流量增多，肺血管长期痉挛，肺小血管内膜和中膜增厚，右室压力负荷便增加。当右室压力负荷接近甚至超过左室压力时，可发生心室水平的无分流或右向左分流，右向左分流时称为艾森曼格综合征。单纯室间隔缺损，于胸骨左缘第 3、4 肋间可闻及收缩期杂音并伴有震颤，肺动脉瓣区第二心音亢进。

室间隔缺损分型方法很多，一般采用改良 soto 分类法，根据室间隔的解剖特点及缺损部位，将室间隔缺损分为四大类型：①膜周部室间隔缺损，此型最常见，占全部室间隔缺损的70 ％～80 ％；②流入道型室间隔缺损，又称隔瓣下室间隔缺损，较少见，占室间隔缺损的5 ％～8 ％，位于三尖瓣隔叶根部下方；③双动脉下型室间隔缺损，又称干下型室间隔缺损，较少见，占室间隔缺损的 5 ％～10 ％，位于主动脉及肺动脉根部下方；④肌部室间隔缺损，少见，缺损部位在室间隔肌部。

(一)超声表现

室间隔缺损的常用切面有左室长轴观、胸骨旁心底短轴观、心尖四腔心观、右室流出道长轴观、左室短轴观及心尖五腔心观等。

1.二维超声心动图及 M 型超声心动图

(1)典型的室间隔回声中断是诊断室间隔缺损的直接征象。膜周部室间隔缺损多在心尖五腔心观和胸骨旁心底短轴观显示(图 10-2)。在胸骨旁心底短轴观,膜周部室间隔缺损位于10～12 点处;干下型室间隔缺损多位于肺动脉瓣下,相当于 1 点处;肌部室间隔缺损可应用心尖四腔心观及不同水平左室短轴观显示,缺损位于室间隔中下段肌部;隔瓣下室间隔缺损多于心尖四腔心观及右室流出道长轴观显示,缺损多位于三尖瓣隔瓣下方。

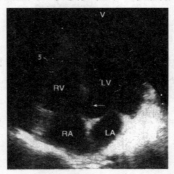

图 10-2　膜周部室间隔缺损

注:←示缺损处

(2)左室左房扩大:缺损较小时左室不扩大,中等以上的缺损左向右分流量多,出现左室、左房扩大,左室壁搏动增强,二尖瓣活动幅度增大。

(3)右室流出道增宽及肺动脉扩张,搏动增强。

(4)肺动脉高压:二维超声心动图显示肺动脉增宽,肺动脉瓣开放时间短及收缩期振动。M 型显示肺动脉瓣曲线常表现为 a 波消失,EF 段平坦,CD 段见扑动波,呈 W 形。

2.多普勒超声心动图

(1)彩色多普勒:于室间隔缺损处显示一束以红色为主的五彩镶嵌血流从左室进入右室(图 10-3)。

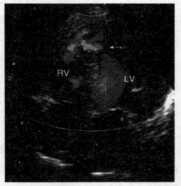

图 10-3　肌部室间隔缺损的彩色多普勒

注:←示室间隔缺损

(2)频谱多普勒:将取样门置于室间隔缺损处的右室侧,显示收缩期左向右分流频谱,呈单峰波型,速度较高;但缺损较小的肌部缺损、室间隔缺损合并肺动脉高压及室间隔缺损合并右室流出道狭窄者,分流速度可较低。巨大室间隔缺损患者,两侧心室压力基本一致,分流速度很低,甚至无明显分流。分流量较大的室间隔缺损肺动脉压力明显增高,可显示收缩期心室水平右向左分流。

(二)鉴别诊断

(1)主动脉窦瘤破入右室流出道:在二维超声心动图上,若主动脉瓣显示不太理想,有可能将窦瘤破裂误以为是室间隔缺损。此外,主动脉窦瘤破裂也常合并室间隔缺损。主要鉴别点在于主动脉窦瘤破裂为持续整个心动周期的左向右分流,因此用彩色多普勒和频谱多普勒很容易鉴别。

(2)右室流出道狭窄:右室流出道狭窄患者在彩色多普勒探查时显示右室流出道内的收缩期高速五彩镶嵌的血流。应观察其起始部位,避免误诊。另外,室间隔缺损也可合并右室流出道狭窄,由于室间隔的过隔血流掩盖了右室流出道狭窄的血流,更易使右室流出道狭窄漏诊。

(三)探测要点

较大的室间隔缺损通过二维超声及彩色多普勒血流显像易于诊断,但较小的室间隔缺损二维超声不易发现,需配合彩色多普勒血流显像及多普勒频谱才能诊断,此时在室间隔处五彩血流上取频谱,可有收缩期高速的湍流频谱。

三、动脉导管未闭

动脉导管未闭是常见的先天性心脏病,其发病率占先天性心脏病的 21 %。动脉导管是胎儿期连接主动脉与肺动脉的正常血管,一端起于肺动脉主干分叉处或左肺动脉近端,另一端与降主动脉近端相连。正常胎儿出生后动脉导管闭合形成动脉韧带。如果出生一年后动脉导管仍未闭合,则为病理状态。根据动脉导管的形态不同,可分为管型、漏斗型、窗型及主动脉瘤型四种。由于主动脉压力较肺动脉压力高,血流连续从主动脉经未闭的动脉导管进入肺动脉,造成肺动脉增宽,左房左室扩大。血流长期分流使肺动脉压力升高,当压力接近或超过主动脉压力时,产生双向或右向左分流(艾森曼格综合征)。患者胸骨左缘第 2 肋间外侧可闻及收缩期和舒张期连续性响亮、粗糙的杂音,伴有震颤,部分有水冲脉。

(一)超声表现

左室长轴观、胸骨旁心底短轴观、胸骨上窝主动脉长轴观及心尖四腔心观为动脉导管未闭探测常用的切面。

1.二维超声心动图

(1)多切面显示降主动脉(左锁骨下动脉开口水平)与主肺动脉之间异常通道,呈管状、瘤状、漏斗状或降主动脉与肺动脉紧贴并中间回声中断。

(2)左房、左室扩大。

(3)肺动脉增宽。

2.M 型超声心动图

肺动脉瓣曲线 a 波变浅甚至消失,收缩期提前关闭,CD 段有切迹,呈"V"形或"W"形。

3.多普勒超声心动图

(1)彩色多普勒:动脉导管较小时,从降主动脉向肺动脉的分流,呈以红色为主的五彩血流,沿主肺动脉外侧壁走行,持续整个心动周期。舒张期因肺动脉瓣关闭,其高速分流可折返至主肺动脉的内侧缘,为蓝色,产生所谓舒张期前向血流。动脉导管较大时,分流束明显变宽,甚至充满整个主肺动脉。

(2)频谱多普勒:将取样门置于未闭的动脉导管口肺动脉侧,显示持续整个心动周期的连续性湍流频谱(图 10-4)。

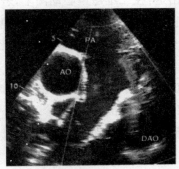

图 10-4　动脉导管未闭

注:大动脉短轴切面示动脉导管未闭(AO 为主动脉,PA 为肺动脉,DAO 为降主动脉)

(二)鉴别诊断

1.主动脉肺动脉间隔缺损

主动脉肺动脉间隔缺损为先天性升主动脉和主肺动脉之间管壁发育障碍所致。可形成大血管之间的交通并产生左向右分流,与动脉导管未闭的鉴别要点见表 10-1。主动脉肺动脉间隔缺损较罕见,患儿年龄小,青少年患者一般不考虑此病。

表 10-1　动脉导管未闭与主动脉肺动脉间隔缺损的超声表现鉴别要点

	动脉导管未闭	主动脉肺动脉间隔缺损
病变部位	降主动脉与主肺动脉分叉处或左肺动脉之间	升主动脉和主动脉间隔缺损
显示	易显示	不易显示
异常血流	朝向肺动脉瓣	几乎与主肺动脉垂直
频谱形态	为正向,分流速度较高,一般大于 4 m/s,高峰在收缩期,呈双梯形	分流速度在收缩期早期达到高峰,然后在整个心动周期逐渐下降

2.主动脉窦瘤破裂

主动脉右冠窦瘤破入右室流出道,临床表现有时很难与动脉导管未闭区别,超声鉴别要点在于清晰显示异常血流先进入右室流出道,再进入主肺动脉。

3.冠状动脉瘘

冠状动脉(以左冠状动脉多见)开口于肺动脉时,可在肺动脉内探及连续性左向右分流,此时要注意与动脉导管未闭鉴别。冠状动脉多开口于肺动脉的侧壁。另外,冠状动脉本身可有异常。

(三)探测要点

胸骨旁心底短轴观应显示主肺动脉长轴及其左右分支,此时降主动脉为横断面图,而未闭的动脉导管为降主动脉与肺动脉分叉处或左肺动脉之间短粗的管道回声。适当旋转探测角度以清楚显示动脉导管的全程。胸骨上窝观首先显示主动脉弓和降主动脉的长轴观,稍向逆时针方向旋转探头,即可显示肺动脉与降主动脉之间的导管回声。彩色血流显像显示从降主动脉流向肺动脉的五彩血流信号是确诊的重要步骤。同时显示双期分流频谱是必要的依据。

四、法洛四联症

法洛四联症是复合性心脏畸形,占发绀型先天性心脏病的 60%～70%。法洛四联症包括以下四种心脏畸形。①肺动脉狭窄:胎心发育过程中,动脉干内主动脉肺动脉隔异常右移,导致肺动脉口狭窄和主动脉根部明显增宽。肺动脉狭窄好发部位依次为右室流出道(漏斗部)、肺动脉瓣(膜部)、肺动脉干等。②室间隔缺损:由于主动脉肺动脉隔右移,与室间隔不能连接,在主动脉口之下形成较大的室间隔缺损。如同时伴有卵圆孔未闭或房间隔缺损,则称法洛五联症。③主动脉骑跨:主动脉根部增宽,其右缘超越室间隔骑跨于左室右室之间,骑跨率为30%～50%。④右室肥厚:因肺动脉狭窄,右室排血受阻,压力增高,故继发右室肥厚。

法洛四联症的血流动力学改变是主动脉增宽,肺动脉和(或)右室流出道狭窄,肺动脉狭窄越严重,肺循环阻力越大,肺循环气体交换的血流量越少,发绀越重。另外,由于室间隔缺损及肺循环阻力增大,引起右向左分流,更加重了发绀。患者胸骨左缘可闻及响亮的收缩期杂音,第二心音亢进,多伴有发绀及杵状指。

(一)超声表现

左室长轴观、胸骨旁心底短轴观、右室流出道长轴观及心尖四腔心观为法洛四联症常用切面。

1.二维超声心动图

(1)肺动脉狭窄:胸骨旁心底短轴观见漏斗部、肺动脉瓣(膜部)和(或)肺动脉干有程度不等的狭窄或狭窄后扩张表现,肺动脉瓣叶位置正常。

(2)室间隔缺损:表现为主动脉根部前壁与室间隔连续中断。

(3)主动脉骑跨:主动脉增宽,主动脉前壁前移,后壁与二尖瓣前叶仍相连,形成特有的"骑跨"征象(图 10-5)。

(4)右室肥厚:右室前壁增厚,右房、右室增大,左房、左室正常或略小。

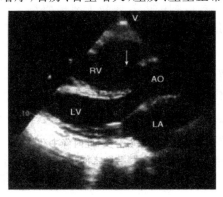

图 10-5　法洛四联症

注:↓示主动脉骑跨及室间隔缺损

2.多普勒超声心动图

(1)彩色多普勒:左室长轴观,收缩期见一束红色血流信号从左室流出道进入主动脉,同时右室侧见一束蓝色分流经室间隔缺损处进入左室及主动脉;舒张期见一束红色分流经室间隔缺损处从左室进入右室。心底短轴观,于收缩期在右室流出道或肺动脉狭窄处见五彩镶嵌的湍流信号。

(2)频谱多普勒:左室长轴观,取样门置于室间隔缺损处,见收缩期向下、舒张期向上的双向频谱;胸骨旁心底短轴观,取样门置于右室流出道和(或)肺动脉干内狭窄处可见全收缩期双向实填频谱。

(二)鉴别诊断

(1)法洛三联症:特点为肺动脉狭窄,右室肥厚,房间隔缺损(多为卵圆孔未闭),但无室间隔缺损和主动脉骑跨。

(2)法洛五联症:在法洛四联症的基础上合并房间隔缺损或卵圆孔未闭。

(三)探测要点

右室肥厚,通常测量左室长轴观的右室前壁厚度相对容易。主动脉骑跨是指主动脉前壁右移,右室内血液可流入主动脉,也是通过左室长轴观显示的。室间隔缺损多为膜周型室间隔缺损,二维超声可清晰显示。肺动脉狭窄多通过右室长轴观或胸骨旁心底短轴观显示。

第二节　二尖瓣疾病的超声诊断

超声心动图检查已经成为诊断心脏瓣膜病最常用、最重要的无创性检查方法。其中,二尖瓣是心脏四个瓣膜中最先得到超声心动图观测评估的瓣膜,这是因为在超声心动图技术出现早期,风湿性心脏病发病率较高,二尖瓣瓣叶的运动幅度相对较大并且有特征性运动轨迹,最容易被早期使用的 M 型超声技术检测到。现在广泛使用的二维和多普勒超声心动图技术,以及正在发展完善之中的三维超声心动图极大提高了对瓣膜病变的诊断能力,可以对不同类型的二尖瓣病变做出诊断和定量评估。

一、二尖瓣狭窄

(一)病理解剖与血流动力学改变

在我国二尖瓣狭窄患者中,病因为风湿热者高达 90 ％。风湿热导致的二尖瓣狭窄的病理改变可分为三型。①隔膜型:二尖瓣前叶和后叶的边缘呈纤维性增厚,交界区粘连,偶有钙化点,使瓣孔狭窄。瓣膜的病变较轻,瓣体的活动一般不受限制。②隔膜漏斗型:除瓣孔狭窄外,前叶本身与后叶都有较严重病变,交界区粘连明显,同时腱索也发生粘连、缩短,使瓣膜边缘和部分组织受到牵拉,形成漏斗状。前叶的大部分仍可活动,但受到一定限制。③漏斗型:前叶和后叶的病变都发展为极严重的纤维化和(或)钙化,腱索和乳头肌异常缩短使整片瓣膜僵硬而呈漏斗状狭窄。由于前叶失去弹性活动,无论在收缩期或舒张期,二尖瓣均为一漏斗状的通道,故此型除狭窄外均伴有明显关闭不全。

二尖瓣狭窄形成之后,舒张期左房血流排出受阻,左房血液凝滞,可形成血栓。左房压力增高,左房扩大。左房压力增高后,导致肺循环阻力增加,右室负荷加重,后期有右室扩大。如不合并二尖瓣关闭不全,左室一般不扩大。

(二)超声心动图表现

1.二尖瓣狭窄的定性诊断

(1)M型超声:二尖瓣运动曲线呈"城墙"样改变。其中包括二尖瓣前叶 EF 斜率减低、运动幅度(D-E 或 E-E′间距)减小、曲线增粗、回声增强。后叶与前叶同向运动,同时伴左心房继发性增大(图 10-6)。

(2)二维超声:左室长轴观可见二尖瓣瓣叶增厚,回声增强,瓣口开放活动减低,在风湿性心脏病患者呈"圆顶"征;左室短轴观可见前后叶交界区粘连,瓣口开放面积减小呈"鱼口"征(图 10-7),瓣叶散在或弥漫性强点片或团块样强回声。同时伴有左心房增大、肺动脉增宽、右心腔增大等继发性改变。单纯性二尖瓣狭窄时,左心室偏小。

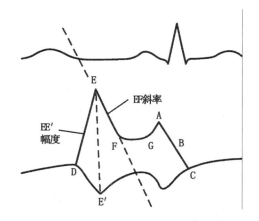

图 10-6　风湿性心脏病二尖瓣狭窄 M 型超声示意图

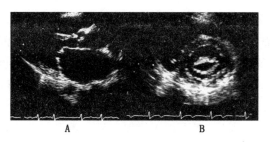

A.左室长轴观二尖瓣开放呈"圆顶"征;B.左室短轴观二尖瓣开放呈"鱼口"征

图 10-7　风湿性心脏病二尖瓣狭窄二维超声表现

(3)多普勒超声:频谱多普勒显示过二尖瓣口流速增快,E 峰减速时间延长,湍流导致"空窗"充填。彩色多普勒显示瓣口左房侧有血流汇聚,左室侧有五色镶嵌的表现(图 10-8)。

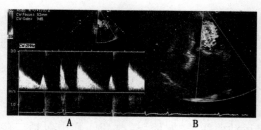

A.频谱多普勒显示二尖瓣口流速加快,"空窗"充填;B.彩
色多普勒显示二尖瓣口左房侧血流汇聚及左室侧湍流

图 10-8　风湿性心脏病二尖瓣狭窄多普勒超声表现

2.二尖瓣狭窄的半定量和定量诊断

(1)M 型超声

根据二尖瓣 EF 斜率半定量狭窄程度:EF 斜率越慢,狭窄程度越重,正常人 70~160 mm/s,轻度狭窄 35~55 mm/s,中度狭窄 10~35 mm/s,重度狭窄小于 10 mm/s。

根据 D-E 间距半定量狭窄程度:正常人 D-E 间距约为 28 mm,轻度狭窄 13~20 mm,中度狭窄 9~12 mm,重度狭窄小于 8 mm。

(2)二维超声

根据瓣口面积定量狭窄程度:在左心室短轴二尖瓣口平面用仪器轨迹球沿瓣口回声内缘勾画瓣口面积,正常人为 3.5~6 cm²,轻度狭窄 1.5~3.5 cm²,中度狭窄 1~1.5 cm²,重度狭窄小于 1 cm²。此方法简便易行,在正确掌握操作要领的前提下准确性较高。本方法在操作时应注意:①声束方向要垂直通过前后叶瓣尖,即扫查到瓣口最狭小的平面。如果声束偏高通过的不是瓣尖而是瓣体部位,势必造成瓣口面积检测结果偏大。②采用电影回放功能,在舒张早期瓣口开放最大时进行检测,必要时以同步心电信号为时间坐标。③当钙化明显、声影较重时,应适当减低仪器灵敏度和增益,避免回声增粗导致的测量误差。④以左室长轴瓣尖开放间距为短轴瓣口开放间距的参考对照,沿瓣口内缘勾画面积。取多次检测平均值,特别是当心房纤颤或操作欠熟练时,多次检测取平均值更为重要。

根据二尖瓣前后叶瓣尖开放间距半定量狭窄程度:正常人开放间距为 25~30 mm,极轻度狭窄 17~20 mm,轻度狭窄 12~16 mm,中度狭窄 8~11 mm,重度狭窄小于 8 mm。需注意,二尖瓣开放间距的检测与瓣口面积检测相同,应该在舒张早期瓣口开放最大时进行,否则结果出入较大。

从二尖瓣的运动性、瓣叶厚度、瓣下组织增厚程度及瓣叶钙化程度四个方面对二尖瓣狭窄进行综合评分。每个方面分为 1~4 级(表 10-2)。1 级记 1 分,随级别增加记分分数递增,4 级记 4 分。每个患者从四个方面打分,最低 4 分,最高 8 分。当得分小于等于 8 分时可考虑采用介入性球囊扩张术治疗二尖瓣狭窄。

(3)多普勒超声

根据二尖瓣血流频谱的压力减半时间(PHT)半定量狭窄程度:正常人 PHT 小于 60 ms,轻度狭窄 90~150 ms,中度狭窄 150~220 ms,重度狭窄大于 220 ms。需注意本方法属于经验公式,适用于瓣口面积小于 1.8 cm² 的单纯性二尖瓣狭窄,当存在二尖瓣反流或主动脉瓣病变时可能导致对瓣口面积的过低或过高评估,准确性欠佳。

根据二尖瓣口瞬时最大压力阶差(PPG)和平均压力阶差(MPG)定量狭窄程度:正常人PPG 小于 4 mmHg,MPG 小于等于1 mmHg;轻度狭窄 PPG 8~12 mmHg,MPG 3~6 mmHg;中度狭窄 PPG 12~25 mmHg,MPG 6~12 mmHg;重度狭窄 PPG 大于 25 mmHg,MPG大于12 mmHg。需注意当合并二尖瓣反流时可能高估瓣口面积,当合并左心室功能减低时可能低估瓣口面积。

表 10-2　二尖瓣狭窄综合评分

记分	瓣膜活动度	瓣下装置	瓣叶厚度	瓣叶钙化
1分	仅瓣尖活动受限,其余部分活动尚好	仅二尖瓣叶下的腱索局限性轻度增粗	瓣叶厚度接近正常(4~5 mm)	回声光点增强局限于瓣尖的一个区域内
2分	瓣叶下部活动受限,中部和基底部尚正常	腱索上 1/3 区域受累增粗	瓣叶中部正常,瓣尖明显增厚(5~8 mm)	回声光点增强弥散到整个瓣尖区域
3分	瓣叶中下部活动受限,基底部尚好	腱索增粗扩展到远端1/3处	整个瓣叶均有增厚(5~8 mm)	回声增强扩展到瓣叶中部
4分	舒张期瓣叶无或仅有微小前向运动	所有腱索广泛增粗,缩短并累及到乳头肌	整个瓣叶明显增厚(>8 mm)	大部分瓣叶组织都有回声增强

(4)连续方程法测定二尖瓣口面积:根据流体力学的连续方程原理,在一个连续的管道内,不同截面处的流量相等,即 $A_1 \times V_1 = A_2 \times V_2 = A_3 \times V_3$。公式中 A =截面的面积,V =截面处的血流速度。因为心血管系统内的血流具有搏动性,所以公式中的流速(V)实际上要采用各截面的平均流速乘以射血时间,即血流速度时间积分。假设公式中的 A_2 为二尖瓣平面,只要知道了其上游或下游任一平面的流量,同时得到过二尖瓣的血流流速时间积分,就能求出二尖瓣口面积,即 $A_2 = (A_1 \times V_1)/V_2$ 或 $(A_3 \times V_3)/V_2$。换言之,只要把二维和多普勒超声在主动脉瓣平面或肺动脉瓣平面检测到的相关参数代入上述公式即可求出二尖瓣口面积。主动脉瓣或肺动脉瓣的面积可将相应瓣环的直径代入圆的面积公式($\pi D^2/4$)而求出。此方法涉及的测量参数较多,必须保证每一个参数检测的准确性,否则造成误差的机会和程度将增大。另外,连续方程法不适用存在二尖瓣反流或其他瓣膜功能异常的患者。

(5)血流会聚法测定二尖瓣口面积:应用血流会聚法评价二尖瓣狭窄严重程度,不受二维超声直接瓣口面积测量法和多普勒压力减半时间法许多影响因素的限制(如瓣口形状、增厚度、钙化度、合并反流、操作手法、仪器条件等),经胸超声检查时可在心尖左心长轴切面、两腔切面或四腔切面上进行,经食管超声心动图检查时,由于左房内血流会聚区显示范围大而清晰,尤其适宜应用该法进行定量研究(图 10-9)。

计算方法为:

$$MVA = Q/V$$
$$Q = 2 \times \pi \times R^2 \times AV \times \alpha/180$$

式中 MVA 为二尖瓣口面积(cm^2),Q 为经过二尖瓣口的最大瞬时流量(mL/s),V 为经过二尖瓣口的最大流速(cm/s),R 为心动周期中最大血流会聚区红蓝交错界面至二尖瓣口(两瓣尖连线)的距离,AV 为奈奎斯特率(cm/s),α 为二尖瓣前后叶瓣间的夹角。

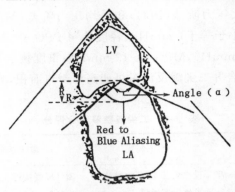

图 10-9　血流会聚法检测二尖瓣口面积示意图

注:R 为会聚区的半径,Angle(α)为血流会聚区二尖瓣前后叶瓣间的夹角,Red to Blue Aliasing 为血流红色转为蓝色的奈奎斯特速度倒错线

(6)三维超声观测二尖瓣口面积:二尖瓣口的三维成像更直观形象,可以实现外科医师的手术切面观(图 10-10)。

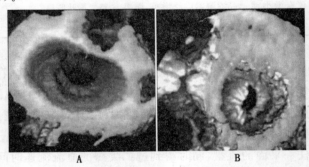

A.从左房往左室方向观察;B.从左室往左房方向观察,均可见瓣口缩小

图 10-10　二尖瓣狭窄三维超声图像

理论上在三维立体图像上配合相应软件检测瓣口面积更精确,特别是在瓣口形态不规则、二维超声难以寻找与瓣尖平面真正平行的切面时,用三维超声检测瓣口面积更具优势。但目前三维超声成像技术和相应的定量检测软件尚在研究发展中,临床尚未普及应用。

3.二尖瓣狭窄并发症的超声所见

(1)心房纤颤:M 型二尖瓣运动曲线 E-E 间距或室壁运动曲线的收缩顶点间距绝对不等。二尖瓣血流频谱 A 峰消失,呈高低、宽窄、间距不等的单峰波。

(2)左房血栓:二维超声表现为轮廓清晰的回声团,形状不规则,边界不规整,基底部较宽,与左房侧后壁或左心耳壁紧密相连,一般无活动性。少数随心房运动存在一定活动性,血栓内回声强度可不均匀甚至存在钙化(图 10-11)。左心耳的血栓经胸超声有时难以显示,需经食管超声检查明确诊断。

(3)肺动脉高压:二维超声可见主肺动脉增宽,右心腔扩大。多普勒超声可见不同程度的肺动脉瓣和(或)三尖瓣反流。肺动脉瓣反流速度增加大于等于 2 m/s。三尖瓣反流速度增加大于等于 3 m/s。肺动脉高压明显时还可伴有下腔静脉扩张、塌陷指数减低、肝脏扩大淤血等表现。

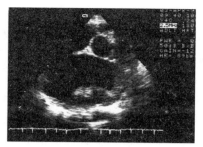

图 10-11　二尖瓣狭窄心底短轴切面
注:左心耳血栓延伸到左房侧后壁

(三)鉴别诊断

1.左心房黏液瘤

左心房黏液瘤为最常见的心脏原发性肿瘤。临床症状和体征与二尖瓣狭窄相似,但存在间歇性,随体位而变更,心房颤动少见,易有反复的周围动脉栓塞。超声心动图表现为二尖瓣后面收缩期和舒张期均可见一团云雾状团块样回声,多数有一窄蒂附着于房间隔上,活动度大,往往随心脏舒张运动甩到二尖瓣瓣口甚至进入左心室流入道,导致舒张期过二尖瓣血流受阻,流速加快。同时,超声动态观察二尖瓣瓣叶本身的活动度、厚度及回声无明显异常,能造成类似血流动力学改变的左房内占位和左房内活动性血栓。

2.主动脉瓣关闭不全

当存在中度以上特别是向二尖瓣前叶一侧偏心性的主动脉瓣反流时,二尖瓣在心室舒张期受主动脉反流血液的冲击,同时还有主动脉瓣反流致左室血容量增多、左室舒张压增高等因素,二尖瓣前叶开放受限表现为相对性二尖瓣狭窄,听诊心尖区可闻及舒张期隆隆样杂音(Austin-Flint 杂音)。二维和 M 型超声心动图可见舒张期二尖瓣前叶开放受限,同时存在震颤现象,而二尖瓣后叶的结构形态及开放活动正常。同时,明显主动脉瓣反流时往往存在左心室扩大、升主动脉增宽等超声表现。彩色多普勒在左心长轴切面(包含主动脉瓣的五腔切面)可见舒张期来自主动脉瓣的反流束冲击二尖瓣前叶,但同时通过二尖瓣的血流也加速明亮,此时要特别注意,如果仅在左室长轴四腔切面观察彩色多普勒可能把主动脉瓣的偏心性反流误认为过二尖瓣的高速血流。只要从多角度进行全面的超声观察,抓住上述与典型二尖瓣狭窄的不同之处,两者的鉴别并不困难。

3.扩张型心肌病

当左心收缩功能明显减低,左室舒张压力明显增高时,二尖瓣开放活动幅度减小,特别是个别患者由于存在较长时间的二尖瓣关闭不全,瓣叶长时间受高速反流的冲击还存在轻度增厚回声增强,某些缺乏经验的超声工作者可能将其误诊为二尖瓣狭窄。鉴别的关键点在于扩张型心肌病舒张期过二尖瓣的血流速度在正常范围内。同时,注意 M 型超声虽存在 D-E 或 E-E′间距减低、EF 斜率减低等表现,但前后叶始终呈镜像运动,而且超声存在着与二尖瓣狭窄明显不相称的左室扩大,收缩功能明显减低。

二、二尖瓣关闭不全

(一)二尖瓣关闭不全的病理分类

为了阐明二尖瓣关闭不全的机制,指导二尖瓣关闭不全的外科治疗,二尖瓣修复术的开创者阿兰·卡尔庞捷（Alain Carpentier）根据二尖瓣瓣叶开放和关闭运动特征，将二尖瓣关闭不全分为三类，又称卡尔庞捷分类。之后经过补充修改分为四类及相应亚型，后者又称为改良的卡尔庞捷分类。

Ⅰ类：二尖瓣叶运动正常并二尖瓣关闭不全，进一步分为Ⅰa和Ⅰb两个亚型，Ⅰa是由瓣环扩大导致二尖瓣关闭不全，Ⅰb是由瓣叶穿孔导致二尖瓣关闭不全。

Ⅱ类：二尖瓣叶运动过度并二尖瓣关闭不全，即二尖瓣脱垂或连枷运动导致收缩期二尖瓣叶越过二尖瓣环平面，到了左心房一侧。进一步分为Ⅱa、Ⅱb、Ⅱc和Ⅱd四个亚型：Ⅱa由瓣叶和（或）腱索冗长所致；Ⅱb由腱索断裂所致；Ⅱc由乳头肌梗死或瘢痕所致；Ⅱd由乳头肌断裂所致。

Ⅲ类：二尖瓣叶运动受限并二尖瓣关闭不全，进一步分为Ⅲa和Ⅲb两个亚型，Ⅲa是由风湿性瓣膜病变导致瓣叶（腱索）收缩期运动受限引起关闭不全，Ⅲb是由于心脏扩大、乳头肌移位导致瓣叶运动受限不能有效关闭。

Ⅳ类：二尖瓣叶运动状态不定并二尖瓣关闭不全，即由动态乳头肌功能异常导致二尖瓣关闭活动呈动态变化并关闭不全。

（二）二尖瓣关闭不全的血流动力学变化

二尖瓣关闭不全的病理生理和临床表现取决于反流血量、左室功能状态和左房顺应性。多数慢性轻中度二尖瓣关闭不全患者可保持长期无症状。根据拉普拉斯定律，室壁张力与心室内压力和左室半径的乘积相关。而二尖瓣关闭不全患者在收缩早期就有血液反流入左房，从而使左室壁张力显著降低，心肌纤维缩短较多，表现为总的心搏量增加，EF通常增高，但需注意有效心搏量并未增大，因此二尖瓣关闭不全患者EF在正常低值范围，意味着心肌收缩功能已有减退。而患者的EF轻度降低（40%～50%），意味着患者已有明显心肌损害和心功能减低。一般单纯慢性二尖瓣反流患者的左室压力低，左室腔无明显变化，左室和左房往往有一个较长时间功能代偿期，在相当长时间内无明显左房增大和肺淤血。然而，慢性中度以上反流，较多的血液在收缩期返回左心房，舒张期又进入左心室。这部分无效循环的反流血液导致左心房和左心室的容量负荷增加，长期的容量负荷加大可导致左心房压力逐渐升高，并进一步出现肺淤血和肺动脉高压，甚至右心负担加重，右室肥大。同时，可导致左室逐渐扩大和左室功能失代偿，一旦出现左室功能失代偿，不仅心每搏量降低，而且加重反流，病情往往在短期内急转直下，表现为全心力衰竭。急性严重二尖瓣反流，早期阶段左心房、左心室扩大不明显，由于起病急骤，左心房未能适应突然增多的反流充盈量，来不及增大，顺应性差，压力迅速升高，于是肺血管床压力升高，出现肺水肿、肺高压，有时肺动脉压力可接近体循环压力，但及时矫治二尖瓣关闭不全后仍可恢复正常。如未及时治疗，不长时间后左心室扩张，相对慢性二尖瓣关闭不全，左心室来不及产生代偿性肥厚，心肌质量与舒张末期容积比值减小，心肌质量与左心室舒张末压不相称，同时加上左心房顺应性差，左心室迅速衰竭。

（三）超声心动图表现

1.M型超声心动图

由于超声心动图的飞速发展，彩色多普勒与二维超声已成为二尖瓣反流检测及反流病因诊断的主要手段，但M型超声在某些情况下，特别是对个别具有特征改变的疾病仍有一定协助诊断作用。

（1）二尖瓣波群：收缩期二尖瓣 CD 段明显下凹呈"吊床样"改变，提示二尖瓣脱垂，可能伴有反流（图 10-12）。腱索断裂时收缩期左房内可见高速扑动的二尖瓣叶。

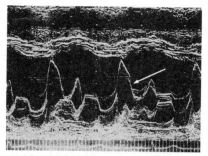

图 10-12　二尖瓣脱垂 M 型超声心动图表现

注：箭头标识处显示收缩中晚期二尖瓣后叶呈"吊床样"改变

（2）心室波群：表现为左室内径和室壁运动幅度增大。

2.二维超声心动图

二维超声可以观察心脏形态、腔室大小，在提供反流原因与机制方面有独特的价值，对评判瓣膜形态学与功能学有重要的临床意义。不同病变的二尖瓣形态结构往往有某些特征性改变，这些改变常常是病因诊断的重要依据。

（1）二尖瓣反流的病因诊断

风湿性二尖瓣关闭不全：可单独存在或与狭窄合并存在。超声往往有前后叶瓣尖增厚，回声增强。重度关闭不全者，大部分或整个瓣叶、腱索及乳头肌明显增厚、增粗，边缘不规则，回声反射增强，腱索间互相粘连缩短，腱索与瓣叶间结合点常已无法分辨，局部呈杂乱征象。部分重度关闭不全者可见前后叶对合不良或其间有裂隙。

二尖瓣脱垂：胸骨旁左心长轴切面为诊断二尖瓣脱垂的标准切面。二尖瓣瓣环前缘与瓣环后缘两点相连为瓣环线。正常二尖瓣收缩期前后叶关闭时，瓣叶不超过瓣环的连线，前后叶与左房后壁的夹角均大于 90°。二尖瓣前叶或后叶脱垂收缩期瓣叶呈弧形弯曲进入左房，弯曲的最大处至少超过瓣环线上 2 mm。二尖瓣前叶脱垂时，瓣叶活动幅度大，收缩期前叶与后叶的结合点后移，偏向左房侧，两叶对合点错位。前叶体部与主动脉后壁之间夹角变小成锐角。二尖瓣后叶脱垂时，瓣体部活动幅度大，瓣环向左房侧弯曲，前后瓣的结合点移向左房侧，可有错位，二尖瓣后叶与左房后壁间夹角亦变小（图 10-13）。此外，收缩期左房内出现脱垂瓣膜，舒张期消失。

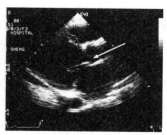

图 10-13　二尖瓣脱垂收缩期胸骨旁左心长轴切面

注：图中箭头所指处为脱垂的二尖瓣后叶

二尖瓣腱索或乳头肌断裂:典型超声特征是受损瓣叶以瓣环附着处为支点呈180°或更大幅度的挥鞭样运动,又称连枷样运动,此时的病变瓣膜称为连枷瓣。舒张期瓣尖进入左室腔,体部凹面朝向左室,收缩期全部瓣叶脱入瓣环水平以上,瓣尖进入左房,体部凹面亦向着左房(这种特征与瓣膜脱垂刚好相反,后者体部凹面始终朝向左室),前后叶收缩期对合点消失(图10-14)。由于连枷瓣常由腱索、乳头肌断裂引起,故瓣叶尖端或边缘常有断裂的腱索或乳头肌回声附着。

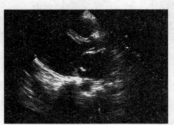

图 10-14　二尖瓣乳头肌断裂胸骨旁左心长轴切面
注:收缩期二尖瓣前叶呈连枷样运动甩入左心房,顶端附着
断裂的乳头肌残端,前后叶不能对合,前叶凹面朝向左心房

二尖瓣环钙化:一种老年性退行性病变,随年龄增大发病率增高,糖尿病患者更易罹患,女性发病较男性多见,尤其超过90岁的女性患病率可高达40%。二尖瓣环钙化可与钙化性主动脉瓣狭窄、肥厚型心肌病、高血压、二尖瓣脱垂等同时存在,但病理机制尚不明确。钙化通常局限于二尖瓣环,以后叶基底部钙化多见,病变可延伸到前叶,沿着纤维层或瓣叶的下面进行,但较少累及瓣叶体部。由于瓣叶基底部钙化使瓣叶正常活动受限,易出现二尖瓣反流。此外,钙化的瓣环在收缩期不能缩小,可能是引起瓣膜关闭不全的另一机制。直接征象为二尖瓣环后叶或前叶基底部(二尖瓣后叶与左室后壁、前叶与室间隔之间)出现浓密的反射增强的新月形回声。

乳头肌功能不全:乳头肌功能不全指房室瓣腱索所附着的乳头肌由于缺血、坏死、纤维化或其他原因,发生收缩功能障碍或位置异常,导致对二尖瓣牵拉的力量改变而产生的二尖瓣反流。急性心肌梗死后的二尖瓣关闭不全发生率约为39%,其中下后壁心肌梗死发生二尖瓣反流的比例高于前壁心肌梗死。对此类患者,在超声检查时除了注意二尖瓣对合运动和反流,还需注意观察室壁运动异常等相关改变。

先天性二尖瓣异常:可引发二尖瓣关闭不全的瓣膜畸形,包括瓣叶裂、双孔型二尖瓣、二尖瓣下移畸形与瓣膜缺损;乳头肌发育不良包括拱形二尖瓣、乳头肌缺失、吊床形二尖瓣;腱索发育障碍包括腱索缩短、腱索缺失等。其中最常见的引起二尖瓣关闭不全的先天性畸形是二尖瓣叶裂,多为心内膜垫发育异常的一部分,系二尖瓣某一部分发育不全形成完全或不完全的裂隙,多发生在二尖瓣前叶,常伴原发孔型房间隔缺损或完全性房室通道。

感染性心内膜炎:以二尖瓣赘生物为主要表现,同时可能存在二尖瓣穿孔、膨出瘤、腱索断裂等瓣膜装置被破坏的表现,前叶受累多于后叶。往往同时存在主动脉瓣的赘生物。不少二尖瓣感染性心内膜炎原发部位为主动脉瓣,当发生主动脉瓣反流后,反流冲击二尖瓣前叶使之产生继发感染。超声可见病变二尖瓣瓣叶局部有絮状或团块状回声随瓣膜运动在二尖瓣口来回甩动,穿孔部位可见开放和关闭时形态异常甚至裂隙,形成膨出瘤时可见局部菲薄呈"球形"

膨出,腱索断裂时可见瓣膜脱垂或连枷样运动。

(2)二尖瓣反流的继发改变

左心房:较短时间的轻度二尖瓣反流,一般无继发改变;中度以上反流,或时间较长的轻度反流,往往有相应的左房容积及前后径扩大表现。

左心室:中度以上反流,左室腔多扩大,左室短轴切面可见圆形扩大的左室腔,室间隔略凸向右室侧。室壁运动幅度相对增强,呈左室容量负荷过重现象。

肺动静脉和右心腔:肺静脉因为淤血和压力增加常常增宽。晚期患者肺动脉增宽,肺动脉压力增高,右房右室也可扩大,右室流出道亦较正常增宽。

心功能:在心功能代偿期,各种心功能参数的检测可正常,重症晚期心功能失代偿时,左室运动幅度减低,但射血分数减低程度与其他病变导致的收缩功能减低有所不同,由于大量反流的原因,射血分数减低幅度较小,有时与临床心力衰竭表现程度不成比例。

(3)二尖瓣瓣叶病变的定位诊断:二尖瓣关闭不全的治疗最主要和有效的手段是二尖瓣修复或二尖瓣置换。对于二尖瓣修复手术,术前明确二尖瓣叶的病理损害性质和位置十分重要,因为术中心脏停搏状态下的注水试验结果与正常心跳状态下的实际情况不完全相同,甚至有较大出入。而超声心动图是目前无创观测正常心跳状态下瓣膜状况的首选方法。经过大量实践和总结,现已归纳出二尖瓣前后瓣分区与二维超声检查不同切面之间的关系。如果将二尖瓣前后瓣的解剖结构按照卡尔庞捷命名方法分区,即从左到右将前叶和后叶分别分为 A1、A2、A3,以及 P1、P2、P3 共六个区域(图 10-15),则标准的左心室长轴切面主要显示 A2 和 P2区,标准的左心室两腔心切面主要显示 A3 和 P3 区,A3 位于前壁一侧,P3 位于后壁一侧,标准的左心室四腔心切面主要显示 A1 和 P1 区,A1 位于室间隔一侧,P1 位于左室游离壁一侧。在左心室两腔心切面与四腔心切面之间,还可观测到前后叶交界区,此切面主要显示 P1、A2和 P3 区,P1 和 P3 位于两侧,A2 位于中间。需注意,每个患者病变累及的部位可能不止一个区域,检查时不但应对所有切面认真观察,还需要与短轴切面及多角度的非标准切面结合,才能更全面和准确地定位。

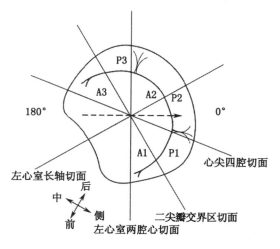

图 10-15　常规检查切面与二尖瓣瓣叶分区关系

3.三维超声心动图

三维超声心动图可以从心房向心室角度,或从心室向心房角度直观地显示整个二尖瓣口及瓣叶的形态、大小、整个对合缘的对合和开放状态,而这些是二维超声所无法显示的。在上述三维直观显示的基础上可以直接定量检测二尖瓣口甚至反流口的开放直径和面积。当存在瓣膜结构和功能异常时,可以从多角度取图观察测量瓣叶的对合状态,当病变明显时可直接观测到增厚的瓣膜、瓣膜交界处的粘连、增粗的腱索、对合缘存在的细小裂隙、前后叶错位、某个瓣叶或瓣叶的一部分呈"瓢匙状"脱垂(图 10-16)、附着在瓣膜上的团块样赘生物、随连枷瓣运动而甩动的断裂的腱索或乳头肌。

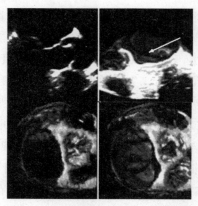

图 10-16　二尖瓣脱垂三维超声心动图

注:图中箭头所指处示脱垂呈"瓢匙状"

4.经食管超声心动图

经食管超声心动图相对于经胸超声心动图在二尖瓣关闭不全中的作用有如下特点。

(1)扫查二尖瓣反流束更敏感:有研究比较 118 例患者使用经食管超声与经胸超声两种方法扫查的结果,发现有 25 ％的二尖瓣反流仅能由经食管超声探及,其中有 14 ％反流程度为 2～3 级。

(2)判断病变形态与性质的准确率更高:经食管超声对细微病变(小于 5 mm 的赘生物)的高分辨力,以及更近距离和更多角度的观察,明显提高了对瓣膜赘生物、穿孔、腱索断裂、脓肿、瘘管等病变的诊断能力。

(3)经食管超声在二尖瓣手术中有重要作用:由于经食管扫查不妨碍手术视野,故在二尖瓣关闭不全的外科治疗中可进行实时监测。在手术前可再次评估瓣膜结构与反流量的改变是否属整形术适应证,整形后可即刻观察反流改善情况,决定是否进一步整形或改做换瓣手术。在二尖瓣置换手术中经食管超声也可及时观察术后机械瓣的活动情况,判断有无瓣周漏等并发症。

5.彩色多普勒超声心动图

(1)二尖瓣反流的定性诊断:二尖瓣口左房侧出现收缩期反流束是二尖瓣关闭不全的特征性表现,是诊断二尖瓣反流最直接的根据。比较严重的二尖瓣反流,在二尖瓣反流口的左室侧可见近端血流会聚区。由左心扩大、二尖瓣环扩张导致的继发性二尖瓣关闭不全多为中心型反流。由瓣叶、腱索、乳头肌等器质性损害造成的反流多为偏心型反流。如果反流为瓣膜运动过度所致，如瓣膜脱垂、腱索或乳头肌断裂、瓣叶裂缺等病变，则偏心反流走行偏向正常或病变相对较轻的瓣膜一侧。例如，后瓣脱垂时，偏心反流朝向前瓣一侧走行，在心尖四腔切面表现为向房间隔一侧走行。

（2）二尖瓣反流的半定量诊断：现临床应用最广泛、最简便易行的方法是通过彩色多普勒观测左房内反流束长度、宽度、面积等参数做出半定量评估。必须注意，反流束大小除与反流量有关外，还与血流动力学状态（如动脉血压）、仪器参数设置（如奈奎斯特速度、彩色增益、壁滤波）、评估切面与时相的选择等有关。

（3）彩色多普勒血流会聚法测定反流量：二尖瓣关闭不全时，大量左室血通过狭小的反流口反流入左房中，在反流口的左室侧形成血流会聚区，根据此血流会聚区的大小可定量计算二尖瓣反流量，其计算公式为：

$$Q = 2 \times \pi \times R^2 \times AV \times VTI/V$$

式中 Q 为反流量（mL），R 为血流会聚区半径（cm），AV 为奈奎斯特速度（cm/s），VTI 为二尖瓣反流频谱的速度时间积分（cm），V 为二尖瓣反流峰值流速（cm/s）。

最新的实时三维超声心动图除能对二尖瓣关闭不全的相关结构进行立体观测外，还可对二尖瓣反流束进行三维成像。这有利于客观评价反流束的起源、走行途径、方向及其截面，尤其对附壁的偏心性反流的评价更有价值。理论上讲，在三维成像基础上对反流束进行容量计算可使定量评估二尖瓣反流程度更具有可信度及客观性。但目前这一技术还未完全成熟普及，相信随着电子技术的进步，这一技术将在不远的将来真正应用于临床。

6.频谱多普勒超声心动图

（1）二尖瓣舒张期血流频谱变化：由于舒张期左房除排出由肺静脉回流血液外，尚需将收缩期二尖瓣反流的血液一并排出，故舒张期二尖瓣口血流速度较正常人增快。在 E 波峰值升高大于 1.3 m/s 时，提示反流严重。

（2）肺静脉血流频谱变化：肺静脉血流频谱在二尖瓣反流尤其是中重度反流时出现明显改变，收缩期正向 S 波低钝或消失并出现负向波形。

（3）主动脉瓣血流频谱变化：二尖瓣反流较重时，收缩期主动脉血流量减少，主动脉瓣血流频谱峰值降低、前移，减速支下降速度增快，射流持续时间缩短。在重度二尖瓣反流时，有可能仅记录到收缩早中期的主动脉瓣血流信号。当收缩期主动脉流速低于舒张期二尖瓣流速时，提示为重度反流。

（4）流量差值法测定反流量与反流分数：利用脉冲多普勒检测二尖瓣和主动脉瓣前向血流速度积分（$VTImv$ 和 $VTIav$）并结合二维检测二尖瓣和主动脉瓣口面积（MVA 和 AVA），可以计算二尖瓣反流分数作为二尖瓣关闭不全的一种定量诊断参数。根据连续方程的原理，在无二尖瓣反流的患者中，通过主动脉血流量（$AVF = AVA \times VTIav$）等于通过二尖瓣血流量（$MVF = MVA \times VTImv$），而在单纯二尖瓣反流的患者中，主动脉血流量加上二尖瓣反流量才是全部左室心搏量，亦即收缩期二尖瓣反流量应为舒张期二尖瓣前向血流量（代表总的每搏排血量）与收缩期主动脉瓣前向射血量（代表有效的每搏排血量）的差值，各瓣口血流量计算方法是各瓣口的多普勒速度时间积分乘以该瓣口的面积。由于反流量随心搏量变化而变化，瞬

间测值代表性差,计算反流分数可克服此缺点。用公式表示为:

$$RF = \frac{(MVF - AVF)}{MVF} = 1 - \frac{AVF}{MVF}$$

RF 为反流分数。反流分数可具体计算出反流血流占每搏排血量的百分比,有较大的定量意义。这一评估反流程度的方法已得到临床与实验室的广泛验证,有较高的准确性。一般认为轻度反流者反流分数为 20 %~30 %,中度反流者反流分数为 30 %~50 %,重度反流者反流分数大于 50 %,其结果与左室造影存在良好相关性,相关系数为 0.82。但此方法也有局限性:①必须排除主动脉瓣反流;②当二尖瓣口变形严重时需进行瓣口面积的校正,或应改用二尖瓣环水平计算流量;③计算步骤烦琐,需要参数值较多,测算差错的概率增加;④对于轻度二尖瓣反流不敏感。

(5)流量差值法测算有效反流口面积:有效反流口面积(effective regurgitant orifice area,EROA)不受腔内压力变化的影响,故而逐渐受到临床重视。由上述流量差值法可进一步计算有效反流口面积,具体计算公式为:

$$EROA = \frac{(MVF - AVF)}{VTI}$$

公式中 $EROA$ 为二尖瓣有效反流口面积,VTI 为二尖瓣反流流速积分。有效反流口面积大小与反流程度的关系见彩色多普勒一节中血流会聚法测定 $EROA$ 的相关论述。

(6)连续多普勒频谱特征:连续多普勒取样线通过二尖瓣口可记录到收缩期负向、单峰、充填、灰度较深、轮廓清晰完整的反流频谱,在左室和左房压力正常者,在整个收缩期均存在着较高的压力阶差,因此频谱的加速支和减速支均较陡直,顶峰圆钝,频谱轮廓近于对称。左室收缩功能减退者,左室压力上升迟缓,故频谱的加速支上升缓慢,流速相对于心功能正常者减低。左室收缩功能正常情况下,二尖瓣关闭不全的反流频谱峰值速度一般超过 4 m/s。反流量大、左房收缩期压力迅速升高者,左室左房压差于收缩中期迅速减低,故频谱曲线减速提前,顶峰变尖、前移,加速时间短于减速时间,曲线变为不对称的三角形。

(四)诊断要点及鉴别诊断

二尖瓣反流的定性诊断并不困难。诊断要点是彩色多普勒超声和频谱多普勒超声在收缩期发现起自二尖瓣口左室侧进入左心房的异常血流。罕见需要与之鉴别的病变。极少数情况下,需要与位于二尖瓣口附近的主动脉窦瘤破入左心房及冠状动脉左房瘘相鉴别。前者的鉴别点在于异常血流呈双期连续性,后者的鉴别点在于异常血流以舒张期为主。加上相应的主动脉窦和冠状动脉结构形态异常不难做出鉴别。

第三节　三尖瓣疾病的超声诊断

大量临床实践表明,三尖瓣狭窄与关闭不全时缺乏特异性症状与体征,多普勒超声心动图是诊断三尖瓣疾病的首选方法,具有极高的敏感性与特异性,可正确判断病因和病变程度,为治疗提供重要诊断依据。

一、三尖瓣狭窄

三尖瓣狭窄较少见，主要由慢性风湿性心脏病所致，常合并有二尖瓣或（和）主动脉瓣病变。其他少见病因包括先天性三尖瓣畸形、后天性系统性红斑狼疮、类癌综合征、右房黏液瘤、心内膜弹力纤维增生症和心内膜纤维化等。病理解剖发现器质性三尖瓣病变占慢性风湿性心脏病的 10 %～15 %，但临床仅靠症状和体征的诊断率为 1.7 %～5 %。随着多普勒超声心动图的广泛应用和手术方式的进步，临床诊断率已大幅提高。

（一）病理解剖与血流动力学改变

风湿性三尖瓣狭窄时病理改变为三尖瓣叶增厚、纤维化及交界处粘连，使瓣口面积减小，舒张期由右房流入右室的血流受阻，造成右室充盈减少，右心输出量减低。同时瓣口狭窄致右房血流瘀滞，右房压力逐渐升高，超过 0.67 kPa(5 mmHg)时可引起体循环回流受阻，出现颈静脉怒张、肝大、腹水和水肿。由于正常三尖瓣口面积为 6～8 cm²，轻度缩小不致引起血流梗阻，通常认为当减小至 2 cm² 时方引起明显的血流动力学改变。

（二）超声心动图表现

1.M 型超声心动图

三尖瓣狭窄造成右室充盈障碍，舒张期压力上升缓慢，推动三尖瓣前叶向后漂移的力量减弱，致使三尖瓣 EF 段下降减慢，常小于 40 mm/s(正常为 60～125 mm/s)，典型者曲线回声增强、增粗，呈"城墙样"改变。但轻度狭窄者常难以见到典型曲线改变。

2.二维超声心动图

三尖瓣回声增强、增厚，尤以瓣尖明显。前叶活动受限，瓣体于舒张期呈圆顶状膨出，后叶和隔叶活动度减小。瓣膜开口减小，前叶与隔叶间的开放距离减小。腱索和乳头肌回声可增粗缩短。右房呈球形扩大，房间隔向左侧弯曲。下腔静脉可见增宽。

3.三维超声心动图改变

二维超声心动图不能同时显示三尖瓣的三个瓣膜，因此无法同时显示三个瓣膜的几何形态及其病变特征。实时三维超声心动图可以从右室面清晰地观察三尖瓣的表面及交界。

4.彩色超声多普勒

(1)M 型彩色多普勒：可显示舒张期右室腔内红色为主、间杂有蓝白色斑点的血流信号，起始于三尖瓣 E 峰处，终止于 A 峰，持续整个舒张期。

(2)二维彩色多普勒血流成像：在狭窄的三尖瓣口处，舒张期见一窄细血流束射入右室，射流距较短，一般显示为红色，中央部间有蓝、白色斑点。吸气时射流束彩色亮度明显增加，呼气时彩色亮度减弱。

5.频谱多普勒

(1)脉冲型频谱多普勒：可记录到狭窄所致的舒张期正向射流频谱。频谱形态与二尖瓣狭窄相似，但流速较低，一般不超过 1.5 m/s(正常三尖瓣流速为 0.3～0.7 m/s)，吸气时出现 E 波升高，呼气时流速下降。

(2)连续型频谱多普勒：频谱形态与脉冲多普勒相似。许多学者应用与研究二尖瓣狭窄相似的方法估测三尖瓣狭窄的程度。

(三)鉴别诊断

(1)右心功能不良时,三尖瓣活动幅度可减小,EF斜率延缓,但无瓣叶的增厚粘连,三尖瓣口不会探及高速射流信号。

(2)房间隔缺损与三尖瓣反流时,因三尖瓣口流量增大,舒张期血流速度可增快,但通过瓣口的彩色血流束是增宽而非狭窄的射流束,脉冲多普勒显示流速的增加并不局限于三尖瓣口,而是贯穿整个右室流出道。E波的下降斜率正常或仅轻度延长。

二、三尖瓣关闭不全

三尖瓣关闭不全亦称为三尖瓣反流,三尖瓣的器质性病变或功能性改变均可导致三尖瓣关闭不全。由右室扩大、三尖瓣环扩张引起的功能性关闭不全最为常见。凡有右室收缩压增高的心脏病皆可继发功能性三尖瓣关闭不全,如重度二尖瓣狭窄、先天性肺动脉瓣狭窄、右室心肌梗死、艾森曼格综合征、肺源性心脏病等。器质性三尖瓣关闭不全的病因可为先天畸形或后天性疾病。先天畸形(如埃布斯坦综合征、心内膜垫缺损等)将在有关章节中详述;而在后天性器质性三尖瓣关闭不全中,风湿性心脏病是主要病因,其次为感染性心内膜炎、外伤、瓣膜脱垂综合征等。近年来,由于静脉吸毒、埋藏起搏器、机械肺通气、室间隔缺损封堵术引起的三尖瓣关闭不全患者数目有上升趋势。

大量临床研究发现,应用多普勒超声在许多正常人中(35%以上)发现轻度三尖瓣反流,谓之生理性反流。据报道,儿童和老年人的检出率高于青壮年人,经食管超声心动图的检出率高于经胸检查。

(一)病理解剖与血流动力学改变

风湿性心脏病、感染性心内膜炎等疾病累及三尖瓣时所产生的病理解剖学改变与二尖瓣相似。而在功能性三尖瓣关闭不全时,瓣叶并无明显病变,瓣环因右室收缩压升高、右室扩大而产生继发性扩张,乳头肌向心尖和外侧移位,致使瓣叶不能很好闭合。在收缩期,右室血液沿着关闭不全的瓣口反流入右房,使右房压力增高并扩大,周围静脉回流受阻可引起腔静脉和肝静脉扩张、肝淤血肿大、腹水和水肿。在舒张期,右室同时接受腔静脉回流的血液和反流入右房的血液,容量负荷过重而扩张,严重者将导致右心衰竭。反流造成收缩期进入肺动脉的血流减少,可使肺动脉高压在一定程度上得到缓解。

(二)超声心动图表现

1.M型超声心动图

除出现原发病变的M型曲线改变外,常见三尖瓣E峰幅度增大,开放与关闭速度增快。由腱索或乳头肌断裂造成者,可见瓣叶收缩期高速颤动现象。右房室内径均增大,严重的右室容量负荷过重可造成室间隔与左室后壁呈同向运动。由肺动脉高压引起者可见肺动脉瓣a波消失,收缩期呈"W"形曲线。下腔静脉可因血液反流而增宽,可达24 mm±4 mm(正常为18 mm±4 mm),严重时可见收缩期扩张现象。

2.二维超声心动图

三尖瓣活动幅度增大,收缩期瓣叶不能完全合拢,有时可见对合错位或裂隙(需注意除外声束入射方向造成的伪像)。由风湿性心脏病所致者瓣叶可见轻度增厚,回声增强。有赘生物附着时呈现蓬草样杂乱疏松的强回声。瓣膜脱垂时可见关闭点超越三尖瓣环的连线水平,或呈挥鞭样活动。右房、右室及三尖瓣环均见扩张。下腔静脉及肝静脉可见增宽。

3.三维超声心动图

应用实时三维超声心动图可对三尖瓣环、瓣叶及瓣下结构的立体形态进行观察。有学者应用实时三维超声心动图研究正常人三尖瓣环的形态,沿瓣环选择 8 个点,分别测量这些点随心动周期的运动,发现三尖瓣环为一个复杂的非平面结构,不同于二尖瓣环的"马鞍形"结构,从心房角度看最高点位于瓣环前间隔位置,最低点位于瓣环后间隔位置。另有学者发现,在右心衰竭或慢性右室扩张时三尖瓣环呈倾斜角度向侧方扩张,几何形态与正常三尖瓣有显著性差异。分析三尖瓣环运动和右室收缩功能之间的关系,发现二者有很好的相关性。这些研究在一定程度上加深了对三尖瓣反流机制的认识。对反流束的三维容积测定有望成为定量诊断的新途径。

4.经食管超声心动图

经胸超声心动图基本可满足三尖瓣关闭不全的诊断需求,经食管超声心动图仅用于经胸超声图像质量不佳,或需要观察心房内有无血栓,以及三尖瓣位人工瓣的评价。经食管超声心动图可从不同的视角观察三尖瓣的形态与活动,所显示三尖瓣关闭不全的征象与经胸超声检查相似,但更为清晰。

5.彩色多普勒

(1)M 型彩色多普勒:在三尖瓣波群上,可见 CD 段下出现蓝色反流信号。多数病例反流起始于三尖瓣关闭点(C 点),终止于三尖瓣开放点(D 点)。三尖瓣脱垂时,反流可起于收缩中、晚期。在房室传导阻滞患者中,偶见三尖瓣反流出现于舒张中、晚期。这是由于房室传导延缓,所以舒张期延长,心室过度充盈,舒张压力升高。而心房收缩过后,心房压迅速降低,故心室压力相对升高,造成房室压差逆转,推动右室血流沿着半关闭的三尖瓣返回右房。

在下腔静脉波群上,正常人与轻度三尖瓣关闭不全者,肝静脉内均显示为蓝色血流信号,代表正常肝静脉的向心回流。在较严重的三尖瓣关闭不全时,收缩中、晚期(心电图 ST 中后段及 T 波处)因右室血液反流,右房与下腔静脉压力上升,故肝静脉内出现红色血流信号,但舒张期仍为蓝色血流信号。

(2)二维彩色多普勒:三尖瓣关闭不全时,收缩期可见反流束自三尖瓣关闭点处起始,射向右房中部或沿房间隔走行。肺动脉压正常或右心衰竭患者,反流束主要显示为蓝色,中央部色彩鲜亮,周缘渐暗淡。继发于肺动脉高压且右室收缩功能良好者,反流速度较快,方向不一,呈现五彩镶嵌的收缩期湍流。较严重的三尖瓣反流患者,肝静脉内可见收缩期反流,呈对向探头的红色血流信号;舒张期肝静脉血仍向心回流,呈背离探头的蓝色血流信号,因随心脏舒缩,肝静脉内红蓝两色血流信号交替出现。在胸骨上窝扫查上腔静脉时,亦可见类似现象。

6.频谱多普勒

(1)脉冲型频谱多普勒:在三尖瓣反流时,脉冲多普勒频谱主要出现以下三种异常。①右房内出现收缩期反流信号:在三尖瓣关闭不全时,右房内可记录到收缩期负向、频率失真的湍流频谱,为离散度较大的单峰实填波形,可持续整个收缩期,或仅见于收缩中、晚期。②腔静脉、肝静脉内出现收缩期反流信号:正常的肝静脉血流频谱呈三峰窄带波形,第一峰(S 峰)发生于收缩期,第二峰(D 峰)发生于舒张期,均呈负向,S 峰高于 D 峰。在 D 峰与下一 S 峰间,可见一正向小峰(A 峰),由心房收缩所致。在轻度三尖瓣反流时,频谱与正常人相似,但在中重度反流时,由于右房内反流血液的影响,收缩期负向 S 峰变为正向,D 峰仍为负向,但峰值增大。上腔静脉血流频谱与肝静脉血流变化相似,下腔静脉血流方向与上述相反,反流较重时出现负向 S 峰,D 峰为正向,但由于下腔静脉血流与声束间角度过大,常难以获得满意的频谱图。③三尖瓣舒张期血流速度增快:在三尖瓣关闭不全较重时,通过瓣口的血流量增加,流速亦增快,故频谱中 E 峰值增高。

(2)连续型频谱多普勒。三尖瓣关闭不全时,连续多普勒在三尖瓣口可记录到清晰的反流频谱,其特征如下。①反流时相:绝大多数三尖瓣反流频谱起自收缩早期,少数病例起自收缩中、晚期,反流多持续全收缩期乃至等容舒张期,直至三尖瓣开放时方才停止。②反流方向:自右室向右房,故频谱为负向。③反流速度:最大反流速度通常为 2~4 m/s。④频谱形态:反流频谱为负向单峰曲线,峰顶圆钝,频谱上升与下降支轮廓近于对称。右室功能减低者,由于收缩期右室压力上升缓慢,频谱上升支加速度减低,呈现不对称轮廓。⑤离散幅度:反流频谱离散度较大,呈实填的抛物线形曲线,轮廓甚光滑。

7.心脏声学造影

经周围静脉注射声学造影剂后,四腔心切面显示云雾影首先出现于右房,而后心室舒张,三尖瓣开放,造影剂随血流到达右室。当三尖瓣关闭不全时,收缩期右室内部分造影剂随血流经过瓣叶间的缝隙退回右房而形成反流。这种舒张期流向右室,收缩期又退回右房的特殊往返运动,称为造影剂穿梭现象,为三尖瓣关闭不全声学造影的一个重要特征。M 型曲线显示造影剂强回声从右室侧穿过三尖瓣 CD 段向右房侧快速运行,当加快 M 型扫描速度时,其活动轨迹更易于观察(图 10-17)。为观察下腔静脉有无反流血液,应由上肢静脉注射造影剂。显示下腔静脉长轴切面时,可见收缩期造影剂强回声从右房流入下腔静脉。

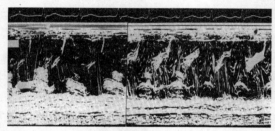

图 10-17　三尖瓣关闭不全声学造影三尖瓣曲线

注:注射过氧化氢溶液后,右房、室内可见造影剂反射,收缩期见
造影剂由右室穿过三尖瓣反流至右房,形成与 CD 段交叉的流线

(三)鉴别诊断

1.生理性与病理性三尖瓣反流的鉴别

最重要的鉴别点是二维超声心动图显示生理性反流无心脏形态及瓣膜活动的异常。其次,生理性三尖瓣反流多发生于收缩早期,持续时间较短,反流束范围局限,最大长度小于 1 cm,最大流速小于 2 m/s。

2.器质性与功能性三尖瓣反流的鉴别

鉴别的关键点是二维超声心动图显示三尖瓣本身有无形态学的改变,如增厚、脱垂、附着点下移等。功能性三尖瓣反流时瓣叶形态可保持正常,但瓣环扩张。连续多普勒测定反流的最大流速亦可作为鉴别参考:器质性三尖瓣反流的流速极少大于 2.7 m/s,而功能性反流速度常大于 3.5 m/s。

第四节　主动脉瓣疾病的超声诊断

主动脉瓣疾病主要包括主动脉瓣狭窄和关闭不全及主动脉瓣脱垂,可以是先天性的,也可是后天性的。超声检查时均有特征表现,对临床诊断具有重要价值,分别论述如下。

一、主动脉瓣狭窄

主动脉瓣狭窄有先天性和后天性两大类。后天性主动脉瓣狭窄可由多种病因所致,虽然风湿性心脏病在我国仍是后天性主动脉瓣狭窄的常见病因,但近年来,主动脉瓣退行性改变所致的狭窄所占比例有明显上升趋势。在欧美国家,二叶式主动脉瓣并钙化是主动脉瓣狭窄的最常见原因,此类患者约占主动脉瓣狭窄置换术病例的 50 %。

(一)病理解剖与血流动力学改变

后天性者多为风湿性心脏病所致。炎性细胞浸润,纤维增生,钙质沉积,主动脉瓣的正常解剖结构被破坏,瓣叶增厚钙化和畸形,钙化在瓣叶边缘最为明显,瓣叶结合部融合,形成主动脉瓣狭窄。瓣叶的钙化与畸形使收缩期瓣叶对合部存在明显缝隙,形成程度不等的关闭不全。多在青年和成年出现症状与体征。后天性的另一原因为主动脉瓣纤维化、钙化等退行性改变,形成主动脉瓣轻至中度狭窄。钙化主要发生在瓣叶根部及瓣环处,钙化的程度是患者预后的一个预测指标。

先天性者主要为二瓣式主动脉瓣,约 80 % 的病例是右、左冠瓣融合,主动脉瓣呈现为一个大的前瓣与一个较小的后瓣,且左、右冠状动脉均起自前窦。约 20 % 的病例为右冠瓣与无冠瓣融合,形成一个较大的右冠瓣与一个较小的左冠瓣,左、右冠状动脉起自左、右冠窦。左冠瓣与无冠瓣融合罕见。出生时二瓣式主动脉瓣常无明显狭窄;儿童至青年时期二叶式瓣叶形成瓣口狭窄,但瓣叶一般无明显钙化;中老年期狭窄的二叶主动脉瓣则有明显钙化。由于瓣叶畸形,出生后开闭活动可致瓣叶受损、纤维化及钙化,最终形成狭窄。二叶瓣钙化是成人与老年人单发主动脉瓣狭窄的常见病因。青少年时期钙化发展较慢,中老年期进展迅速,并多伴有主动脉瓣关闭不全。

正常主动脉瓣口面积约 3 cm²,因病理过程致瓣口面积轻度减小时,过瓣血流量仍可维持正常,瓣口两端压差升高不明显。此时只有解剖结构上的狭窄,而无血流动力学上的梗阻。当瓣口面积减少 1/2 时,瓣口两端压差明显上升,左室收缩压代偿性升高。当减少至正常面积的 1/4 时,瓣口两端压差与左室收缩压进一步上升,心肌代偿性肥厚。主动脉瓣狭窄初期,虽已有左室压力负荷增加,但患者仍可无临床症状;一旦症状出现,往往提示主动脉瓣口面积已缩小到正常的 1/4 以下。主要症状有呼吸困难、心绞痛、晕厥甚至休克。

(二)超声心动图表现

1.M 型超声心动图

风湿性主动脉瓣狭窄患者,心底波群显示主动脉瓣活动曲线失去正常的"六边形盒状"结构,主动脉瓣反射增强,开放幅度明显减小,常小于 1.5 mm。狭窄程度重时,主动脉瓣几乎没有运动,瓣膜图像呈分布不均的片状反射。对二瓣化主动脉瓣狭窄患者,由于瓣膜开口呈偏心改变,心底波群上呈主动脉瓣关闭线偏于主动脉腔一侧。此外,M 型超声心动图上主动脉壁活动曲线柔顺性减低,曲线僵硬。V 峰低平,V′峰不清,有时几乎平直。同时,左心室因压力负荷加重,室间隔和左室后壁增厚,多在 13 mm 以上。

2.二维超声心动图

(1)左心长轴切面:如为先天性单叶主动脉瓣,由于单叶瓣开口常偏向一侧,长轴切面显示为一连续的膜状回声,变换声束方向,见其开口贴近主动脉前壁或后壁;如为二叶瓣,可见一大一小两条线状回声的瓣叶,开口偏心,收缩期瓣叶回声呈帐篷状(图 10-18)。老年性钙化者,见瓣环及瓣叶根部回声增强,活动僵硬,严重者可累及瓣体与瓣尖部。风湿性病变者,见瓣叶有不同程度的增厚,回声增强,主动脉瓣变形、僵硬,开口幅度明显减小(图 10-19)。在左心长轴切面上,除显示瓣叶本身的病变外,还可见主动脉内径狭窄后扩张。早期左室不大,室间隔与左室后壁呈向心性增厚,其厚度大于 13 mm,在病变晚期,左室亦可增大。

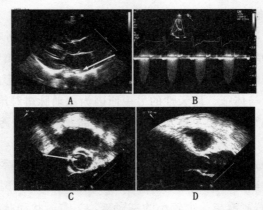

A.左心长轴切面显示收缩期主动脉瓣叶开放时不能贴壁,开口间距减小(箭头);B.主动脉瓣口的高速血流频谱信号;C.经食管超声心动图于主动脉根部短轴显示主动脉瓣为二瓣化畸形(箭头);D.长轴方向显示主动脉瓣开口

图 10-18 主动脉瓣二瓣化畸形并狭窄

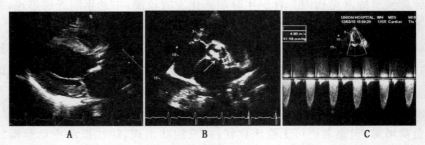

A.左心长轴切面见主动脉瓣增厚,回声增强,收缩期开口间距减小;
B.心底短轴切面见主动脉瓣收缩期开口面积(箭头)减小;C.心尖五
腔心切面显示收缩期主动脉瓣口的高速血流频谱多普勒信号

图 10-19 风湿性主动脉瓣狭窄

(2)心底短轴切面:单叶瓣呈片状的膜状回声,无多叶瓣的结合部回声,偏向主动脉壁侧有一狭窄开口,开口边缘回声增强。二叶瓣时,多数情况下表现为一叶瓣发育不良,而另外两叶

瓣在结合部融合,形成一个大瓣。该切面上见收缩期开放时瓣口呈椭圆形,与瓣环间只有两个瓣叶结合部。较大瓣叶常保留瓣叶融合形成的界嵴,易被认为瓣叶间的结合部而漏诊二瓣化主动脉瓣。老年性钙化者,则见瓣叶根部或整个瓣叶回声增强,活动僵硬,但一般狭窄程度较轻。风湿性病变者,可见三个不同程度增厚的主动脉瓣叶,舒张期关闭时失去正常的"Y"字形态,开口面积变小,变形,呈不对称性的梅花状,主动脉的横断面积可变形,边缘可不规则。

(3)四心腔切面:除见室间隔、左室壁增厚之外,右房、右室无增大。

3.三维超声心动图

三维超声成像在获取数据的过程中,应将扫查切面的中心轴对准主动脉瓣结构,获取锥体数据库。在主动脉瓣上或瓣下位置,取与主动脉瓣平行的方位进行成像,可充分显示主动脉瓣三瓣叶的整体形态。主动脉瓣狭窄患者,可见主动脉瓣增厚,瓣叶边缘粗糙,狭窄主动脉瓣口的全貌显示十分清楚。三维超声心动图不但可直观简便地对主动脉瓣狭窄做出定性诊断,还可对狭窄的瓣口进行更为准确的定量评估。

4.经食管超声心动图

将多平面经食管超声探头前端置于食管中段,运用相控阵声束控制装置,调整声束为30°~60°,可清楚显示主动脉瓣口短轴切面,进一步旋转为110°~130°,则可显示主动脉瓣口和左室流出道的长轴切面。上述方位的长轴与短轴切面,是经食管超声心动图评价主动脉瓣病变最重要的切面。操作中,先运用二维成像观察瓣叶的数量、大小、厚度、活动度,以及升主动脉和左室流出道的解剖结构,再用彩色多普勒显示主动脉瓣口的收缩期射流束。不同病变的主动脉瓣狭窄,其瓣叶超声图像特征类似于经胸检查,但经食管扫查图像更为清晰,对病变的判断更为准确。

5.彩色多普勒

(1)M型彩色多普勒:M型彩色多普勒成像时,可见变窄的盒形结构内充满五彩镶嵌的血流信号。由于M型超声心动图成像扫描线频率极高,对射流束的色彩变化显示更为敏感,对射流束的时相分析极有价值。

(2)二维彩色多普勒血流成像:主动脉瓣狭窄时,左室流出道血流在主动脉瓣口近端加速形成五彩镶嵌的射流束。射流束的宽度与狭窄程度成反比,即狭窄程度越重,射流束越细。射流束进入升主动脉后逐渐增宽,呈喷泉状。

6.频谱多普勒

(1)脉冲型频谱多普勒(PW):主动脉瓣狭窄时,血流在狭窄的主动脉瓣口加速,其速度超过脉冲多普勒的测量范围,将取样容积置于主动脉瓣口或主动脉根部,可记录到双向充填的方形血流频谱。

(2)连续型频谱多普勒(CW):连续多普勒于狭窄的主动脉瓣口可记录到收缩期高速射流频谱,依此可对主动脉瓣狭窄进行定量评估。

7.主动脉瓣狭窄定量评估

(1)跨瓣血流速度:运用CW测量跨狭窄瓣口的前向血流速度,必须在多个声窗扫查,以求测得最大流速。最大血流速度常可于心尖、高位肋间、右侧胸骨旁等声窗扫查到,偶尔也在剑突下与胸骨上窝等部位扫查。由于跨瓣高速血流束的三维空间走向复杂、多变,为了保证扫查声束与血流方向的平行,仔细、认真的检查与熟练的操作手法对获取最大流速十分重要。主动脉瓣的跨瓣血流速度定义为在多个声窗扫查中所获取的最大速度。其他所有的低值都不能用于报告分析中,超声报告应注明最大血流所测取的声窗部位与切面。如果声束与血流的夹角小于5°,则测值低估真实高速血流的程度可控制在5%以内。要小心使用角度校正键,如使用不当,则会导致更大误差。跨瓣血流速度越高,在一定程度上反映狭窄程度越重。

(2)跨瓣压差:跨瓣压差是指收缩期左室腔与主动脉腔的压力差。测量指标包括最大瞬时压差与平均压差。尽管平均压差与最大瞬时压差的总体相关性好,但二者间的相互关系主要依赖于频谱的形态,而频谱形态则随狭窄程度与流率不同而改变。平均压差较最大瞬时压差能更好地评估主动脉瓣的狭窄程度。

最大瞬时压差:最大瞬时压差是指收缩期主动脉瓣口两侧压力阶差的最大值。最大瞬时压差点相当于主动脉瓣口射流的峰值速度点,将速度峰值代入简化伯努利方程(bernoulli equation),即可求出最大瞬时压差。此法测量简便、实用,局限性是只能反映收缩期峰值点的压差,不能反映整个心动周期内主动脉瓣口两端压差的动态变化。最大瞬时压差受多种因素影响,与狭窄的瓣口面积之间并无直接相关关系,故不能准确反映狭窄程度。

平均压差:主动脉瓣口两侧所有瞬时压差的平均值,为准确反映瓣口两端压力变化的敏感指标。现代超声仪器上设有平均压差计算软件,测量时只需用电子游标勾画出主动脉瓣口血流频谱的轮廓,仪器显示屏上即自动报出最大瞬时速度、平均速度、最大瞬时压差、平均压差等指标。值得指出的是,平均速度是通过对各瞬时速度进行积分计算得出的,而不是通过平均速度计算而得的。

主动脉瓣口面积:瓣口面积是判断主动脉瓣病变程度的重要依据。多普勒所测瓣口速度与压差取决于瓣口血流。对一定的瓣口面积,瓣口的血流速度与压差随血流流率增加而增加。基于连续方程原理,在无分流及反流的情况下,流经左室流出道与狭窄主动脉瓣口的每搏量(SV)相等。设 AVA 为主动脉瓣口面积,CSA_{LVOT} 为主动脉瓣下左室流出道横截面积,VTI_{AV} 为收缩期通过主动脉瓣口血流速度积分,VTI_{LVOT} 为通过主动脉瓣下左室流出道的血流速度积分,依据连续方程的原理可推导出如下计算公式:

$$AVA \times VTI_{AV} = CSA_{LVOT} \times VTI_{LVOT}$$

由此可以推导:

$$AVA = CSA_{LVOT} \times VTI_{LVOT} / VTI_{AV}$$

运用连续方程计算狭窄主动脉瓣口面积,需进行三种测量:①CW 测量狭窄瓣口的血流速度。②$2D$ 超声测量主动脉瓣下左室流出道直径(D),计算其横截面积[$CSA_{LVOT} = \pi(D/2)^2$]。③PW 测量左室流出道血流速度积分。

在自然主动脉瓣狭窄的情况下,左室流出道与主动脉血流速度曲线形态相似,上述连续方程可简化为 $AVA = CSA_{LVOT} \times V_{LVOT} / V_{AV}$,$V_{LVOT}$ 与 V_{AV} 分别为左室流出道与主动脉瓣口的血流速度。

速度比率:为了减少上述连续方程中左室流出道内径测量的误差,可将上述简化连续方程中的 CSA_{LVOT} 移除,仅计算左室流出道与主动脉瓣口的血流速度比值,其反映的是狭窄主动脉瓣口面积占左室流出道横截面积的比率。

瓣口面积切面测量:在多普勒信号获取不理想的情况下,可通过经胸或经食管的二维或三维图像,直接测量瓣口的解剖面积。但当瓣口存在钙化时,直接切面测量的结果往往误差较大。

根据左室-主动脉间收缩期跨瓣压差、收缩期主动脉瓣口血流速度及主动脉瓣面积等,可将主动脉瓣狭窄分为轻、中、重三度。

(三)鉴别诊断

主要应和瓣上、瓣下的先天性狭窄相鉴别。二维超声可显示瓣上或瓣下的异常结构如纤维隔膜、纤维肌性增生性狭窄等。频谱多普勒和彩色多普勒检测狭窄性射流的最大流速的位置,也有助于鉴别诊断。

二、主动脉瓣关闭不全

(一)病理解剖与血流动力学改变

主动脉瓣关闭不全的病因可大致分为两类:一类为瓣膜本身的病变;另一类为主动脉根部病变。瓣膜病变中,风湿性心脏瓣膜病是最常见病因,其次为感染性心内膜炎、先天性主动脉瓣畸形、主动脉瓣黏液性改变、主动脉瓣退行性改变,以及结缔组织疾病。在主动脉根部病变中,主动脉窦瘤破裂、主动脉夹层和马方综合征是较常见的病因,其次为类风湿关节炎、长期高血压病、主动脉创伤等。临床表现上有急性、亚急性、慢性主动脉瓣关闭不全。

主动脉瓣关闭不全的主要血流动力学改变是左心室容量负荷增多。舒张期左室将同时接受来自二尖瓣口的正常充盈血液和来自主动脉瓣口的异常反流血液,形成血流动力学意义上的左室双入口。随着病情发展,左室舒张期容量过重,左室舒张末压明显升高,出现心排血量减少等心功能不全改变。左心房及肺静脉压力明显升高,可发生肺水肿。晚期少数患者可出现左房压的逆向传导产生右心衰竭。

(二)超声心动图表现

1.M 型超声心动图

(1)主动脉瓣改变:单纯主动脉瓣关闭不全患者,主动脉瓣开放速度增快,开放幅度可能增大。如合并有狭窄,则开放幅度减小。另外,有时可见主动脉瓣关闭线呈双线和扑动现象。

(2)二尖瓣前叶改变:主动脉瓣病变特别是以主动脉瓣右冠瓣病变为主时,常产生方向对向二尖瓣前叶的偏心性反流。反流血液的冲击使二尖瓣前叶产生快速扑动波(每秒 30～40 次)。扑动的发生率约为 84 %。

在严重主动脉瓣反流时,左室舒张压迅速升高,使左室压力提前高于左房压,故在二尖瓣曲线上出现二尖瓣提前关闭。

2.二维超声心动图

主动脉瓣关闭不全时,二维超声心动图对观察瓣叶的解剖结构病变、主动脉扩张与程度,以及左室结构改变能提供重要的信息。一般来说,主动脉瓣轻度反流时,主动脉瓣病变与主动脉腔扩张较轻,左室腔没有明显的重构。慢性严重的主动脉瓣反流时,主动脉瓣结构严重损害,主动脉根部明显扩张,左室前负荷增加,腔室明显增大。明显主动脉反流时,左室腔的大小与功能可提示发生病变的时间,并为制定治疗方案、选择手术时机提供重要信息。

(1)左心长轴切面:单纯性主动脉瓣关闭不全患者,心搏出量增多,主动脉增宽,搏动明显,舒张期主动脉瓣关闭时瓣膜闭合处可见裂隙。风湿性主动脉瓣关闭不全合并狭窄者,瓣膜增厚,回声增强,瓣口开放幅度减小,右冠瓣与无冠瓣对合不良(图 10-20)。二叶式畸形者,瓣叶开口偏心,瓣膜对合错位。感染性心内膜炎瓣叶穿孔者,部分可见瓣膜回声中断及赘生物回声(图 10-21)。主动脉根部夹层者,主动脉腔内见剥离内膜的飘带样回声,左室腔明显增大,室壁活动增强,晚期失代偿时室壁活动减弱。

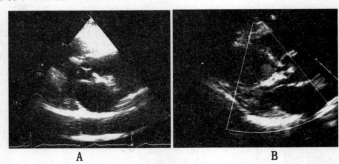

A.主动脉瓣叶舒张期对合不良;B.彩色多普勒显示中度主动脉瓣反流信号,反流束对向二尖瓣前叶。由于主动脉瓣反流血流冲击,二尖瓣短轴切面上见二尖瓣前叶舒张期不能充分开放

图 10-20　主动脉瓣中度关闭不全

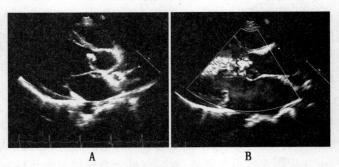

A.箭头示主动脉瓣赘生物;B.主动脉瓣重度反流信号

图 10-21　主动脉瓣赘生物形成并重度关闭不全

(2)心底短轴切面:可显示三瓣叶活动。风湿性主动脉瓣关闭不全者,瓣叶边缘增厚变形,闭合线失去正常的"Y"字形态。严重关闭不全时可见闭合处存在明显的缝隙(图 10-22)。病变往往累及三个瓣叶,亦可以一个和(或)两个瓣叶的病变为主。二叶式主动脉瓣则呈两瓣叶活动。

(3)二尖瓣水平短轴切面:主动脉瓣反流束朝向二尖瓣前叶时,舒张期因反流血液冲击二尖瓣前叶,限制了二尖瓣前叶的开放。二尖瓣短轴切面上,二尖瓣前叶内陷,内陷多位于二尖瓣前叶的中间部分,使二尖瓣短轴观舒张期呈"半月形"改变。

(4)四心腔切面:左室扩大,室间隔活动增强并向右室偏移。早期右房、室无明显改变。

3.三维超声心动图

主动脉瓣关闭不全时,三维超声心动图不但可显示瓣叶边缘增厚变形的立体形态,还可显示病变累及瓣体的范围与程度。可从多个角度纵向或者横向剖切主动脉瓣的三维图像数据，显示病变主动脉瓣叶及其与主动脉窦、主动脉壁及左室流出道的立体位置关系。

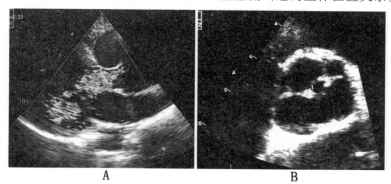

A.主动脉明显扩张，左室流出道见主动脉瓣重度反流信号；B.主动脉根部短轴切面显示主动脉瓣三瓣叶舒张期对合处有明显缝隙

图 10-22　主动脉扩张并主动脉瓣重度关闭不全

4.经食管超声心动图

由于主动脉瓣位置靠近胸壁，经胸超声心动图即可清楚显示主动脉瓣的病变，很少另需经食管超声心动图检查。

对肥胖、肋间隙狭窄及肺气过多等患者，经胸超声检查常不能清晰显示主动脉瓣结构及判断有无反流，经食管可获取高质量的图像，清楚地显示瓣叶的结构病变。检查方法和观察切面与主动脉瓣狭窄时经食管超声检查类似，先运用二维图像显示左室流出道、主动脉瓣环和瓣叶、主动脉窦和升主动脉的解剖结构，再采用彩色多普勒成像显示主动脉瓣反流束的起源、大小、方向和分布。角度恰当时，可清楚显示反流束的血流会聚区。在经食管超声心动图检查中，声束很难与反流束方向相平行，多普勒超声难以准确测量真正的反流速度。

5.彩色多普勒

彩色多普勒可直接显示出舒张期过主动脉瓣的彩色反流束。彩色反流束由三部分组成：主动脉腔内的血流会聚区，彩色血流束经瓣口处的最窄内径，左室腔内反流束的方向与大小。常规选用左心长轴切面、心尖左心长轴切面及五腔心切面进行观察，可见左室流出道内出现舒张期反流信号。反流束起自主动脉瓣环，向左室流出道内延伸。视反流程度不同，反流束的大小与形态有明显不同。多数病变情况下，主动脉瓣的三瓣叶同时受损，反流束朝向左室流出道的中央；如病变主要累及右冠瓣，则反流束朝向二尖瓣前叶；如以左冠瓣或无冠瓣受损为主，反流束则朝向室间隔。在心底短轴切面上，二维彩色多普勒可更清楚显示反流束于瓣叶闭合线上的起源位置，有的反流束起自三瓣对合处的中心，有的则起自相邻两瓣叶的对合处。如为瓣叶穿孔，则反流束起自瓣膜回声中断处。

通过测量反流束的长度、起始部宽度、反流束面积及反流束大小与左室流出道大小的比例，可半定量估计主动脉瓣反流程度。但必须注意，反流束大小受血流动力学因素（如压力阶差、运动等）和仪器设置（如增益、脉冲重复频率高低）等因素的影响。反流束长度并不是评价反流程度的理想指标，临床上较常用的有：反流束近端直径与瓣下 1 cm 内左室流出道直径之比,大于 65 % 则为重度反流;左室流出道横截面上反流束横截面积与流出道横截面积之比,大于 60 % 为重度反流。值得注意的是,单一切面上的彩色多普勒反流束面积大小,并不能准确显示反流束的真正大小,特别是对偏心性的主动脉反流更是如此,需在多个切面上进行显示。测量彩色反流束过瓣部位最窄处径线,是临床上评价反流程度的一个常用、可靠指标。

6.频谱多普勒

(1)脉冲型频谱多普勒:在胸骨上窝,将脉冲多普勒取样容积置于升主动脉内,正常人可记录到舒张期负向波。主动脉瓣关闭不全时,随着程度加重,负向波的速度与持续时间将增加。如负向波为全舒张期,则提示主动脉瓣关闭不全程度至少是中度。将取样容积置于主动脉瓣下左室流出道内,可记录到舒张期双向充填的方块形频谱。高重复频率的脉冲多普勒检查时,频谱常呈单向。频谱方向视取样容积与探头的位置关系而定。在左心长轴切面上常为负向频谱,而在心尖五腔图上则为正向。

(2)连续型频谱多普勒:常在心尖五腔切面上用连续多普勒检测主动脉瓣关闭不全的反流速度,因为在此切面上声束方向易与反流束方向平行。

反流速度下降斜率的测量:类似于二尖瓣狭窄患者,主动脉瓣反流时,压差减半时间与瓣口面积成反比,压差减半时间可反映反流的严重程度。主动脉瓣反流患者舒张期升主动脉与左室间压差变化的过程类似于二尖瓣狭窄时舒张期左房与左室之间压差变化的过程。轻度主动脉瓣反流患者,由于反流口面积较小,升主动脉和左室在整个舒张期保持较高的压差,因此在反流频谱中反流速度的下降斜率较小,频谱形态呈梯形;反之,在重度主动脉瓣反流的患者,由于反流口面积较大,舒张期升主动脉的压力迅速下降而左室压力迅速上升,两者的压差迅速减小,反流频谱中下降斜率较大,频谱形态呈三角形。但应用该方法时,必须考虑周围血管阻力和左室舒张压的影响。

反流分数测量:原理是收缩期通过主动脉瓣口的血流量代表了左室的全部心搏量,而收缩期通过肺动脉瓣口或舒张期通过二尖瓣口的血流量代表了左室的有效心搏量,全部心搏量与有效心搏量之差即为反流量,反流量与全部心搏量之比即为反流分数。反流分数为一定量指标,其测量在临床上对病情随访和疗效评价具有重要价值。

一般认为,当主动脉瓣反流分数小于 20 % 时为轻度反流,20 % ～40 % 时为中度反流,40 % ～60 % 时为中重度反流,大于 60 % 时为重度反流。

左室舒张末压测量:对主动脉瓣反流的患者,应用连续波多普勒技术可估测左室舒张末压。假设升主动脉舒张压为 $AADP$,左室舒张末压为 $LVDP$,则升主动脉与左室之间的舒张末期压差 ΔP 为:

$$\Delta P = AADP - LVDP$$

由上式可得:

$$LVDP = AADP - \Delta P$$

由上式可见,若已知升主动脉舒张末压和舒张末期升主动脉和左室之间的压差,即可以计算出左室舒张末压。由于肱动脉舒张压与升主动脉舒张压较为接近,可近似地将肱动脉舒张压($BADP$)看作升主动脉舒张压,代入上式得:

$$LVDP = BADP - \Delta P$$

肱动脉舒张压可由袖带法测出,一般取科罗特科夫第五音即肱动脉听诊音完全消失时的血压值作为肱动脉舒张压。若为重度主动脉瓣反流的患者,出现第五音时的血压值可较低,此时可取第四音即肱动脉听诊音突然减弱时的血压值作为肱动脉舒张压。舒张末期升主动脉与左室间的压差可由连续波多普勒测得。在反流频谱中测量相当于心电图 QRS 波起始点的舒张末期最大流速,并按照简化的伯努利方程将此点的最大流速转化为瞬时压差,这一压差即为舒张末期升主动脉与左室之间的压差。

(三)鉴别诊断

1.生理性主动脉瓣反流

部分正常人,脉冲波和彩色多普勒检查均可发现主动脉瓣反流束的存在。但目前大多数学者认为,一部分正常人的确存在着所谓生理性主动脉瓣反流,其特点为:①范围局限,反流束通常局限于主动脉瓣瓣下。②流速较低,反流束通常显示为单纯的色彩而非五彩镶嵌。③占时短暂,反流束通常只占据舒张早期。④切面超声图像上主动脉瓣的形态结构正常。根据上述特点,可与病理性主动脉瓣反流相区别。

2.二尖瓣狭窄

二尖瓣狭窄时,在左室内可探及舒张期高速湍流信号,湍流方向与主动脉瓣反流的方向相似,尤其当主动脉瓣反流束朝向二尖瓣同时二尖瓣狭窄的湍流束朝向室间隔时,两者易混淆。其鉴别要点是:①多个切面扫查反流束的起源,可见主动脉瓣反流束起源于主动脉瓣口,而二尖瓣狭窄的湍流束起源于二尖瓣口。②二尖瓣狭窄的血流束起始于二尖瓣开放,而主动脉瓣反流束起始于主动脉瓣关闭,两者相隔一等容舒张期;二尖瓣狭窄的湍流终止于二尖瓣关闭,主动脉瓣反流终止于主动脉瓣开放,两者相隔一等容收缩期。③二尖瓣狭窄的最大流速一般不超过 3 m/s,而主动脉瓣反流的最大流速一般大于 4 m/s。④二尖瓣狭窄时,二尖瓣增厚,回声增强,开口面积减小;主动脉瓣关闭不全时,瓣叶边缘增厚,瓣叶对合处存在缝隙。

三、主动脉瓣脱垂

主动脉瓣脱垂是主动脉瓣关闭不全的一种特殊类型,系不同原因导致主动脉瓣改变,使主动脉瓣于舒张期脱入左室流出道,超过了主动脉瓣附着点的连线,从而造成主动脉瓣关闭不全。

(一)病理解剖与血流动力学改变

与房室瓣不同,主动脉瓣无腱索支撑,其正常对合有赖于瓣叶本身结构的正常及其支撑结构的完整,瓣叶与支撑结构的病变均可导致主动脉瓣脱垂。医学专家按病理变化将其分成四类:Ⅰ类为主动脉瓣形态结构完整,但由于瓣叶内膜脆弱、损伤或先天性二叶主动脉瓣等病变,易于在舒张期脱垂;Ⅱ类为瓣膜破裂,可由自发性瓣膜破裂或感染性心内膜炎引起,撕裂的瓣叶于舒张期脱垂向左室流出道;Ⅲ类为主动脉瓣根部与主动脉壁结合处支持组织丧失,如马方综合征、夹层动脉瘤和高位室间隔缺损等;Ⅳ类表现为主动脉瓣粗大、冗长、松软、有皱褶,组织学检查可见左室及主动脉瓣边缘有许多弹力纤维浸润,瓣膜结构疏松和纤维化,黏多糖增多和黏液样变性。

20 %的主动脉瓣脱垂患者仅有瓣叶脱垂,瓣叶对合线移向左室流出道,但瓣叶对合严密,患者无明显的临床症状与体征。而 80 %的主动脉瓣脱垂患者伴有主动脉瓣反流,程度可为轻度、中度、重度。伴有主动脉瓣反流时,主动脉瓣脱垂患者的血流动力学改变与临床表现类同于主动脉瓣关闭不全。

(二)超声心动图表现

1.M型超声心动图

心底波群上主动脉明显增宽,主波增高,主动脉瓣活动幅度增大。感染性心内膜炎者,主动脉瓣上多有赘生物出现或主动脉瓣有破坏征象。主动脉瓣关闭线呈偏心位置,如脱垂的主动脉瓣呈连枷样运动,则在左室流出道内E峰之前,可见脱垂的主动脉瓣反射。

二尖瓣波群上左室扩大,室间隔活动增强。伴有主动脉瓣关闭不全时,反流血液冲击二尖瓣叶,二尖瓣前叶可出现舒张期扑动波。

2.二维超声心动图

(1)左心长轴切面:舒张期主动脉瓣呈吊床样凸入左室流出道,超过了主动脉瓣根部附着点的连线以下,同时关闭线往往偏心,位于一侧。右冠瓣脱垂时,主动脉瓣闭线下移,接近主动脉后壁;而无冠瓣脱垂时,关闭线往往上移,接近主动脉前壁(图10-23)。主动脉瓣受损严重时,脱垂瓣叶可呈连枷样运动,活动幅度大,舒张期脱入左室流出道,收缩时又返入主动脉腔,左心长轴切面上主动脉瓣两个瓣不能对合。

主动脉瓣脱垂如伴关闭不全,主动脉可以增宽,活动幅度增大。马方综合征患者主动脉增宽程度更明显。由于主动脉血流在舒张期反流,使左室容量负荷过重,左室扩大,左室流出道增宽,室间隔活动增强。

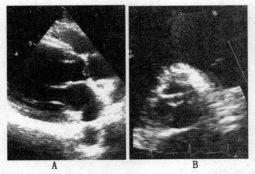

A.左心长轴切面箭头示主动脉瓣叶脱入左室流出道;B.主动脉根部短轴切面示主动脉瓣叶对合处有缝隙

图10-23 主动脉瓣脱垂

(2)心底短轴切面:在此切面上见主动脉根部断面增宽,主动脉瓣活动幅度增大,关闭线变形。正常人呈"Y"形,主动脉瓣脱垂时,其关闭线失去正常的"Y"形,瓣膜不能完整闭合。

3.经食管超声心动图

大多数主动脉瓣脱垂患者,经胸壁超声心动图可清楚显示脱垂的主动脉瓣叶及其程度。但对肥胖、肋间隙过窄、肺气过多及胸廓畸形的患者,经胸检查不能清晰显示主动脉瓣的形态及其活动,需行经食管超声检查。检查时,将多平面经食管探头插入食管中段,启动声束方向调节按钮,于45°左右方位获取主动脉瓣口短轴切面,于120°方位获取主动脉根部的长轴切面。在上述切面中,先采用二维切面观察主动脉瓣叶的形态结构及与主动脉瓣环的相对位置关系,再采用彩色多普勒成像观察有无主动脉瓣反流及反流束的起源、大小、方向与分布。于胃底左室长轴切面采用连续多普勒测量主动脉瓣反流束频谱。

经食管超声二维切面显示时,舒张期可见一个或多个瓣叶的瓣体超过主动脉瓣的水平,脱向左室流出道。病变为瓣膜的黏液样变性,则主动脉瓣显示为松软过长或出现皱褶,易被误认为赘生物,此时变换扫描角度则可清晰显示。马方综合征患者,主动脉呈梭形增宽形成升主动脉瘤,如有主动脉根部夹层形成,剥离的内膜连同主动脉瓣可一同脱向左室流出道。感染性心内膜炎主动脉瓣损害严重者,脱垂的主动脉瓣叶可呈连枷样运动。高位较大室间隔缺损,多伴有右冠瓣脱垂,脱垂的瓣叶可部分阻塞缺损口。如有主动脉瓣反流,经食管超声彩色多普勒与频谱多普勒的检查方法与图像特征类同于主动脉瓣关闭不全。

4.超声多普勒

如主动脉瓣脱垂伴有主动脉瓣反流,彩色多普勒显示与频谱多普勒扫查类同于主动脉瓣关闭不全。

(三)诊断与鉴别诊断

诊断主动脉瓣脱垂应注意以下两点:①切面超声心动图上主动脉瓣舒张期向左室流出道脱垂,超过了主动脉瓣附着点连线以下,且收缩期又返回主动脉腔内。②M型超声心动图上,用扫描法检查,在心脏舒张期,左室流出道内二尖瓣前叶之前出现异常反射,此异常反射和主动脉瓣相连。此外,有以下表现者在诊断上有一定参考价值:①主动脉增宽并二尖瓣舒张期扑动。②左室增大,室间隔活动增强,有左室容量负荷过重。

第十一章　妇科疾病的超声诊断

第一节　子宫常见疾病的超声诊断

一、子宫先天性发育异常

子宫先天性发育异常是生殖器官发育异常中最常见的,临床意义亦比较大。

(一)病理与临床

女性生殖器官在胚胎发育过程中,若受到某些内在或外来因素的影响,两侧副中肾管就会在演化过程的不同阶段停止发育,形成各种子宫发育异常。副中肾管发育不全所致异常包括先天性无子宫、始基子宫、子宫发育不良或幼稚子宫、单角子宫、残角子宫等;副中肾管融合障碍所致异常包括双子宫、双角子宫;副中肾管融合后中隔吸收受阻所致异常为纵隔子宫。女性生殖系统发育异常多于青春期后发现,患者常因原发性闭经、周期性腹痛、自然流产等就医。

(二)声像图表现

1.先天性无子宫

于充盈的膀胱后做纵向、横向扫查,均不能显示子宫的声像图。常合并先天性无阴道,不能探及阴道回声,双侧卵巢可显示正常。

2.始基子宫

于充盈的膀胱后方探及条索状呈低回声的肌性结构,长径小于 2 cm,难辨宫体宫颈结构,无宫腔线和内膜回声。常不能探及阴道回声,双侧卵巢可显示正常。

3.子宫发育不良

子宫发育不良又称幼稚子宫,表现为青春期后妇女子宫的各径线均小于正常,宫体前后径小于 2 cm,宫颈相对较长,宫体与宫颈的长径之比小于等于 1。可显示宫腔线和内膜回声,内膜较薄。

4.单角子宫

单角子宫的二维超声表现常不明显,有时可见子宫向一侧稍弯曲,宫底横切面显示子宫横径偏小,仅见一侧宫角;三维超声对诊断帮助较大,于三维成像的子宫冠状切面上仅可见一个宫角,并向一侧略弯曲(图 11-1)。

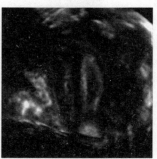

图 11-1　单角子宫

注:三维超声成像显示左侧宫角缺如,仅见右侧宫角

5.残角子宫

(1)无内膜型残角子宫的声像图表现:盆腔内见一发育正常子宫,其一侧可见一低回声包块,回声与子宫肌层相似,但与宫颈不相连,需与浆膜下肌瘤相鉴别。

(2)有内膜相通型残角子宫,表现为子宫一侧见与子宫相连的低回声包块,中央可见内膜回声(图 11-2)。

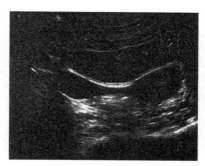

图 11-2　残角子宫

注:图像显示附件区见一实性低回声包块与子宫相连,其中心可见内膜回声

(3)有内膜不相通型残角子宫,月经初潮后即形成残角子宫腔积血,表现为子宫一侧见中心为无回声的囊实性包块。

6.双子宫

在动态纵向及斜向扫查时可见两个完全分开的独立子宫回声,均有完整的内膜、肌层和浆膜层。横切面观察尤为清楚,见两个子宫体完全分开,之间有深的凹陷,内部均可见内膜回声。两个子宫大小相近或其中之一稍大。常可探及两个宫颈管及阴道的回声(图 11-3)。

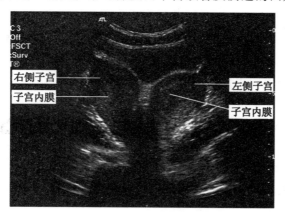

图 11-3　双子宫

注:图像显示两个独立完整的子宫

7.双角子宫

子宫外形异常,见两个分开的宫角,即子宫上段完全分开,子宫下段仍部分融合;子宫横切面观察,可见子宫底部增宽,中间凹陷呈"Y"形;子宫腔内膜回声也呈"Y"形。三维超声获得的子宫冠状切面显示宫底部凹陷,见两个分开的宫角,整个子宫外形呈"Y"形,内膜形态也呈

"Y"形。

8.纵隔子宫

子宫底部横径稍增宽,连续横切面扫查显示宫腔中部见从宫腔下段至宫底处逐渐增厚的低回声带,将子宫内膜分隔开来。三维超声获得的子宫冠状切面显示宫底形态正常,内膜呈"V"形(完全性纵隔子宫)或"Y"形(不完全性纵隔子宫)。三维超声不仅可以清晰显示宫腔中的纵隔长度,鉴别完全性与不完全性纵隔子宫,而且可以显示纵隔的形态、厚度等(图11-4)。

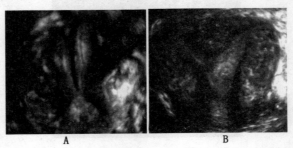

A.完全性纵隔子宫;B.不完全性纵隔子宫

图 11-4　纵隔子宫

(三)鉴别诊断

残角子宫应与浆膜下肌瘤、卵巢实性肿瘤、宫外孕包块等相鉴别。双角子宫应注意与不完全性纵隔子宫相鉴别:前者子宫外形及宫腔内膜回声均呈"Y"形;后者宫腔内膜回声呈"Y"形,但子宫外形正常。

二、子宫腺肌症

(一)病理与临床

子宫腺肌症是指子宫内膜腺体及间质侵入子宫肌层,是子宫内膜异位症常见的形式之一,多见于 30～50 岁妇女。其发病机制尚未完全阐明。异位的子宫内膜弥散于子宫肌壁(以后壁多见),在性激素作用下发生周期性少量出血,在局部形成微小囊腔,肌纤维弥漫性反应性增生。大体病理上,于肌层组织内见增粗的肌纤维和微囊腔。局灶性的子宫腺肌症病灶称为子宫腺肌瘤。

子宫腺肌症的主要临床表现为痛经进行性加重,经期延长及月经量多。妇科检查时扪及增大而质硬的子宫。

(二)声像图表现(图 11-5)

(1)子宫增大,形态饱满,前后壁肌层多不对称性增厚,后壁肌层增厚较前壁多见;或仅表现为后壁或前壁的明显增厚。

(2)受累肌层回声增强、明显不均,见紊乱的点状或条索状强回声,间以蜂窝状小低回声区,有时也可见散在的小无回声区,仅数毫米。

(3)肌层内及子宫后方常伴有栅栏状细线样的声影。

(4)腺肌瘤时,可见肌层内局灶性中低回声区,单发多见,边界不清,周边无包膜回声及声晕,内部见点条状血流信号。

(5)可伴发卵巢巧克力囊肿。

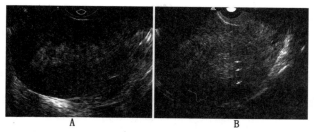

A.子宫前壁肌层弥漫增厚,回声不均,可见条索状及片状中强回
声,间以蜂窝状小低回声区;B.箭头示栅栏状细线样声影

图 11-5　子宫腺肌症

(三)鉴别诊断

局灶性的子宫腺肌瘤需与子宫肌瘤相鉴别:子宫肌瘤周边有假包膜,边界清楚,周边可见环绕或半环绕的血流信号。

三、子宫肌瘤

(一)病理与临床

子宫肌瘤是女性生殖器最常见的良性肿瘤,由子宫平滑肌组织增生而成,多见于中年妇女。大多数患者无明显症状,仅是在妇科检查时偶然发现。根据生长部位的不同分为肌壁间肌瘤、浆膜下肌瘤及黏膜下肌瘤。子宫肌瘤的临床症状与肌瘤的生长部位、生长速度、大小等有关。主要症状包括:①月经改变,如月经周期缩短、经量增多、经期延长;②压迫症状,如尿频、排尿障碍、便秘等;③疼痛,肌瘤本身不引起疼痛,一般最常见的症状是下腹坠胀、腰背酸痛等;④阴道分泌物增多;⑤贫血。

(二)声像图表现

子宫肌瘤的声像图表现各异,取决于肌瘤的大小、部位和生长时间长短。

1.子宫的形态和大小

肌瘤为多发或位于子宫表面时,子宫体积增大、形态失常;有蒂的浆膜下肌瘤有时可清楚地观察到肌瘤与子宫相连的蒂(图 11-6A);单发的小肌瘤位于肌层内,子宫形态和大小无明显异常。

2.宫腔线位置

宫腔线可因肌瘤的压迫变形、移位,黏膜下肌瘤时内膜基底处可见内膜线中断,宫腔内见低回声或中等回声区(图 11-6B)。

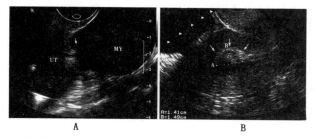

A.子宫左侧实性低回声包块,箭头所指为其与子宫相连的蒂部;B.子宫黏膜下肌瘤子宫后壁内膜下方见
1.5 cm×1.8 cm×1.4 cm 低回声,约 50 % 的体积突向宫腔,其前方可见内膜受压弯曲(箭头所示)

图 11-6　子宫肌瘤

3.肌瘤的回声特征

子宫肌瘤声像图以低回声为主,根据平滑肌组织及纤维组织的构成和排列不同,其回声分布有所差异。以平滑肌组织成分为主的肌瘤,回声低,后方可有声衰减。纤维组织增多时,肌瘤的回声相对增强。肌瘤较大时可发生囊性变,出现回声明显不均区域及无回声区。肌瘤有钙化时,钙化部分呈强回声带,肌瘤内见灶状、团块状、半环状或环状强回声区,后方伴声影,肌瘤钙化更多见于绝经后。较大的肌瘤内部可呈旋涡状回声,并伴有不同程度的后方衰减。

4.彩色多普勒血流

血流信号多分布在肌瘤病灶的周边区域,病灶周边的假包膜区域常见环状或半环状血流包绕肌瘤。

(三)鉴别诊断

1.子宫黏膜下肌瘤与子宫内膜息肉鉴别

子宫黏膜下肌瘤多为低回声,基底处可见内膜线中断。子宫内膜息肉多为中强回声,基底处内膜连续性无中断。

2.卵巢肿瘤

子宫浆膜下肌瘤突出于子宫表面,应与卵巢实性肿瘤鉴别。鉴别要点在于观察包块是否与子宫相连,包块血流来源及包块同侧是否可见正常卵巢。

四、子宫内膜增生

(一)病理与临床

子宫内膜增生症是指由于子宫内膜受雌激素持续作用而无孕激素拮抗,发生不同程度的增生性改变,多见于青春期和更年期。大体病理为子宫内膜呈灰白色或淡黄色,表面平坦或呈息肉状突起,可伴有水肿,切面有时可见扩张腺体形成的腔隙。根据子宫内膜增殖的程度分为单纯型、复杂型和不典型增生。临床最常见的症状是月经紊乱、经期延长或不规则阴道出血,可伴贫血。

(二)声像图表现

(1)内膜增厚。育龄妇女的子宫内膜厚度超过 15 mm,绝经妇女的内膜厚度超过 5 mm。

(2)宫腔线清晰。

(3)内膜回声偏强,回声均匀或不均匀。

(4)服用三苯氧胺的患者,增厚的内膜中常可见到小囊状无回声区(图 11-7)。

(5)血流信号轻度增加或无明显异常。

(三)鉴别诊断

子宫内膜癌:多发生于绝经后的妇女,常有阴道不规则出血。超声检查发现宫腔内局限性或弥漫性中强回声,形态不规则,与子宫肌层分界不清,肌层局部变薄。彩色多普勒血流成像(CDFI)显示其内部可见丰富血流信号,血流形态及分布不规则,可探及低阻动脉频谱。需要注意的是,早期的内膜癌与内膜增生在声像图上很难鉴别。因此,对于有阴道不规则出血的绝经后妇女,应行诊断性刮宫明确诊断。

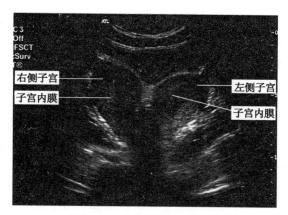

图 11-7　子宫内膜囊性增生

注:子宫内膜增厚,与子宫肌层分界清晰(箭头所示),内可见多个小囊状无回声区

五、子宫内膜息肉

(一)病理与临床

子宫内膜息肉是由内膜腺体及间质组成的肿块,向宫腔突出,是妇科常见的一种宫腔良性病变。子宫内膜息肉形成的原因,可能与炎症、内分泌紊乱,特别是体内雌激素水平过高有关。单发较小的息肉一般无临床症状,多发息肉或较大的息肉可引起月经过多、月经不规则、经间出血(月经间期出血)或绝经后出血等症状。

(二)声像图表现(图 11-8)

(1)宫腔内见一个或多个团状中高回声区,形态规则,边界清晰。

(2)病灶处宫腔线分开并弯曲。

(3)内部回声较均匀,少数伴囊性变者内部可见蜂窝状小无回声区。

(4)CDFI 可见滋养血流自蒂部伸入病灶中心区域内。

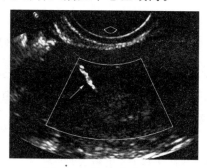

图 11-8　子宫内膜息肉

注:宫腔内见一形态规则、边界清晰的中强回声,CDFI 显示一条状滋养血流穿入其内(箭头所示)

(三)鉴别诊断

1.子宫内膜癌

子宫内膜癌多发生于绝经后的妇女,常有阴道不规则出血。超声检查发现宫腔内局限性或弥漫性中强回声,形态不规则,边界不清,病灶内部可见较丰富血流信号。

227

2.黏膜下肌瘤

黏膜下肌瘤多为低回声,基底处内膜线中断。

六、子宫颈癌

(一)病理与临床

子宫颈癌是女性生殖系统常见的恶性肿瘤之一,发病年龄在 40～50 岁,近些年呈现年轻化趋势。子宫颈癌的组织发生可能来源于子宫颈阴道部或移行带的鳞状上皮或子宫颈管黏膜柱状上皮。子宫颈癌 80 ％～95 ％为鳞状细胞癌,其次为腺癌。浸润性宫颈癌肉眼观主要表现为内生浸润型、溃疡型或外生菜花型。子宫颈癌的主要扩散途径为直接蔓延和经淋巴道转移,向两侧可侵犯或压迫输尿管而引起肾盂积水。子宫颈癌浸润范围的判断对治疗方式的选择具有重要意义。子宫颈癌的主要症状为阴道分泌物增多、接触性出血或阴道不规则出血。

(二)声像图表现(图 11-9)

超声不能识别和诊断早期子宫颈癌,子宫颈刮片细胞学检查是发现子宫颈癌前病变和早期子宫颈癌的主要方法。浸润性宫颈癌声像图表现如下。

(1)宫颈结构紊乱,可见低回声区病灶。

(2)内生浸润型和溃疡型病灶常边界不清,外生菜花型病灶则多边界清。

(3)CDFI 显示病灶内见丰富血流信号。

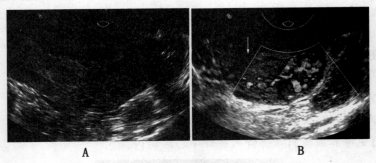

图 11-9　子宫颈癌

注:宫颈后唇低回声(A),边界不清,彩色多普勒显示其内丰富血流信号(箭头所示),病理证实为子宫颈癌

(4)宫旁浸润时,宫旁结构不清,呈低回声,与宫颈病灶相延续。

(5)肿瘤引起宫颈狭窄时,可见宫腔积液;肿瘤向宫旁浸润至输尿管下段受累,或肿瘤压迫输尿管时,可见一侧或双侧肾盂积水。

(三)鉴别诊断

与宫颈肌瘤相鉴别:多无明显临床症状,超声表现为宫颈内低回声占位,形态规则,圆形或椭圆形,边界清晰,回声不均,血流信号较稀疏,沿周边分布。

七、子宫内膜癌

(一)病理与临床

子宫内膜癌是女性生殖道常见的肿瘤之一,多见于 50～65 岁的绝经后妇女。子宫内膜癌的发病一般被认为与雌激素对子宫内膜的长期持续刺激有关,镜下最常见的病理类型为子宫内膜样腺癌。临床症状主要为阴道不规则出血或绝经后阴道出血、白带增多等。

（二）声像图表现（图 11-10）

（1）子宫内膜不均匀增厚：当育龄期妇女的内膜厚度大于 15 mm，绝经后妇女的内膜厚度大于 5 mm 时，应视为内膜增厚。内膜厚度不均匀，形态不规则。

（2）大多数的内膜癌表现为弥漫性或局限性不规则的中等回声，少数可以是低回声。

（3）肿瘤浸润肌层时，增厚的内膜与肌层间的低回声分界消失，肌层局部变薄。

（4）宫腔内有积液、积脓时，可见无回声区或无回声区内有点状回声。

（5）彩色多普勒显示肿瘤病灶周边及内部有较多的点状或迂曲条状彩色血流信号，呈低阻型动脉频谱。

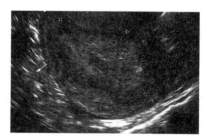

图 11-10　子宫内膜癌

注：宫腔线消失，宫腔内充满中等回声，局部与子宫肌层分界不清，子宫
肌层变薄（箭头所示），病理证实为子宫内膜癌伴深肌层浸润

（三）鉴别诊断

子宫内膜癌需与良性子宫内膜病变相鉴别。子宫内膜增生时，内膜呈均匀性增厚，与子宫肌层分界清晰，血流不丰富。子宫内膜息肉表现为局限性中强回声，形态规则，边界清晰，中心部可见条状滋养血流。但内膜癌与局灶性内膜增生，以及部分表现不典型的内膜息肉在超声上仍较难鉴别，需通过诊断性刮宫获得病理诊断。

八、子宫肉瘤

（一）病理与临床

子宫肉瘤是一种罕见的高度恶性的女性生殖器肿瘤，来源于子宫肌层或肌层内结缔组织。子宫肉瘤组织学成分复杂，包括子宫平滑肌、内膜间质、结缔组织、上皮或非上皮等成分。分类繁多，且仍未统一。根据不同的组织发生来源主要分为平滑肌肉瘤、内膜间质肉瘤和恶性米勒管混合瘤。子宫肉瘤好发于围绝经期妇女，最常见的症状是不规则阴道流血，部分患者自诉下腹部包块在短时间内迅速长大。

（二）声像图表现

（1）子宫肌层或盆腔单发巨大占位：病灶位于子宫肌层，使子宫不规则增大，或取代子宫肌层结构，显示为盆腔占位。平均直径大于 8 cm，多呈分叶状或不规则形态，边界不清。

（2）常见的病灶内部回声呈不均匀中、低回声或不均质混合回声，内部失去旋涡状的典型平滑肌瘤样回声，可见不规则无回声区。

（3）肿瘤内部、周边血流信号显著增多，流速增快，血管形态不规则，排列紊乱，管径粗细不均。

(4)可探及高速低阻动脉频谱。

(三)鉴别诊断

子宫肉瘤主要与子宫肌瘤相鉴别,内部回声及血流丰富程度是鉴别重点。体积较大的子宫肌瘤内部回声呈旋涡状,周边可见环状或半环状血流信号,形态规则。

九、宫腔妊娠物残留

(一)病理与临床

宫腔妊娠物残留是早、中期流产后的常见并发症,是指妊娠终止后妊娠物没有完全排出,仍有部分残留在宫腔,清宫后病理检查可见绒毛。临床表现为流产后不规则或持续阴道流血。

(二)声像图表现

(1)部分宫腔线模糊或不连续。

(2)宫腔可探及团块状中高回声,以宫腔近宫角处多见,大小为 1～3 cm,形态不规则,边界欠清,内部回声不均。

(3)CDFI 显示中高回声内部及其附着处肌层探及较丰富血流信号,可探及低阻动脉血流。

(三)鉴别诊断

1.内膜息肉

声像图也表现为中强回声,但回声均匀,边界清晰,蒂部可见条状滋养血流,血流不丰富。

2.妊娠滋养细胞肿瘤

该类肿瘤临床表现及实验室检查与妊娠物残留有交叉。声像图表现的鉴别要点是病灶位置及血流情况,妊娠物残留的病灶位于宫腔,附着处肌层血流可较丰富,但走行规则;妊娠滋养细胞肿瘤病灶侵犯肌层,血流极其丰富且紊乱。

十、宫角妊娠

(一)病理与临床

目前,关于宫角妊娠的准确定义尚有异议,本节所讨论的宫角妊娠是指胚胎种植在走行于子宫角部的输卵管间质部的异位妊娠,即输卵管间质部妊娠。而非宫腔角部妊娠(偏心性宫腔妊娠)。宫角妊娠发生率占所有异位妊娠的 1 ％～2 ％,临床表现为停经后不规则阴道出血及下腹痛,诊断不及时者可能发生子宫角破裂,造成失血性休克甚至危及生命的严重后果。

(二)声像图表现

宫角妊娠依声像图表现(图 11-11)可分为孕囊型及包块型。孕囊型较易诊断,超声可见妊娠囊明显偏于宫角一侧,周边无蜕膜环绕,与宫腔蜕膜之间可见肌层回声。包块型宫角妊娠见于一次或多次宫角妊娠清宫后的患者或宫角妊娠胚胎发育不良时。包块型宫角妊娠的声像图表现如下:

(1)子宫略饱满,未清宫者内膜稍增厚,已行清宫者内膜可不增厚。

(2)子宫底部横切面上可见一侧宫角增大,明显外突。

(3)一侧宫角处可见混合回声包块,以中低回声为主,内部及周边可见不规则无回声区,包块形态较规则,边界尚清。

(4)包块周边探及丰富血流信号,可探及低阻动脉血流。病灶同侧子宫动脉增粗,阻力指数降低。

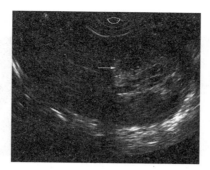

图 11-11　宫角妊娠

注:左侧宫角膨隆外突,可见 3.8 cm×3.2 cm 混合回声包块(箭头),边界清晰,内回声不均。病理证实为左子宫角凝血、坏死物及破碎的平滑肌组织呈现慢性炎性病变,其中可见绒毛

(三)鉴别诊断

包块型宫角妊娠需与妊娠滋养细胞肿瘤相鉴别,包块位置、边界及血流特点是鉴别要点。宫角妊娠包块位于子宫角部,包块与子宫肌层分界较清楚,血流以周边分布为主;妊娠滋养细胞肿瘤可发生于子宫肌层的任何部位,大部分病灶与子宫肌层分界不清,血流信号丰富且极其紊乱。

十一、瘢痕妊娠

(一)病理与临床

瘢痕妊娠(cesarean scar pregnancy,CSP)是指胚胎种植于子宫前壁下段剖宫产瘢痕处。近年来,随着剖宫产率的上升,其发生率也逐渐上升。瘢痕妊娠的临床表现包括停经后不规则阴道出血及下腹痛,部分患者在早孕常规超声检查时偶然发现。

(二)声像图表现

瘢痕妊娠的声像图表现可分为孕囊型及包块型,孕囊型又分为瘢痕处孕囊型及宫腔下段孕囊型。

孕囊型的声像图表现包括:①瘢痕处孕囊全部或部分位于子宫前壁瘢痕处肌层内(图 11-12A)。②CDFI于孕囊周围可探及滋养层低阻血流。③瘢痕处的肌层明显变薄。④宫腔下段孕囊型表现为孕囊大部分位于宫腔下段甚或宫腔中上段,少部分位于瘢痕处,孕囊常变形,如拉长、成角等(图 11-12B)。⑤瘢痕处孕囊型较易诊断,而宫腔下段孕囊型由于孕囊大部分位于宫腔下段或宫腔中上段,少部分位于瘢痕处,易误诊,需引起足够重视。

包块型瘢痕妊娠常见于瘢痕妊娠误诊为宫内妊娠进行一次或多次清宫后的患者,其声像图表现(图 11-12C)显示:①子宫前壁下段处可见混合回声包块,以中低回声为主,内部可见不规则无回声区,包块形态多较规则,边界清或不清。②包块向子宫前方膀胱方向突出。③包块周边探及丰富血流信号,可探及低阻动脉血流。

(三)鉴别诊断

包块型瘢痕妊娠需与妊娠滋养细胞肿瘤相鉴别,包块位置、边界、血流特点及临床资料是鉴别要点。瘢痕妊娠包块位于子宫前壁下段,包块与子宫肌层分界较清楚,血流以周边分布为主。妊娠滋养细胞肿瘤可发生于子宫肌层的任何部位,大部分病灶与子宫肌层分界不清,血流信号丰富且极其紊乱,且临床上常有 HCG 值的明显升高等。

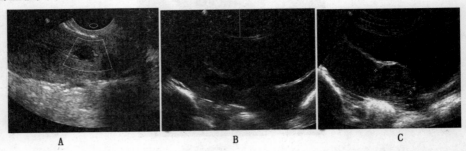

A.瘢痕妊娠孕囊型:孕囊型大部分位于子宫前壁瘢痕处肌层内;B.瘢痕妊娠孕囊型:孕囊大部分位于宫腔中下段,少部分位于瘢痕处,前壁下段肌层明显变薄;C.瘢痕妊娠包块型:子宫前壁下段处可见混合回声包块,边界较清晰

图 11-12　瘢痕妊娠

十二、葡萄胎

(一)病理与临床

葡萄胎亦称水疱状胎块,因妊娠后胎盘绒毛滋养细胞异常增生,终末绒毛转变成水疱,水疱间相连成串而形成,形如葡萄。葡萄胎分为完全性葡萄胎和部分性葡萄胎两类,其中大多数为完全性葡萄胎,且具较高的恶变率,少数为部分性葡萄胎,恶变罕见。葡萄胎的真正发病原因不明,临床表现包括停经后阴道流血,子宫异常增大、变软,等等。多数患者为在无临床症状时,因停经常规行超声检查而诊断。

(二)声像图表现

(1)子宫增大,宫腔扩张,肌层变薄。

(2)宫腔内充满混合回声,以中等回声为主,其内弥漫分布大小不等的小囊状无回声,与子宫肌层分界尚清。

(3)宫腔积血征象:宫腔内可见不规则液性暗区或低回声。

(4)部分可合并双侧卵巢的黄素化囊肿。

(三)鉴别诊断

葡萄胎声像图具有特征性,较易诊断。但仅依据声像图表现较难区分完全性葡萄胎和部分性葡萄胎,需依靠清宫后的病理诊断确诊。

十三、侵蚀性葡萄胎

(一)病理与临床

侵蚀性葡萄胎是指葡萄胎组织侵入子宫肌层内,少数转移至子宫外,因具恶性肿瘤行为而命名。侵蚀性葡萄胎来自良性葡萄胎,多数在葡萄胎清除后 6 个月内发生。临床表现为葡萄胎清除后阴道不规则出血,子宫复旧延迟,HCG 下降不满意或升高。

(二)声像图表现(图 11-13)

(1)子宫增大,肌层回声不均。

(2)子宫肌层内见不规则中等回声或低回声区,内部回声不均,可见裂隙状或不规则状无回声区,病灶区与正常肌层分界不清。部分体积较大者病灶内部可见多个小囊状无回声区。病灶处正常肌层变薄,部分病灶可穿破浆膜层。

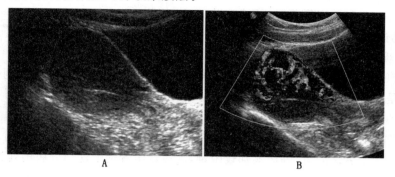

A.子宫前壁增厚,肌层回声不均;B.CDFI见异常丰富的血流信号,部分区域血流紊乱

图 11-13　侵蚀性葡萄胎

（3）CDFI 显示子宫肌层及宫旁血流信号增加,病灶周边探及丰富而紊乱的血流信号,病灶内部裂隙状无回声内充满血流信号,体积较大者病灶内部的小囊状无回声内无血流。频谱多普勒显示病灶侧子宫动脉阻力指数减低,病灶周边及内部血窦内均可探及低阻动脉血流。

（4）部分可合并双侧卵巢黄素化囊肿。

（三）鉴别诊断

1.妊娠物残留

妊娠物残留病灶位于宫腔,附着处肌层血流可较丰富。

2.包块型宫角妊娠

包块型宫角妊娠包块位于子宫角部位,包块与子宫肌层分界较清楚,血流以周边分布为主。妊娠滋养细胞肿瘤可发生于子宫肌层的任何部位,大部分病灶与子宫肌层分界不清,血流信号丰富且极其紊乱。

十四、绒毛膜癌

（一）病理与临床

绒毛膜癌是一种高度恶性肿瘤,早期就可通过血行转移至全身,破坏组织及器官,引起出血坏死。妊娠绒毛膜癌可继发于葡萄胎,也可以发生于流产或足月产后。临床表现为不规则阴道出血,以及其转移灶的相应临床表现,伴有 HCG 显著升高。组织学上绒毛膜癌与一般癌肿有很大区别,绒毛膜癌没有固有的结缔组织性间质细胞,也没有固有的血管。镜下见增生的滋养细胞和合体滋养细胞侵犯子宫肌层和血管。在癌灶中心部,往往找不到癌细胞,为大量出血坏死。边缘部可见成团滋养细胞,但不能找到绒毛结构。

（二）声像图表现

（1）子宫增大,肌层回声不均。

（2）子宫肌层内见不规则中等回声或低回声区,内部回声不均,可见不规则无回声区,病灶区与正常肌层分界不清。部分体积较大或化疗后的病灶可与肌层分界较清晰,内部回声较均匀。病灶后方回声增强。病灶处正常肌层变薄,部分病灶可穿破浆膜层。

（3）CDFI 显示子宫肌层及宫旁血流信号增加,病灶周边探及丰富紊乱血流,病灶内部不规则无回声区内充满紊乱的血流信号,体积较大者病灶中心部分可无明确血流。频谱多普勒显示病灶侧子宫动脉阻力指数减低,病灶周边及内部血窦内可探及低阻动脉血流。

(4)部分可合并双侧卵巢黄素化囊肿。

(三)鉴别诊断

1.妊娠性质

继流产或足月产后发生恶变者为绒毛膜癌,继良性葡萄胎后发生恶变者则可能是恶性葡萄胎,也可能是绒毛膜癌。

2.葡萄胎排出时间

葡萄胎完全排出后在 6 个月以内恶变为恶性葡萄胎;葡萄胎排出后已超过 1 年又恶变者为绒毛膜癌;介于二者之间者,临床鉴别较困难,大多数学者仍把这部分病例列为恶性葡萄胎。

3.病理

凡在病理标本中肉眼或镜下可找到绒毛结构或葡萄胎组织者为恶性葡萄胎,反之,若只见大片散在的滋养细胞,即不见绒毛结构,才可诊断为绒毛膜癌。

十五、宫内节育器

(一)病理与临床

我国约 70 % 的妇女选用宫内节育器(intrauterine contraceptive device,IUD)作为避孕方法,约占世界 IUD 避孕总数的 80 %。IUD 一般采用防腐塑料或金属制成,部分 IUD 附加有避孕药物(如可释放出女性激素或吲哚美辛等)。目前,国内外现有的 IUD 有 30~40 种,我国临床常用的 IUD 形态各异,有 T 形、V 形、γ 形、宫形等 10 余种形态。

(二)声像图表现

正常 IUD 位置为近宫底的宫腔中上部内,其下缘在宫颈内口之上。经阴道超声较经腹超声能更清晰地显示子宫腔与 IUD 的关系,以及各类型 IUD 的形态。

(1)IUD 的共同特点为强回声区,但不同类型的 IUD 回声水平不同。含金属的 IUD 回声最强,后方伴有彗星尾征或伴有声影;而塑料材质 IUD 回声强度稍减弱,无明显彗星尾征及声影。

(2)宫内节育器位置下移表现为:IUD 未位于宫腔的中上部,IUD 上缘不贴近宫腔底部,其上方可见子宫内膜线回声,IUD 下缘达宫颈内口以下(图 11-14)。

(3)宫内节育器肌层嵌顿表现为:IUD 位置偏于一侧;IUD 周边未见内膜回声,可见肌层环绕。

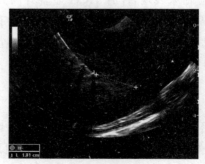

图 11-14　宫内节育器位置下移
注:宫内节育器主要位于宫腔下段,上端距离宫腔底部约 1.8 cm

第二节　卵巢常见疾病的超声诊断

　　卵巢疾病主要包括卵巢瘤样病变和卵巢肿瘤。卵巢瘤样病变又称卵巢非赘生性囊肿,包括卵巢生理性囊肿、黄素化囊肿、多囊卵巢综合征和卵巢子宫内膜异位症。卵巢肿瘤种类繁多,根据其来源可分为上皮性肿瘤、性索间质肿瘤、生殖细胞肿瘤和转移性肿瘤。其中,主要良性肿瘤包括卵巢浆液性/黏液性囊腺瘤、卵巢成熟性畸胎瘤、卵巢泡膜细胞瘤-纤维瘤,主要恶性肿瘤包括卵巢浆液性/黏液性囊腺癌、卵巢子宫内膜样癌、卵巢透明细胞癌、卵巢颗粒细胞瘤、卵巢未成熟畸胎瘤、卵巢无性细胞瘤、内胚窦瘤和卵巢转移癌。

　　各类卵巢肿瘤均可并发肿瘤蒂扭转,出现妇科急腹症。

一、卵巢生理性囊肿(滤泡囊肿、黄体囊肿)

(一)病理与临床

　　本病常见于生育年龄段妇女,通常无症状,少数病例可出现一侧下腹部隐痛。多数生理性囊肿可在1~3个月自行消失,无须特殊治疗。滤泡囊肿是最常见的卵巢单纯性囊肿,为卵泡发育至成熟卵泡大小时不破裂,且其内液体继续积聚所致,囊内液体清亮透明,直径一般小于5 cm,偶可在 7~8 cm,甚至10 cm。一般无症状,多在 4~6 周逐渐消失。正常排卵后形成的黄体直径一般为 1.5 cm 左右。当黄体腔内积聚较多液体或卵泡壁破裂引起出血量较多而潴留于黄体腔内,形成直径在 2.5 cm 以上的囊肿时,称为黄体囊肿,也称黄体血肿、出血性黄体囊肿等。黄体囊肿的直径可在 4 cm 左右,一般不超过5 cm,偶可达 10 cm。较大的黄体囊肿破裂时可出现腹痛、腹膜刺激征等急腹症症状,是妇科较常见的急腹症之一。

(二)声像图表现

1.滤泡囊肿

　　于一侧卵巢内见无回声区,壁薄而光滑,后方回声增强,一侧或周边可见少许卵巢回声(图 11-15)。

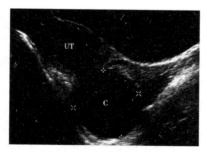

图 11-15　卵巢滤泡囊肿

注:纵切面显示子宫(UT)左后方无回声(C),壁薄而光滑、透声好

2.黄体囊肿

　　其超声表现在不同病例中变化较大,与囊内出血量的多少、残余卵泡液的多少,以及机化血块的大小和形成时间长短等相关。早期,急性出血可表现为强回声,可能被误认为实性肿

物;中期,囊内血液机化形成不规则中低或中高回声;后期,血块溶解时可以见到低回声网状结构。囊肿壁塌陷时则形成类圆形实性中等或中高回声。CDFI 表现为囊肿周边有环绕血流,频谱呈低阻型。而囊内包括机化的血块等则均不显示血流信号(图 11-16)。

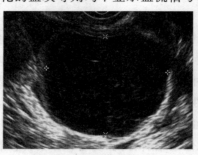

图 11-16 卵巢黄体囊肿
注:卵巢内见混合回声,类圆形,内见网状中等回声

(三)鉴别诊断

黄体囊肿的超声表现多样,应与卵巢肿瘤相鉴别。囊壁上有血块附着时,可能被误认为是卵巢囊性肿瘤壁上的乳头;囊内较多急性出血或囊肿壁塌陷时可能被误认为是卵巢实性肿瘤或卵巢子宫内膜异位囊肿。鉴别要点包括:①滤泡囊肿和黄体囊肿为单侧、单发囊肿,多于1~3 个月自行消失;而巧克力囊肿可多发、双侧,不会自行消失。随诊复查,可帮助两者的鉴别。②黄体囊肿周边有环绕血流信号,走行规则,频谱呈低阻型,内部未见血流信号,而卵巢实性肿瘤的实性成分内可见血流信号,必要时进行微泡超声造影剂的超声造影检查,有助于明确诊断。

黄体囊肿破裂需与宫外孕破裂相鉴别,前者常发生在月经周期的后半段,表现为一侧卵巢增大、结构模糊,卵巢内见不规则囊性包块。后者多有停经史,超声表现为一侧附件区包块,多位于卵巢与子宫之间,形态不规则,双侧卵巢均可见。

二、黄素化囊肿

(一)病理与临床

见于促排卵治疗时出现的卵巢过度刺激综合征(外源性 HCG 过高)患者和滋养细胞肿瘤(内源性 HCG 过高)患者。临床症状为恶心、呕吐等,严重者可伴有胸腔、腹腔积液,出现胸闷、腹胀症状。卵巢过度刺激综合征患者停促排卵药物后囊肿缩小、症状逐渐消失;滋养细胞肿瘤患者化疗后 HCG 水平下降、囊肿也随之缩小。

(二)声像图表现

卵巢过度刺激综合征患者双侧卵巢呈对称性或不对称性增大,内见多个卵泡回声,体积较正常卵泡大;另子宫直肠陷凹可见少量至中等量的积液。滋养细胞肿瘤的黄素化囊肿可出现在单侧,囊肿数目通常并不多。

(三)鉴别诊断

此类疾病的诊断主要依靠病史和声像图特点,多数情况下容易诊断。当因黄素化囊肿而增大的卵巢发生扭转时,患者可出现一侧下腹部剧痛等急腹症症状,此时需与其他妇科急诊相鉴别,如卵巢黄体囊肿破裂、宫外孕破裂、卵巢畸胎瘤扭转等。根据其声像图特点并结合病史,可资鉴别。

三、多囊卵巢综合征

（一）病理与临床

多囊卵巢综合征指女性内分泌功能紊乱导致生殖功能障碍、糖代谢异常,体内雄激素增多,卵泡不能发育成熟,无排卵。临床表现为月经稀发或闭经、不孕、多毛、肥胖、胰岛素抵抗等。本病常见于青春期女性,其发病机制至今尚不十分清楚。大体病理上,60 %～70 %的多囊卵巢综合征患者表现为双侧卵巢对称性增大,少数病例卵巢无增大或仅单侧增大;切面显示卵巢白膜明显增厚,白膜下排列多个卵泡,可有数个至数十个,直径为 0.2～0.6 cm。

（二）声像图表现

典型病例中,子宫略小于正常水平;双侧卵巢增大,长径大于 4 cm,卵泡数目增多,最大切面卵泡数超过10个,沿卵巢周边分布(图 11-17);卵泡直径较小,在 5 mm 左右,无优势卵泡;卵巢髓质部分增多、回声增强。不典型病例中,卵巢体积可在正常范围内,或仅一侧卵巢体积增大,卵泡数目、大小和分布特点同上,超声发现卵巢的卵泡数目增多时,应提示卵巢的卵泡数目增多或卵巢多囊样改变,临床注意除外多囊卵巢综合征。

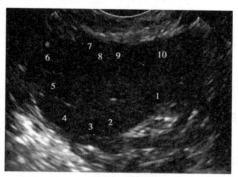

图 11-17　多囊卵巢综合征

注:卵巢内可见多个小卵泡,沿卵巢周边分布(数字标示 1～10 为卵泡)

（三）鉴别诊断

根据其临床表现、实验室激素水平检测结果,结合超声声像图特点,不难对本病做出判断。但仍应注意与其他因素引起的卵巢多囊性改变相鉴别,如慢性盆腔炎时卵巢的多囊性改变等。

四、卵巢子宫内膜异位症

（一）病理与临床

卵巢子宫内膜异位症是指具有生长功能的子宫内膜组织异位到卵巢上,与子宫腔内膜一样发生周期性的增殖、分泌和出血所致的囊肿,临床上本病又称巧克力囊肿。巧克力囊肿是子宫内膜异位症最常见的类型之一。卵巢子宫内膜异位症的发生学说包括子宫内膜种植、体腔上皮化生、转移等,其中以种植学说得到最为广泛的认同,认为子宫内膜及间质组织细胞随月经血通过输卵管逆流进入盆腔,种植到卵巢和盆腔腹膜上,经过反复增生、出血形成囊肿,囊内液通常呈暗褐色、黏稠。子宫内膜异位症导致盆腔粘连,卵巢可固定于盆壁或子宫后方。临床表现主要有继发性、渐进性加重的痛经和不孕,部分患者痛经于月经来潮前即出现,来潮后2～

3 天即缓解,部分患者还有月经失调的表现。约有 25 %的患者可无任何症状。卵巢内异症囊肿破裂或合并急性感染时亦可引起急腹症。

(二)声像图表现

子宫内膜异位症的声像图表现多样,典型的子宫内膜异位囊肿特点包括以下几点。

(1)囊肿内充满均匀的点状低回声。

(2)有时囊内可见不规则中等回声或网状回声,为出血机化表现(图 11-18)。

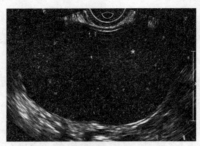

图 11-18　卵巢子宫内膜异位症
注:病变内见均匀点状低回声,一侧可见不规则中等回声(＊)

(3)囊肿壁较厚。有时一侧卵巢内出现多个囊肿,聚集而形成一个较大的多房性囊肿,之间有厚的分隔。

(4)1/3～1/2 的病例呈双侧性发生,囊肿出现于双侧卵巢。

(5)含有巧克力囊肿的卵巢与周围组织粘连,可固定于子宫的后方。

(6)CDFI:囊肿壁上可探及少许血流信号。

(三)鉴别诊断

卵巢子宫内膜异位症有较特异的超声声像图特点,多数病例诊断并不困难。但少数不典型病例的卵巢子宫内膜异位症囊肿内血液完全机化,可出现实性不规则的中等或中高回声,或出现厚薄不均的网状分隔,应注意与卵巢肿瘤、卵巢黄体囊肿等相鉴别。CDFI 肿物内部是否探及血流信号是鉴别诊断的关键,巧克力囊肿内无论是否存在实性回声均不出现血流信号;鉴别困难时,可行静脉超声造影检查明确肿物内血供情况,对鉴别诊断帮助很大。经腹超声检查时,应注意调高仪器 2D 增益,使用仪器的谐波功能或观察囊内有无密集的点状低回声,以与卵巢的滤泡囊肿相鉴别。

五、卵巢冠囊肿

(一)病理与临床

卵巢冠囊肿并不直接来自卵巢,而是来源于卵巢系膜里的中肾管。以生育年龄妇女多见,通常囊肿直径在 3～5 cm,但也可像卵巢囊腺瘤一样大。少数情况下,囊肿合并囊内出血;极少数情况下,囊内有分隔。囊肿体积较小时患者通常无明显不适症状,当囊肿长大到一定程度时,患者可出现腹部隆起、腹胀或一侧下腹隐痛的症状;当其合并囊肿蒂扭转时,则出现急性腹痛等症状。

(二)声像图特点

卵巢冠囊肿表现为一侧附件区的囊性肿物,壁薄、透声好,最主要的特点是同侧卵巢形态完整,位于其旁(图 11-19)。

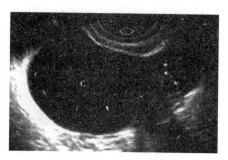

图 11-19　卵巢冠囊肿

注:卵巢的一侧可见薄壁无回声(C),类圆形,内部无分隔,透声好,其旁可见卵巢回声(＊:卵巢内的卵泡)

(三)鉴别诊断

本病应与卵巢生理性囊肿和卵巢内异症囊肿等相鉴别,能够观察到卵巢的完整结构位于其旁是鉴别的关键。

六、卵巢囊腺瘤

(一)病理与临床

卵巢囊腺瘤是最常见的卵巢良性肿瘤之一,分为浆液性囊腺瘤和黏液性囊腺瘤。浆液性囊腺瘤大体病理上为囊性肿物,大多单侧发生,直径为 1～20 cm,单房或多房;囊内壁及外壁均光滑,多数囊内含清亮的浆液,少数也可能含较黏稠的浆液;囊内壁有乳头者为乳头状囊腺瘤。黏液性囊腺瘤大体病理上为囊性肿物,多呈圆形、体积巨大。表面光滑,切面常为多房性,囊壁薄而光滑,有时因房过密而呈实性。囊腔内充满胶冻样黏稠液,但少数囊内为浆液性液;较少出现乳头。卵巢囊腺瘤早期体积小,多无症状。中等大的肿瘤常引起腹胀不适。巨大的肿瘤占据盆、腹腔出现压迫症状,腹部隆起,可触及肿块。合并感染时出现腹水、发热、腹痛等症状。黏液性囊腺瘤可发生破裂,种植于腹膜上形成腹膜黏液瘤病,肿瘤体积巨大,压迫但不侵犯实质脏器。

(二)声像图表现

浆液性囊腺瘤和黏液性囊腺瘤超声特点有所不同。

(1)浆液性囊腺瘤:中等大小,外形呈规则的类圆形,表面光滑,内部呈单房或多房囊性,分隔薄而规则,囊内透声好。浆液性乳头囊腺瘤囊内见单个或多个内生性和(或)外生性乳头,乳头形态较为规则(图 11-20);CDFI 乳头内可见血流信号。少数病例发生于卵巢冠,仍可见部分正常卵巢组织的回声。

(2)黏液性囊腺瘤:常为单侧发生,常呈多房性囊肿,体积通常较大,直径在 15～30 cm。分隔较多而厚(图 11-21),内部可见散在的点状回声为黏液性囊腺瘤的特征性表现。本病较少出现乳头。

(3)腹膜黏液瘤病表现为腹腔内见多个病灶,回声表现与单发病变相似,分隔更多、囊腔更小。

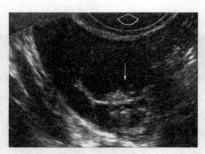

图 11-20 卵巢浆液性乳头状囊腺瘤

注:卵巢内见无回声,内含网状分隔,隔上可见多个乳头样中高回声(箭头所指为乳头)

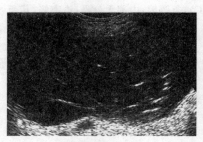

图 11-21 卵巢黏液性乳头状囊腺瘤

注:附件区见多房性无回声,大小约为 20 cm×18 cm×9 cm,内含较密集的网状分隔,内部可见散在的点状回声

（4）交界性囊腺瘤的表现与上述相似,但乳头可能更多、更大,CDFI 可能显示乳头上较丰富血流信号。

(三)鉴别诊断

注意与卵巢生理性囊肿、卵巢子宫内膜异位症、输卵管积水及炎性包块等疾病相鉴别。

七、卵巢囊腺癌

(一)病理与临床

卵巢囊腺癌是卵巢原发的上皮性恶性肿瘤,包括浆液性囊腺癌和黏液性囊腺癌,浆液性囊腺癌是最常见的卵巢恶性肿瘤。浆液性囊腺癌肿瘤直径为 10～15 cm,切面为囊实性,以形成囊腔和乳头为特征,有多数糟脆的乳头和实性结节,囊内容为浆液性或混浊血性液;黏液性囊腺癌切面呈多房性,囊腔多而密集,囊内壁可见乳头及实性区,囊液为黏稠黏液或血性液,但有约 1/4 囊内为浆液性液。组织学可分为高、中、低分化三级。卵巢囊腺癌患者早期多无明显症状,出现症状时往往已届晚期,迅速出现腹胀、腹痛、腹部肿块及腹水,预后较差。目前,筛查卵巢肿瘤的主要方法是盆腔超声和肿瘤标志物 CA125 的检测,两者联合应用可提高诊断准确性。

(二)声像图特点

（1）肿物通常体积巨大,外形不规则。

（2）可双侧发生,双侧等大或一侧大而另一侧小。

（3）肿物表现为混合回声,常为一个巨大的肿物内部可见低回声及无回声与分隔。当肿物以低回声为主时,低回声内部明显不均匀、不规则(图 11-22)。以囊性成分为主时,肿瘤内可见多个厚薄不均、不规则的分隔,并可见乳头样中等或中高回声,数目多、体积大、形态不规则,乳头内有圆形无回声区域。囊内有时可见充满细密光点。黏液性囊腺癌超声表现与浆液性囊腺癌相似,不同的是黏液性囊腺癌的无回声区内常见充满密集或稀疏点状回声,为黏液的回声。

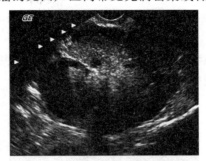

图 11-22　卵巢浆液性乳头状囊腺癌

注:附件区可见巨大混合回声,形态不规则,内部以不规则中等回声为主,间以不规则无回声区

(4)CDFI:分隔、乳头及肿瘤内低回声区可见较丰富条状血流信号,频谱呈低阻型(RI<0.5)。

(5)常合并腹水。

(三)鉴别诊断

超声检查通常难以在术前确定卵巢恶性病变的病理类型,主要的鉴别诊断包括良性病变与恶性病变的鉴别、卵巢肿瘤与炎性包块的鉴别。鉴别要点如下。

(1)二维形态:①有实性成分的单房或多房囊肿,乳头数目较多、不规则时要考虑到恶性病变。②以实性为主的囊实性病变,或回声不均匀的实性肿瘤大多为恶性。恶性肿瘤较大时形态不规则、边界欠清、内部回声明显不均,可见厚薄不均的分隔,多合并腹水。③良性肿瘤多表现为囊性或以囊性为主的混合性包块,如单房囊肿、无实性成分或乳头,或多房囊肿,有分隔,但无实性成分或乳头,且分隔薄而均匀时一般为良性,有乳头但数目少且规则时也多为良性。④盆腔炎性包块的二维及 CDFI 特征与卵巢恶性肿瘤有不少相似之处,是超声鉴别诊断的难点。通过仔细观察输卵管炎症的腊肠样回声,以及是否有正常的卵巢回声结构是鉴别诊断的关键,若在附件区域或病灶内见到正常卵巢结构,则首先考虑为炎性病变。当然,盆腔炎症明显累及卵巢(如输卵管-卵巢脓肿)时,单凭超声表现是很难确定的,必须密切结合临床病史、症状及体征进行综合判断。

(2)CDFI 对卵巢肿瘤良恶性鉴别的帮助也是值得肯定的。恶性肿瘤有大量新生血管及动静脉瘘形成、血管管壁缺乏平滑肌等症状,CDFI 可见丰富血流信号,动脉血流多呈低阻型,多数学者认为 RI(阻力指数)<0.4 可作为诊断恶性卵巢肿瘤的 RI 阈值。

因卵巢肿瘤组织学的种类繁多,除典型的畸胎瘤、浆液性囊性瘤和黏液性囊腺瘤外,超声检查通常无法判断其组织学类型。根据卵巢肿物二维声像图上的形态学特点,可以对一部分肿瘤做出良恶性鉴别。但是非赘生性囊肿合并出血、不典型的卵巢子宫内膜异位症囊肿,以及盆腔炎时声像图变异很大,给良恶性肿瘤的鉴别诊断带来困难。

八、卵巢子宫内膜样癌

(一)病理与临床

卵巢子宫内膜样癌为卵巢上皮来源恶性肿瘤,大体病理上,肿物为囊实性或大部分为实性,直径为10～20 cm,囊内可有乳头状突起。部分肿瘤为双侧性。镜下组织结构与子宫内膜癌极相似。临床表现包括盆腔包块、腹胀、腹痛、不规则阴道出血、腹水等。本病可能为子宫内膜异位囊肿恶变,也可与子宫内膜癌并发,因此当发现囊实性类似囊腺癌的肿块时,若有内膜异位症病史,或同时发现子宫内膜癌,应注意卵巢子宫内膜样癌的可能性。

(二)声像图特点

本病声像图特点类似卵巢乳头状囊腺癌,呈以中等回声为主的混合回声,或无回声内见多个乳头状中等回声或形态不规则的中等回声(图 11-23)。

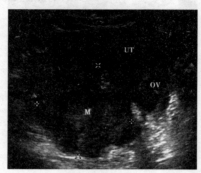

图 11-23　卵巢子宫内膜样癌

注:附件区可见混合回声包块,部分边界不清、形态欠规则,内
见不规则中高回声(M:肿物;UT:子宫;OV:另一侧的卵巢)

(三)鉴别诊断

见卵巢囊腺癌。

九、卵巢颗粒细胞瘤

(一)病理与临床

卵巢颗粒细胞瘤为低度恶性卵巢肿瘤,是性索间质肿瘤的主要类型之一,75 %以上的肿瘤分泌雌激素。自然病程较长,有易复发的特点。大体病理上,肿瘤大小不等,圆形、卵圆形或分叶状,表面光滑;切面实性或囊实性,可有灶性出血或坏死;少数颗粒细胞瘤以囊性为主,内充满淡黄色液体,大体病理上似囊腺瘤。颗粒细胞瘤可分为成人型及幼年型,成人型约占95 %,而幼年型约占 5 %。幼年型患者可出现性早熟症状。成人患者多为 40～50 岁妇女及绝经后妇女,主要临床症状包括:月经紊乱、月经过多、经期延长或闭经,绝经后阴道不规则出血;高水平雌激素的长期刺激使子宫内膜增生,或出现息肉甚至癌变,还会出现子宫肌瘤。其他临床症状包括盆腔包块、腹胀、腹痛等。

(二)声像图特点

(1)颗粒细胞瘤可以为实性、囊实性或囊性,因而声像图表现呈多样性。小者以实性不均质低回声为主,后方无明显声衰减。大者可因出血、坏死、囊性变而呈囊实性或囊性,可有多个分隔而呈多房囊实性,有时表现为实性包块中见蜂窝状无回声区;囊性为主包块可表现为多房性甚至大的单房性囊肿。

(2)CDFI:由于颗粒细胞瘤产生雌激素,瘤体内部血管扩张明显,多数肿瘤实性部分和分隔上可检出较丰富血流信号。

（3）子宫：肿瘤产生的雌激素可导致子宫内膜增生、息肉甚至内膜癌表现。

（三）鉴别诊断

实性卵巢颗粒细胞瘤需与浆膜下子宫肌瘤鉴别；多房囊实性者需与其他卵巢肿瘤如浆液性囊腺癌、黏液性囊腺瘤/癌等相鉴别；囊肿型颗粒细胞瘤内含清亮液体回声且壁薄，需与囊腺瘤、卵巢单纯性囊肿鉴别。鉴别困难时，需密切结合临床资料综合判断。

十、卵泡膜细胞瘤-纤维瘤

（一）病理与临床

卵泡膜细胞瘤和卵巢纤维瘤均为性索间质肿瘤，为良性肿瘤。前者可与颗粒细胞瘤合并存在，分泌雌激素，出现子宫内膜增生症、月经不规律或绝经后出血等相关症状。后者不分泌激素，但有时并发腹水或胸腔积液，此时称梅格斯综合征。卵泡膜细胞瘤与卵巢纤维瘤常混合存在，故有泡膜纤维瘤之称。病理检查可知前者由短梭形细胞构成，细胞质富含脂质，类似卵巢卵泡膜内层细胞；后者瘤细胞呈梭形、编织状排列，内含大量胶原纤维。卵泡膜细胞瘤好发于绝经前后，约 65 ％发生在绝经后；卵巢纤维瘤也多发于中老年妇女。卵泡膜细胞瘤的临床症状包括月经紊乱、绝经后阴道出血等雌激素分泌引起的症状及腹部包块等。卵巢纤维瘤的主要临床症状包括腹痛、腹部包块，以及由肿瘤压迫引起的泌尿系症状等。卵巢纤维瘤多中等大小、光滑活动、质实而沉，很容易扭转而发生急性腹痛，也有相当的病例并没有临床症状，于体检及其他手术时发现，或因急性扭转始来就诊。

（二）声像图表现

两者均为单侧实性肿物，肿物类圆形、边界清晰，内部回声均匀或不均匀。卵泡膜细胞瘤表现为中高或中低水平回声区，透声性尚好，后方回声可轻度增强（图 11-24）。CDFI：内可见散在血流信号。少数病例呈囊实性表现。卵巢纤维瘤特点为圆形或椭圆形低回声区（回声水平多较子宫肌瘤更低），边界轮廓清晰，常伴后方衰减，此时后方边界不清（图 11-25）。有时难与带蒂的子宫浆膜下肌瘤或阔韧带肌瘤鉴别。

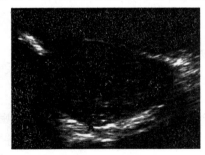

图 11-24　卵泡膜细胞瘤图像

注：病变呈混合回声，类圆形、边界清晰，内见中等回声及少许无回声

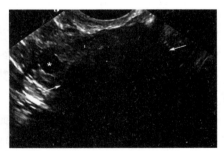

图 11-25　卵巢纤维瘤图像

注：病变呈低回声（箭头），后方回声衰减，其旁可见卵巢回声（*：卵泡）

（三）鉴别诊断

应与浆膜下子宫肌瘤、卵巢囊肿等相鉴别。多数情况下，可以发现浆膜下肌瘤与子宫相连的蒂，鉴别较易；不能观察到蒂时，若见双侧完整、正常的卵巢结构，则有助判断为浆膜下子宫肌瘤，若同侧的卵巢未显示或不完整，则卵巢纤维瘤可能性大。少数质地致密的纤维瘤，声像

图上回声极低,尤其经腹扫查时可表现为类似无回声样的包块,可能误诊为卵巢囊肿,经阴道超声仔细观察囊肿后方回声增强的特征及病灶内是否有血流信号可帮助明确诊断。

十一、成熟性畸胎瘤(皮样囊肿)

(一)病理与临床

成熟性畸胎瘤即良性畸胎瘤,肿瘤以外胚层来源的皮肤附件成分构成的囊性畸胎瘤为多,故又称皮样囊肿,是最常见的卵巢良性肿瘤之一。大体病理上,肿瘤最小的仅 1 cm,最大可达 30 cm 或充满腹腔,双侧性占 8 %～24 %;肿瘤为圆形或卵圆形,包膜完整光滑;切面单房或多房。囊内含黄色皮脂样物和毛发等。囊壁内常有一个或数个乳头或头结节。头结节常为脂肪、骨、软骨,有时可见到一个或数个完好的牙齿。成熟畸胎瘤可发生在任何年龄,但 80 %～90 %为生育年龄妇女。通常无临床症状,多在盆腔检查或影像检查时发现。肿瘤大者可扪及腹部包块。并发症有扭转、破裂和继发感染。由于肿瘤成分多样、密度不一,易发生蒂扭转,扭转和破裂均可导致急腹症。

(二)声像图表现

由于本病组织成分多样,其声像图表现也多种多样,诊断主要依靠以下特征性表现(图 11-26)。

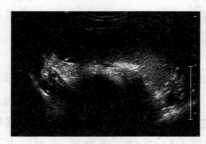

图 11-26 卵巢成熟畸胎瘤图像

注:腹盆腔巨大混合回声,内部可见点状回声、线状回声、无回声,以及强回声光团后伴声影

(1)为类圆形混合回声,边界较清晰,外形规则。

(2)内部可见散在点状、短线样强回声(落雪征),为毛发的回声。

(3)内有多发强回声光团后伴声影,其组织学类型为毛发和油脂,有时几乎充满整个囊腔,易被误认为肠道气体造成漏诊。

(4)脂液分层征,高回声油脂密度小而浮在上层、含有毛发和上皮碎屑的液性成分密度大而沉于底层。两者之间出现分界线,此界线于患者发生体位变化时(平卧、站立和俯卧等)随之变化。

(5)囊壁上可见强回声,后方声影明显,此为壁立结节征,其成分为骨骼或牙齿。

(6)杂乱结构征:肿瘤内因同时含有多种不同成分而同时出现落雪征、强光团和脂液分层征象。

(三)鉴别诊断

成熟性畸胎瘤的声像图表现较典型,鉴别较易,但仍需与巧克力囊肿、黄体囊肿、肠管等相鉴别。畸胎瘤内密集点状回声的回声水平常高于巧克力囊肿,且常见有后方声影的团状强回声;黄体囊肿囊内回声水平较畸胎瘤低。特别需要注意的是与肠管及肠道胀气相鉴别,应仔细观察肠管蠕动,必要时嘱患者排便后复查。此外,还应注意有无畸胎瘤恶变及畸胎瘤复发。

十二、未成熟性畸胎瘤和成熟畸胎瘤恶变

(一)病理与临床

二者均为少见的卵巢恶性肿瘤,好发于儿童和青年女性。成熟畸胎瘤恶变发生率为1%～2%,主要发生于年龄较大妇女,可出现血 AFP 升高。大体病理上,大多数肿瘤为单侧性巨大肿物。瘤体包含三个胚层来源的组织。未成熟性畸胎瘤中除三个胚层来源的成熟组织外还有未成熟组织,最常见的成分是神经上皮。肿瘤多数呈囊实性,实性部分质软,肿瘤可自行破裂或在手术中撕裂,内部可见毛发、骨、软骨、黑色脉络膜及脑组织等,但牙齿少见。未成熟性畸胎瘤多见于年轻患者,年龄多为 17～19 岁。常见症状为腹部包块、腹痛等。因腹腔种植率高,60% 有腹水。血清 AFP 可升高。

(二)声像图表现

肿瘤结构杂乱,以囊实性表现为主,声像图与其他卵巢癌无特征性差异(图 11-27)。有时可见伴声影的团状强回声。

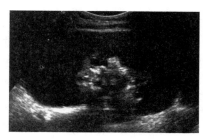

图 11-27　未成熟性畸胎瘤

注:盆腹腔巨大混合回声,边界尚清、外形欠规则,内可见不规则中高回声、分隔及无回声

(三)鉴别诊断

本病超声表现与其他原发卵巢癌相似,鉴别依靠病理。

十三、卵巢转移癌

(一)病理与临床

卵巢转移癌的原发部位主要是胃和结肠,其次为乳腺、肺、泌尿道、淋巴瘤、生殖器官(子宫、阴道、宫颈、对侧卵巢等)。通常发生于生育年龄妇女。60%～80% 为双侧发生。库肯勃瘤特指内部含有"印戒"细胞的卵巢转移性腺癌,原发于胃肠道,肿瘤呈双侧性、中等大小,多保持卵巢原状或呈肾形。一般与周围组织无粘连,切面实性、胶质样,多伴腹水。镜下见典型的印戒细胞,能产生黏液,周围是结缔组织或黏液瘤性间质。本病预后差。

(二)声像图表现

双侧卵巢增大,但多保持原有形状,有时外缘不规则,呈结节状,有清晰轮廓。为以实性成分为主的实性包块,或间以囊性成分的囊实性包块(图 11-28),内部呈高回声、中回声或低回声,后方回声可衰减。CDFI 显示瘤内血流丰富。常伴腹水。

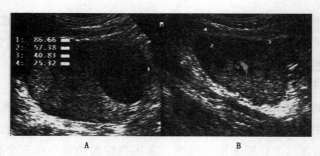

图 11-28　卵巢库肯勃瘤

注:右侧(A)及左侧(B)附件区混合回声,边界尚清,均呈类圆形,以中等回声为主

(三)鉴别诊断

卵巢原发肿瘤和继发肿瘤的鉴别相当重要,因为两者的临床治疗方式和预后有很大差别。本病的主要特点是双侧,以实性为主,是具有一定活动度的附件区肿物。如患者有消化道、乳腺等部位的恶性肿瘤病史或有不适症状,应考虑到卵巢转移癌的可能。

十四、卵巢肿瘤蒂扭转

(一)病理与临床

卵巢肿瘤蒂扭转是常见的妇科急腹症,单侧常见。卵巢畸胎瘤、卵巢冠囊肿及卵巢过度刺激综合征等是造成扭转的常见病因,卵巢体积增大导致其蒂部相对变细而使卵巢易发生扭转;正常卵巢发生扭转少见。蒂由输卵管、卵巢固有韧带和骨盆漏斗韧带组成。急性扭转发生后,静脉、淋巴回流受阻,瘤内有出血,瘤体急剧增大,可导致卵巢发生坏死。慢性扭转症状不明显,间歇性或不完全扭转时,卵巢明显水肿。急性扭转的典型症状是突然发生一侧下腹剧痛,常伴恶心呕吐甚至休克。妇科检查可触及张力较大的肿块,压痛以瘤蒂处最为剧烈。卵巢蒂扭转一经确诊应立即手术。

(二)声像图表现(图 11-29)

卵巢蒂扭转的声像图表现取决于扭转发生的时间、扭转的程度(完全性扭转、不完全性扭转)、伴发的肿瘤或卵巢内出血的情况,所以在扭转的早期声像图无特征性表现,往往给早期诊断带来困难。典型的病例声像图特征包括以下几点。

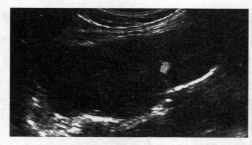

图 11-29　卵巢刺激综合征合并卵巢蒂扭转

注:患者曾行体外受精胚胎移植术(IVF-ET),后行减胎术。患侧卵巢增大(卡尺之间),边界尚清,形态不规则,内部多个低-无回声,边界模糊;卵巢实质回声普遍减低

（1）扭转的卵巢多位于子宫的上方、靠近中线的部位。

（2）扭转的卵巢体积弥漫性增大，并包含一个或多个出血性坏死导致的低回声或中等回声区（图 11-29）。

（3）在蒂部有时可以见到低回声的缠绕的血管结构，由多普勒检查可以沿卵巢韧带和漏斗韧带显示卵巢血供，如果检测到高阻动脉或动静脉血流缺失，可以帮助超声做出特异性诊断。

（4）非特异性表现：附件区无回声、混合回声，壁厚，内部有出血，盆腔积液。

（三）鉴别诊断

本病多出现于妇科急诊患者，临床症状对于诊断非常有帮助。超声医生往往由于卵巢的肿瘤性疾病容易为超声所观察到，而忽略本病的存在导致漏诊。因此，应提高对本病的认识。

第十二章　产科疾病的超声诊断

第一节　异位妊娠的超声诊断

当孕卵在子宫体腔以外的部位着床发育,称异位妊娠(ectopic pregnancy),着床在子宫以外的部位,也叫宫外孕。异位妊娠包括输卵管妊娠、卵巢妊娠、宫角妊娠、宫颈妊娠、腹腔妊娠、残角子宫妊娠、剖宫产瘢痕妊娠等。异位妊娠的发生率为 1∶300～1∶50,其中,以输卵管妊娠最为常见,占 95 ％～98 ％。

一、病因及病理

各种原因引起的输卵管功能性或器质性病变,如慢性输卵管炎、输卵管发育不全、发育异常、输卵管手术后和盆腔子宫内膜异位症等,使受精卵经过输卵管时受到阻碍、时间延长,不能按时将受精卵运送到宫腔而在输卵管内种植着床。宫内放置节育器后也可能引起慢性输卵管炎。一侧的卵巢排卵后未向同侧输卵管移行而向对侧移行,称孕卵游走。移行时间的延长使孕卵发育到着床阶段时仍未抵达宫腔,便就地着床,引起了输卵管妊娠、腹腔妊娠、对侧卵巢妊娠等。

病理上,输卵管妊娠最为常见。其中,尤以输卵管壶腹部居多,约占 70 ％,其次是峡部约占 25 ％,伞部及间质部约占 5 ％。

孕卵着床于输卵管后,由于输卵管黏膜不能形成完整的蜕膜层,孕卵的滋养层便直接侵蚀输卵管肌层和肌层微血管,引起局部出血。输卵管管壁薄弱,管腔狭小,不能适应胚胎的生长发育,发展到了一定程度即可发生输卵管妊娠流产或输卵管妊娠破裂。

输卵管妊娠流产是指妊娠囊向管腔突出并突破包膜,妊娠囊与管壁分离,落入管腔,经输卵管逆蠕动排至腹腔。输卵管妊娠流产有完全及不完全两种,完全流产时腹腔内出血不多,不完全流产时由于滋养细胞继续侵蚀管壁形成反复出血。由于输卵管肌层的收缩力较差,开放的血管不易止血,盆腔内形成血肿。偶尔,输卵管妊娠流产至腹腔内后,胚胎仍然存活,绒毛组织附着于腹盆腔内的其他器官重新种植而获得营养,胚胎继续生长,最终形成腹腔妊娠。

输卵管妊娠破裂是指妊娠囊向管壁方向侵蚀肌层及浆膜,最后穿通浆膜而破裂,出血量往往很大。若短时间内大量出血,患者可迅速陷入休克状态;若反复出血则在盆腔内形成血肿。血肿可机化吸收,亦可继发感染化脓。

壶腹部妊娠以流产为多见,一般发生在妊娠第 8～12 周。峡部妊娠因管腔狭小,多发生破裂,而且时间较早,大多数在妊娠第 6 周左右出现体征。间质部妊娠与宫角妊娠的部位相当接近,且相对少见,但后果很严重,其结局几乎都是破裂。由于该处肌层较厚,故破裂较迟,多在妊娠 4 个月时发生。又因周围血供丰富,故破裂后出血甚多,往往在极短时间内发生致命性腹腔内出血。

剖宫产瘢痕妊娠破裂的机会极高,可发生在任何孕周。

二、临床表现及检查

宫外孕临床表现主要有停经、腹痛及阴道流血。早期宫外孕可能无症状，一般腹痛及阴道流血多发生在妊娠6～8周。输卵管妊娠流产、破裂等都可引起腹痛，还可伴恶心、呕吐、肛门坠胀感等。腹腔内急性大量出血往往由宫外孕破裂造成，血容量的急剧减少可引起昏厥，甚至休克。患者可有阴道流血，但一般不多。有时虽然宫外孕已破裂，腹腔内出血也很多，但阴道内流血仍为少量，与内出血量及症状不成比例。

妇科检查子宫饱满，但小于停经周数。宫颈举痛明显，一侧附件可触及软包块。腹盆腔内出血时，腹肌紧张，附件触痛明显，子宫有漂浮感，移动性浊音阳性。出血较多时患者呈贫血貌，大量出血时面色苍白，表现出休克症状。

三、诊断

目前，超声是诊断宫外孕的主要方法，声像图上，宫外孕的特征有以下几种。

（一）宫腔空虚

宫腔内未见妊娠囊，内膜较厚。经阴道超声一般在末次月经后5周就能见到宫内妊娠囊，尽管此时还不能见到妊娠囊中的胚芽和胎心搏动。但若见到卵黄囊，就可以肯定宫内妊娠的诊断（自然妊娠者宫内、宫外同时妊娠的机会极小）。宫外孕时子宫内膜呈蜕膜样反应，有时高分泌型的内膜可分泌少量液体积聚在宫腔内，或是宫腔内存有少量血液，此时声像图上也可显现一小囊状结构，称假妊娠囊。有报道，异位妊娠时，宫腔内假妊娠囊的出现率较高，为10％～12％。真假妊娠囊的鉴别要点是：真妊娠囊位于子宫内膜内，假妊娠囊位于宫腔内；真妊娠囊周围有发育良好的绒毛，呈"双环征"，假妊娠囊的囊壁是子宫内膜，无典型双环征；真妊娠囊为独立的囊，与颈管不通，假妊娠囊是游离液体，其形态常取决于宫腔的形态，有时可一直延续至颈管内。然而，有时真、假妊娠的鉴别仍不容易，尤其是较小的假妊娠囊。

（二）附件包块

子宫外、附件处、卵巢旁发现包块回声，多数为混合性包块。如果异位妊娠尚未发生流产或破裂，有时在包块内能见到妊娠囊，甚至卵黄囊、胚芽及胎心搏动。有人描述输卵管妊娠的妊娠囊呈"甜甜圈"样，其特征是较厚的中强回声环围绕着一个小的无回声区，有一定的立体感。若输卵管妊娠流产或破裂，混合性包块往往较大，包块内主要是血块、流产或破裂后的妊娠组织，以及输卵管、卵巢结构。对于输卵管妊娠的附件包块，经阴道超声检查比经腹超声检查更易观察。宫外孕包块的径线常很不一致，在早期未流产未破裂病例中包块可较小，1 cm左右，当大量血块与附件交织在一起时，包块可在10 cm以上。

间质部妊娠或宫角妊娠时胚囊多位于一侧宫角处，表现为妊娠囊远离宫腔，妊娠囊与宫腔之间有肌层相隔，有时肌层内的弓状动脉也能清晰显示。但是妊娠囊周围的子宫肌层则很薄。

（三）盆腹腔游离液体

异位妊娠流产或破裂后，血液积聚在盆腹腔内。声像图上可见子宫直肠陷凹游离液体。若出血量较多，子宫及包块周围可出现大量游离液体。患者仰卧位时，游离液体出现在腹腔内。

有报道称，86％的宫外孕患者第一次超声检查就能做出明确诊断，经过一次或多次超声检查，95％的宫外孕患者都能获得检出。超声诊断异位妊娠的特异性为99.7％。另一组一次或数次经阴道超声检查，诊断异位妊娠的敏感性可达100％，特异性为98.2％，阳性预测值为 98 ％,阴性预测值为 100 ％。其中,未破裂宫外孕占 66 ％,其内见胎心搏动的宫外孕占 23 ％。可见,超声是发现及诊断宫外孕的极好手段,但也常常需要一次以上的复查。

　　腹腔镜下超声,可以发现极早期的异位妊娠。有报道称,利用腹腔镜超声探头(7.5 MHz),成功诊断出了非常早期的输卵管壶腹部妊娠。

　　血 β-HCG 是辅助诊断宫外孕的一个有效方法。虽然大多数病例经超声检查,特别是经阴道超声检查可清楚地识别宫内妊娠或宫外妊娠,但还有一小部分患者超声检查后既不能肯定宫内妊娠,也不能排除宫外妊娠。这些患者中多数孕周为 4～6 周,有人称这段时期为"妊娠盲区"。处于这段时期有时超声不能识别和做出妊娠诊断。而血 β-HCG 定量分析可相对准确地判断孕龄。停经 4～6 周超声宫内未见妊娠囊,妊娠试验阳性、血 β-HCG 超过 750 mIU/mL、有腹痛、阴道流血者,须高度怀疑异位妊娠,尤其是当超声提示有可疑附件肿块存在时。早期宫内妊娠流产,妊娠囊变形塌陷时声像图也难以识别,24 小时后重复 β-HCG 定量测定,如果测值呈上升趋势并超过 750 mIU/mL,不管超声是否见到异位妊娠,都应当考虑进行腹腔镜检查。这里需要指出,很多即将流产的宫内妊娠 β-HCG 可呈下降趋势,少数异位妊娠 β-HCG 也呈下降趋势,这可能与种植在输卵管内的妊娠囊绒毛发育不良,或与输卵管妊娠流产型(胚胎死亡)有关。

　　血孕酮有时也用来判断异位妊娠。与正常妊娠相比,宫外孕患者和异常妊娠患者的血孕酮水平明显偏低。正常妊娠者以孕酮值 20 ng/mL(63 nmol/L)或以上为标准,其敏感性为 92 ％,特异性为 84 ％。血孕酮测定可鉴别正常妊娠和有并发症的妊娠,其阳性预测值为 90 ％,阴性预测值为 87 ％。若用血孕酮值低于 15 ng/mL 作为界限,所有异位妊娠患者血孕酮都低于 15 ng/mL,所有正常宫内妊娠者都高于 15 ng/mL,大部分都高于 20 ng/mL。94 ％的异常宫内妊娠者血孕酮含量为 15～20 ng/mL。

　　子宫直肠陷凹游离液体是诊断宫外孕的一个标志。输卵管妊娠流产或破裂时,血液积聚在盆腹腔内,最容易积聚的部位是子宫直肠陷凹。有人注意到异位妊娠中,81 ％的患者可检测到子宫直肠陷凹积液。然而,正常宫内妊娠者中也有 22 ％可以检出子宫直肠陷凹积液。阴道后穹隆穿刺抽取子宫直肠陷凹内游离液体可证实其是否为不凝固血液,将有助于做出异位妊娠的诊断和鉴别诊断。

　　腹腔镜目前已被广泛用来诊断及治疗异位妊娠。腹腔镜下可直接观察输卵管是否增粗肿大,盆腔内有无不凝固血液,卵巢等盆腔脏器是否正常。同时,对很多超声已诊断的异位妊娠病例,也可在腹腔镜下进行手术治疗,如输卵管切开去除妊娠物或输卵管切除术等。

四、鉴别诊断

　　异位妊娠时的宫内假妊娠囊要与宫内妊娠的真妊娠囊相鉴别。前面已经提到鉴别方法是观察囊的位置、有无双环征、囊的形态结构。但是,当宫内妊娠流产时,妊娠囊也会有失去张力、双环征不明显等表现,此时鉴别有一定困难。

　　异位妊娠的附件包块或附件包块合并子宫直肠陷凹积液,要与其他非异位妊娠如卵巢内卵泡、卵巢肿瘤、盆腔炎性包块和黄体破裂等的附件包块相鉴别。后者临床表现及声像图酷似异位妊娠破裂。仔细询问病史、测定血 β-HCG 含量可以协助做出诊断与鉴别诊断。但在急性内出血时,腹腔镜是一项快速诊断及治疗的方法。

　　有时,宫内妊娠早孕的妊娠囊偏于宫腔一侧,甚至偏于宫角处,与间质部妊娠或宫角妊娠相似。鉴别要点是妊娠囊内侧与子宫内膜紧贴,之间无肌层相隔(图 12-1)。

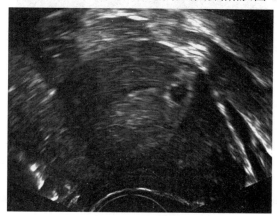

图 12-1　宫内早孕
注:停经 6 周,妊娠囊位于宫腔偏左宫角处

五、预后

异位妊娠若早发现早处理,预后均很好。处理方法为在腹腔镜下或剖腹手术中切开输卵管,刮除妊娠物或行输卵管切除术。有时,早期未流产未破裂的输卵管妊娠,或宫角妊娠、剖宫产瘢痕妊娠及宫颈妊娠,也可全身应用氨甲蝶呤(MTX),配合超声监视下向妊娠囊内或胚体内注射氯化钾或 MTX,但一般仅用于血 β-HCG 偏低、估计胚胎已经死亡的病例。之后,还必须密切随访超声及血 β-HCG,观察有无异位妊娠破裂的迹象。保守治疗成功与否与医师操作技术、术后观察治疗经验密切相关。

宫外孕破裂大量内出血若不及时手术,患者将很快进入休克状态,严重者可以致死,故及时诊断并迅速处理非常重要。

陈旧性宫外孕患者如无明显腹痛症状,血 β-HCG 下降至正常,月经恢复正常,则无须特殊处理,仅需定期随访包块吸收情况。

第二节　胎盘异常的超声诊断

一、胎盘大小异常

(一)胎盘过小

胎盘过小是指成熟胎盘厚度小于 2.5 cm,见于胎儿生长受限(FGR)、染色体异常、严重的宫内感染、糖尿病、羊水过多等。胎盘变薄或过小且羊水过多时,常可见胎盘受压呈很薄一层。FGR 者,胎盘多显示小于正常情况。

(二)胎盘过大

胎盘过大是指成熟胎盘厚度大于 5 cm(图 12-2),分为两类:①非均质型,见于水疱状胎块、三倍体、胎盘出血、间质发育不良等;②均质型,见于糖尿病、贫血、水肿、感染、非整倍体等。

(三)胎盘水肿

胎盘水肿是指成熟胎盘厚度大于 5 cm,见于 Rh 血型不合和非免疫性胎儿水肿(图 12-3)。

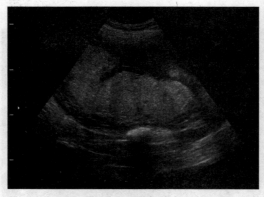

图 12-2　胎盘过大

注：胎盘增厚与母亲糖尿病、贫血、水肿、胎盘出血、宫内感染、肿瘤、畸胎瘤、染色体异常有关

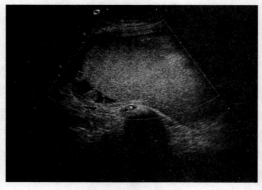

图 12-3　胎盘水肿

二、胎盘形状异常

(一)副胎盘

副胎盘发生率为 3 ％，在离主胎盘的周边一段距离的胎膜内，有一个或数个胎盘小叶发育(图 12-4)。副胎盘与主胎盘之间有胎儿来源的血管相连。跨过宫颈内口到对侧的副胎盘可能出现血管前置。

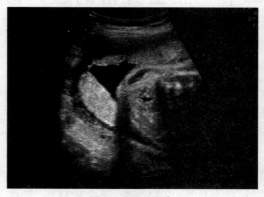

图 12-4　副胎盘

(二)轮廓状胎盘

胎盘子面比母面小,子面周边由双折的羊膜和绒毛膜形成环。大血管中断于环的边缘(图 12-5)。轮廓状胎盘与胎盘早剥、早产、FGR、围生儿死亡增加有关。副胎盘、轮廓状胎盘可增加胎儿死亡和母亲出血的危险。

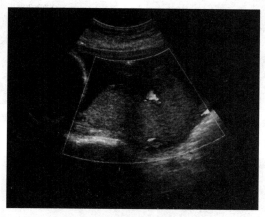

图 12-5 轮廓状胎盘

三、胎盘异常

(一)前置胎盘

1.检查方法

前置胎盘是晚期妊娠出血的常见原因之一,中孕期发生率为 5 ％,而足月为0.5 ％,一般在晚孕期经腹部二维超声检查中可明确诊断。检查前要求孕妇适度充盈膀胱,超声诊断通过观察胎盘与宫颈内口的关系来做诊断,以子宫颈内口与胎盘最低点为准,测量宫颈内口与胎盘下界之间的距离。

超声诊断前置胎盘准确性较高,但也有假阳性或假阴性。妊娠中期因胎盘分布相对较大,子宫下段又未完全形成,容易造成胎盘低置假象。膀胱充盈过度可致假阳性。胎盘附着在子宫后壁时也常使探查困难,用手轻轻将胎儿头向上推,可能有助于观察。此外,子宫下段肌瘤或子宫下段收缩时,常被误诊为前置胎盘。建议中晚期孕妇应当检查一次胎盘,对严重的前置胎盘应密切随访。

2.前置胎盘的分型

据胎盘下缘与子宫内口关系分为四型。

(1)完全性前置胎盘(中央性前置胎盘):胎盘完全覆盖子宫颈内口(图 12-6)。

(2)部分性前置胎盘:胎盘部分覆盖子宫颈内口(图 12-7)。

(3)边缘性前置胎盘:胎盘下缘达子宫颈内口(图 12-8)。

(4)低置胎盘:胎盘下缘距离宫颈内口 3 cm 以内,还有学者认为胎盘下缘距宫颈口 2 cm 以内(图 12-9)。

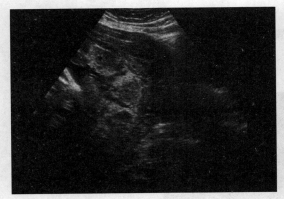

图 12-6　完全性前置胎盘

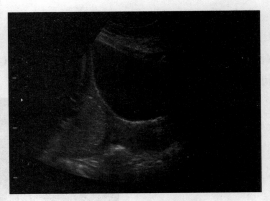

图 12-7　部分性前置胎盘

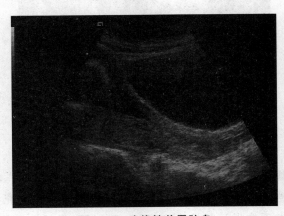

图 12-8　边缘性前置胎盘

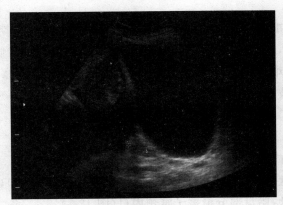

图 12-9　低置胎盘

(二)血管前置

血管前置指胎膜血管位于胎儿先露前方跨越宫颈内口或接近宫颈内口,是绒毛的异常发育所致。发生率为1/5 000~1/2 000。

(三)胎盘早剥

(1)定义:晚期胎盘早剥的发生率为 0.5 %~1.3 %。植入位置正常的胎盘在胎儿娩出前部分或全部从子宫壁剥离。

（2）分型：分为显性（胎盘剥离血液经阴道流出）、隐性（胎盘剥离血液积聚在子宫和胎盘之间）、混合性（出血多时积聚在子宫和胎盘之间的血液冲开胎盘边缘外流）三种。根据剥离面积可分为：①轻度，以外出血为主，剥离面小于 1/3，多见于分娩期；②重度，以隐性、混合性为主，剥离面大于 1/3，同时有较大的血肿。

（3）超声表现：胎盘早剥时胎盘后方可出现不规则暗区，其大小、形态视出血及发病缓急和时间长短而异，表现多种多样。声像图表现为正常胎盘与子宫肌层之间均匀一致低回声网状结构消失，胎盘及子宫肌壁间出现不规则无回声或低回声，或局部增厚（图 12-10、图 12-11）。

异常回声范围的大小与剥离程度有关，若大部或全部剥离，则胎盘增厚明显。少量小范围出血可在胎盘后形成出血灶。轻型的胎盘早剥，由于剥离面小，出血量少，超声检查易出现假阴性。局部底蜕膜回声增强，呈眉线样改变，为胎盘早剥的早期征象；胎盘与宫壁之间出现局限性无回声或低回声区，为胎盘早剥的典型声像；胎盘非均质增厚是胎盘早剥的明显图像；当二维图像不典型或诊断困难时，可采用彩色多普勒显像及频谱探查帮助诊断（胎盘后方血流信号消失）；无明显原因的胎儿脐动脉血流异常可能是胎盘早剥直接迹象，需提高警惕。

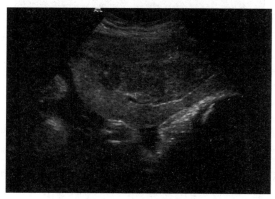

图 12-10　胎盘早剥

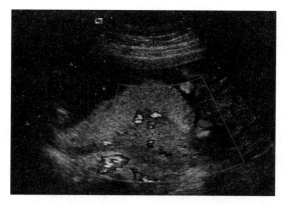

图 12-11　子宫收缩

超声在胎盘早剥的诊断中也存在一定的局限性，胎盘早剥诊断困难，且常易与胎盘后的静脉丛、血管扩张等相混，有时变性的肌瘤也可致误诊。应结合临床情况分析，也可用彩色多普勒探测血流帮助诊断。

(四)胎盘植入

发生率为（1～500）/70 000 妊娠。既往有剖宫产史，以及前壁胎盘合并前置胎盘时应警惕。

超声表现：胎盘植入声像可表现为在胎盘与子宫浆膜、膀胱壁之间看不到低回声带或只有极薄层回声带，胎盘后方子宫肌层消失或变薄小于等于 2 mm；子宫与膀胱壁的强回声线变薄、不规则或中断；胎盘组织的强回声越过了子宫浆膜，甚至侵入邻近器官，如膀胱壁；胎盘内常存在多个无回声腔"硬干酪"（图 12-12）。

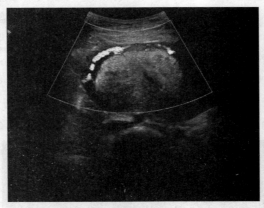

图 12-12　胎盘植入

(五)胎盘血肿

胎盘血肿分为羊膜下、绒毛下、胎盘内、胎盘后的血肿（图 12-13、图 12-14）。

(六)胎盘内绒毛膜下血池

10 %～15 %的妊娠合并胎盘内绒毛膜下血池（图 12-15）。正常中、晚期妊娠时胎盘内常见形态各异的无回声区或低回声区，原因各异，可为正常胎盘内血窦。胎盘实质小叶内无回声为螺旋动脉射血的部位，边缘为血窦，中心血窦可较大、延伸到基底，与胎盘或胎儿异常无关，当受累范围增大，影响胎儿发育时有意义。如果很明显直径大于 3 cm，或 5 个以上的胎盘内无回声灶，可能与 Rh 血型不合或母体 AFP 升高有关。

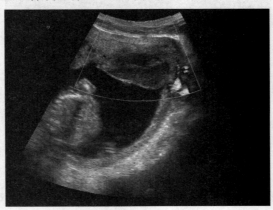

图 12-13　胎盘内血肿

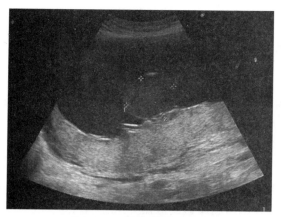

图 12-14　胎盘羊膜下血肿

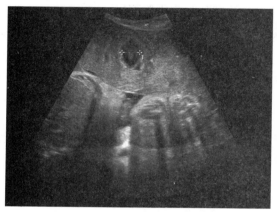

图 12-15　胎盘内绒毛膜下血池

(七)胎盘肿瘤

常见的为绒毛膜血管瘤,多呈实性、边界清楚的肿块,可位于胎盘内任何部位,但多向羊膜腔突出(图 12-16)。有的可合并羊水过多或 AFP 升高,肿瘤较大者可致胎儿发育不良。其他如畸胎瘤多呈半囊半实性,极为罕见。乳腺癌、黑色素瘤等也可转移至胎盘内。

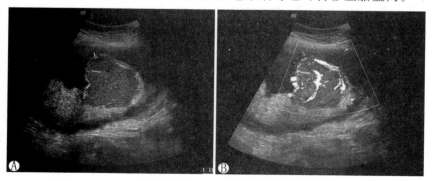

图 12-16　胎盘肿瘤

参考文献

[1] 孟庆民，洪波，王亮，等. 临床医学影像诊断技术 [M]. 青岛：中国海洋大学出版社，2019.

[2] 刘诚. 临床影像技术与诊断 [M]. 长春：吉林科学技术出版社，2019.

[3] 林志艳，周友俊，刘慧临，等. 临床影像检查方法与诊断分析 [M]. 北京：科学技术文献出版社，2019.

[4] 孙善见. 临床影像学新进展 [M]. 昆明：云南科技出版社，2019.

[5] 秦俭. 医学影像检查技术与临床诊断应用 [M]. 北京：科学技术文献出版社，2019.

[6] 狄显强. 临床医学影像学 [M]. 长春：吉林科学技术出版社，2019.

[7] 刘吉刚. 医学影像检查与诊断的临床应用 [M]. 赤峰：内蒙古科学技术出版社，2019.

[8] 魏国贤，鹿存芝，蔡克涛，等. 现代疾病影像学检查与诊断 [M]. 北京：科学技术文献出版社，2019.

[9] 杨全山，李飞，于冬，等. 肿瘤诊断影像指南 [M]. 长春：吉林科学技术出版社，2019.

[10] 唐忠仁，杨海英，徐志文，等. 临床影像学诊断与技术 [M]. 北京：科学技术文献出版社，2019.

[11] 武艺. 新编医学影像技术临床应用 [M]. 长春：吉林大学出版社，2019.

[12] 张志强. 当代影像诊断学 [M]. 长春：吉林科学技术出版社，2019.

[13] 翟瑞桥. 实用影像诊断与临床应用 [M]. 2版. 长春：吉林科学技术出版社，2019.

[14] 陈辉，武宜，肖园园，等. 临床影像技术与诊疗应用 [M]. 北京：科学技术文献出版社，2019.

[15] 王磊，葛东泉，徐莉丽，等. 医学影像诊断学 [M]. 天津：天津科学技术出版社，2019.

[16] 山君来，张亮，翟树校，等. 临床 CT、MRI 影像诊断 [M]. 北京：科学技术文献出版社，2019.

[17] 菅吉华. 临床疾病影像诊断 [M]. 2版. 长春：吉林科学技术出版社，2019.

[18] 赵静，陈全义，梁晓峰，等. 影像学技术与诊断要点 [M]. 长春：吉林科学技术出版社，2019.

[19] 郭丽，钟志伟，袁宁璐，等. 现代医学影像学基础与诊断实践 [M]. 昆明：云南科技出版社，2019.

[20] 李奔辉. 医学影像技术与诊断治疗应用 [M]. 昆明：云南科技出版社，2019.

[21] 姜凤举. 实用医学影像检查与临床诊断 [M]. 长春：吉林科学技术出版社，2019.

[22] 谢宗源，陈志辉，刘杰，等. 医学影像技术与诊疗应用 [M]. 北京：科学技术文献出版社，2019.

[23] 白明. 医学影像诊断 [M]. 哈尔滨：黑龙江科学技术出版社，2019.

[24] 吕冀，韩红梅，孙振成，等. 实用临床常见医学影像诊断 [M]. 北京：科学技术文献出版社，2019.

［25］牟玲．实用临床医学影像［M］．北京：科学技术文献出版社，2019．

［26］索峰．现代医学影像诊断与临床［M］．长春：吉林科学技术出版社，2019．

［27］莫莉．临床医学影像诊断精粹［M］．长春：世界图书出版公司长春有限公司，2019．

［28］李莉．当代医学影像诊断思维［M］．哈尔滨：黑龙江科学技术出版社，2021．

［29］黄政，潘昌杰，樊秋兰，等．新编实用医学影像诊断学［M］．长春：吉林科学技术出版社，2019．

［30］杨君东，卓军，何寿地，等．影像学基础与诊断要点［M］．哈尔滨：黑龙江科学技术出版社，2019．

［31］周友俊，李治，张辉，等．现代医学影像基础与疾病诊断［M］．北京：科学技术文献出版社，2019．